근육 슬링 – 기능적 움직임의 근육 연결 고리 분석

Muscle Slings in Sport

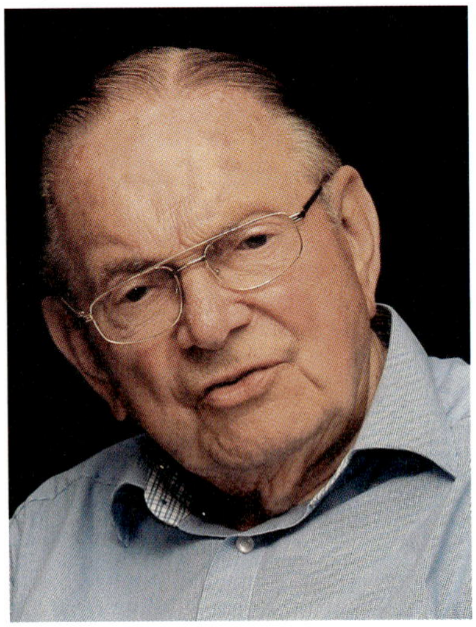

©private

Kurt Tittel (**명예교수, 의사, 명예박사**)

Halle 대학 기능해부학 분야 명예교수이자 Leipzig 신체 관리 연구소 (전)소장

Berlin–Lichtenberg 스포츠 의학 교육 개발 연구소 (전)소장

이 책은 K. Tittel의 2012년 독일 저서
"Beschreibende und funktionelle Anatomie 기술적이면서 기능적인 해부학"의
15판(출판사 KIENER)의 내용을 토대로
프로 운동 선수들의 근육 슬링이 어떻게 작용하는지 묘사하고 있다.

국제적 명예

1974년 스포츠 인체계측학을 통한 과학적 공헌으로 국제 스포츠 과학 및 신체 교육 위원회(CIEPSS) Philip–Noel Baker Research Price

1984년 국제 스포츠에 상당한 공헌을 한 바 미국 스포츠 아카데미 공로상

1989년 스포츠 의학 분야에서 남다른 공헌을 한바 국제 올림픽 위원회 명예상

1984년 헝가리 스포츠 의학 협회 명예 회원

1984년 Czechoslowakian Purkinje 명예 회원

2002년 국제 스포츠 의학 연맹 금메달 및 선임 연구원으로 임명

근육 슬링

기능적 움직임의 근육 연결 고리 분석

양 종 혁 외 옮김

Kurt Tittel

Muscle Slings in Sport

Analysing Movements in Various Disciplines
from a Functional-Anatomical Point of View

Translation by Paul Crichton and Christl Kiener

1st edition, 118 illustrations

영 문 출 판 사

■ **옮긴이**

양종혁 PT, PhD, PMA-NCPT, CSCS
Movement Medicine 대표 강사
EN Pilates 대표 강사
카데바 해부 세미나 강사

신희경 PMA-NCPT
차의과대학교 석사
Movement Medicine 대표 강사
EN Pilates 대표 강사
필라테스지도자과정 / 기능해부학 / 산전산후필라테스 / 재활필라테스 지도강사
KBS 생생정보통 '봄철 주부 우울증' / 직업방송채널 그녀가 돌아왔다 '요가지도자 편' /
EBS 명의 '엄마 참지마세요' 어깨통증 편 / 평화방송 '메디컬 요가' 출현

근육 슬링

기능적 움직임의 근육 연결 고리 분석

2022년 4월 11일 초판인쇄
2022년 4월 18일 초판발행

지은이 : Kurt Tittel
옮긴이 : 양 종 혁 외
발행인 : 박 병 조
발행처 : 도서출판 영문출판사
등 록 : 1987년 12월 21일 제2-419호
주 소 : 서울시 강남구 삼성동 69-1
전 화 : (02) 514-5590, 776-5590
팩 스 : (02) 756-8943
홈페이지 : www.ymsbook.net
E-mail : yeongmunsa@empas.com
정 가 : 20,000 원
ISBN 978-89-7224-529-2 93510

※ 파본은 교환해 드립니다.

서문 (Preface)

일상생활과 스포츠에서의 움직임을 통해서 알 수 있는 것은, 신체에 가해지는 다양한 기간과 강도의 스트레스에 대한 모터 시스템의 기능적이고 구조적인 적응이 고난이도의 신체 활동의 전제 조건이라는 점이다.
역동적인 움직임이든 정적인 움직임이든 그 움직임을 만들어내는 주동근과 길항근의 조화와 상호작용을 토대로 만들어진다. 이런 상호작용은 특정 활동에 특화된 신체 활동이나 스포츠의 경우 특정 근육에 과한 부하가 가해질 수 있기에 트레이닝, 부상 예방, 물리치료 전략을 짜고 실행하는데 있어서 매우 필요한 부분이 된다.
이런 목표를 달성하기 위해 특정 하나의 근육만 강해서는 안되고 특정 움직임의 맥락 속에서 주동근과 길항근이 "근육 슬링" 이라는 하나의 기능적 단위로서 작용하는 것이 중요하다. 이 방식을 통해 근육과 관절이 안정되며 큰 스트레스가 가해지더라도 안정적으로 우리 몸을 지탱할 수 있게 해준다.

이런 현상을 다양한 스포츠의 여러 움직임 속에서 볼 수 있다. 독자들의 경우 일상생활이나 스포츠의 움직임에서 모터 시스템에 대한 기능 해부학적인 분석을 통해 그 중요성을 배울 수 있다. 이 책의 내용은 스포츠 트레이닝, 물리치료, 스포츠 재활 분야에 속하는 종사자들에게 도움이 될 수 있다. Kurt Opitz라는 일러스트레이터가 그린 여러 그림을 통해 더욱 심도 있는 이해가 가능하다.

현장에 있는 전문 트레이너, 치료사, 의사만이 아니라 관련학과 학생들에게도 좋은 교재가 될 것이다. 저자는 해부학과 스포츠 의학에 40년 가까이 종사해 왔고 국가대표급 선수들을 관리해 온 전문가이기에 실용적인 측면에서 많은 도움이 될 것이다. 저자는 이 책을 통해서 독자들이 흥미로운 통찰 및 아이디어를 얻기를 희망한다.

뮌헨의 KIENER press에게 지지와 협력에 감사한다.

Kurt Tittel
Leipzig, June 2015

역자 서문(Translator's Preface)

치료사, 의사 및 운동 지도자에게 카데바 해부 실습 코스를 진행하는 임상인으로서 실습 시 항상 강조하는 것은 우리 몸의 연결성이다.

근육은 해부학 책에서 볼 수 있는 기시 정지로만 연결되지 않고 근막을 비롯 여러 결합조직을 통해 다른 근육과 연결된다. 따라서 해부 역시 안에 구조물을 보기 위한 목적으로만 자르는 것이 아니라, 자르면서 연결성을 느껴보라는 메시지를 항상 전한다.

우리 몸의 움직임도 마찬가지다.
움직임이 일어날 때 단일 근육만 작동하지 않고
여러 근육이 시너지를 이루면서 움직임이 일어난다.
그 움직임의 에너지는 여러 라인을 따라 전달되고
특정 근육군을 동시에 동원시키는 패턴을 보인다.

Kurt Tittel의 '근육 슬링' 은 움직임을 분석할 때 나무만을 보지 말고 숲을 보라는 메시지를 반복해서 강조한다.

'근막 경선 해부학 myofascial meridian'으로 유명한 토마스 마이어의 '아나토미 트레인(anatomy train)'의 초반부에도 Kurt Tittel에 대한 내용이 나온다.
'아나토미 트레인'에서는 근막을 통한 직접적인 연결을 더 강조한 반면, '근육 슬링' 에서는 근막을 통한 해부학적인 연결보다는 움직임의 순간 순간 만들어지는 근육 간의 기능적인 연결에 포커스를 맞췄다고 언급했다.

이 책은, 몸의 움직임을 다루는 물리치료사, 필라테스 강사, 요가 강사, 트레이너, 코치와 같은 직업군들이 입문 수준으로 보기에 가장 적절하다.

이 책을 통해 주된 움직임을 만들어내는 근육만을 보는 데 그치지 말고, 줌 아웃해서 움직임에 영향을 끼치는 많은 가능성들을 인지할 수 있는 시작이 되기를 바란다.

역자 대표 양 종 혁

목차 (Table of Contents)

1

스포츠에서의 움직임을 기능 해부학적 관점에서 분석해 보기

Analysis of sequences of movements in sport from a functional-anatomical point of view

1.1 우리 몸의 움직임 시스템은 어떤 경험을 하느냐에 따라 그에 적응한다

스포츠의 움직임을 기능 해부학적 관점에서 분석하기 위해 움직임 시스템의 구조와 기능과 관련된 기본적인 지식을 익히고 구조와 기능이 서로 어떻게 연결돼서 작동하는지 이해하고 특정 스트레스나 부하에 우리 몸이 양적으로 질적으로 어떻게 적응하는지에 대해 숙지할 필요가 있다.

상황에 따라 달라지거나 증감되는 스트레스 및 나이나 성별에 따라 움직임 시스템이 보이는 퍼포먼스는 달라질 수 있고, 이 퍼포먼스는 후생 유전적으로 결정된 규제 시스템을 기반으로 달성되며 스포츠 움직임시 시스템에 가해지는 부하 요구를 충족시키기 위해 반복적으로 활성화되어야 한다. 이런 **움직임 시스템의 향상된 퍼포먼스**는 지대한 관심사였기에 스포츠에서의 움직임 시스템의 저항을 견뎌내는 능력 및 회복 능력 증가는 과학적으로도 실용적으로도 많은 분야에서의 연구를 촉발시켰다. 이러한 연구는 트레이닝과 스포츠 의학, 부상 및 비정상적인 스트레스로 발생하는 문제에 대한 치료, 재활 및 예방 등에 많은 영향을 끼쳤다.

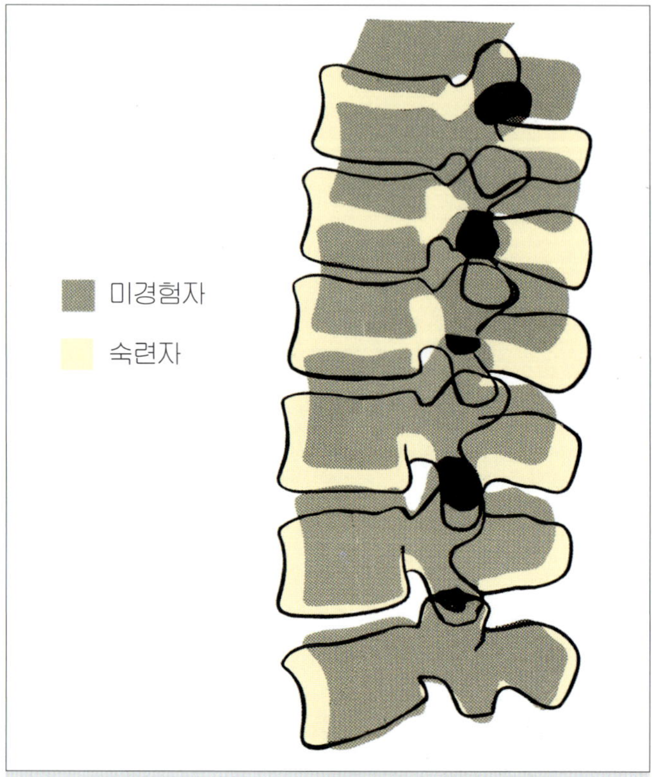

그림. 1 장기간의 고강도 근력 훈련 이후 하부 흉추와 요추의 표면적 및 전만 커브가 증가하는 현상.

이런 현상 속에서 다음을 고려해야 한다.

- 건에 가해지는 장력이 증가하면서 건의 단면적도 눈에 띄게 증가한다는 점.
- 지구력 훈련 이후 관절 연골의 두께가 가역적으로 증가한다는 점.
- 골격 안에 존재하는 해면골의 역동적인 가소성.
- 뼈의 표면을 구성하고 있는 성숙골의 골밀도가 5–20% 증가하는 점.
- 경골, 척골, 상완골 하부 및 대퇴골의 단면적이 삼각형의 형태를 형성하게 되는 점.
- 척추 표면적이 앞쪽으로 볼록해지는 전만 형태를 띄게 되고 관절끼리 맞닿는 관절면이 넓어지는 현상 및 장기간의 근력 훈련 이후 하부 흉추에서 요추까지 압박에 더 잘 저항할 수 있게 변하는 현상(**그림** 1).
- 골격근의 특이한 변화 : 특정 근섬유 타입의 기능적이면서 구조적인 근비대(근섬유의 숫자는 증가하지 않지만, 근섬유 하나하나의 크기가 커지는 현상), **그림** 2에서 볼 수 있듯이 지구력 트레이닝 이후 근육의 모세혈관이 더 발달하게 되고 미토콘드리아의 숫자와 표면적이 증가하는 현상.

이처럼 거시적이면서 미시적이면서 생화학적으로 감지할 수 있는 **기능적이고 구조적인 조직들의 반응**은 규칙적이면서 집중적이면서 간헐적인 물리적 스트레스를 견뎌내야 하는 몸의 요구에 의해 나타난다. 이런 물리적 스트레스는 특정 스포츠의 움직임 분석에 따라 행해야 하며 인체가 스트레스를 받았을 경우, 적절한 휴식을

1.2 형태, 구조와 기능

현대 해부학은 더 이상 죽어 있는 카데바 해부에서 볼 수 있는 단순한 관찰에만 의존하지 않는다. 점점 **살아 있는 인체가 실제로 어떻게 기능하는지에 중점을 두는 방식으로 더 실용적인 방향**으로 가고 있다. 뿐만 아니라 이런 해부학적 지식은 살아 있는 생명체를 대상으로 실험을 한다. 이를 통해 생명체와 생명체를 둘러싼 환경과의 관계, 끊임없이 서로 영향을 미치는 특정 기관의 구조와 기능의 관계 등에 대한 세밀한 지식을 얻을 수 있다. 이를 테면 조직 생체 실험을 통해 살아 있는 근육 조직을 현미경을 통해 미시적으로 분석하는 것이 하나의 예일 수 있다. 이런 분석을 통해 실제 사람에게서 나타나는 구조와 기능을 크게 볼 수도 있고 그리고 분자 수준에 달할 정도로 작게 볼 수도 있어야 한다. 이렇게 거시적인 측면과 미시적인 측면은 **동전의 양면**처럼 연결되어 있다. 살아 있는 생명체의 기능은 구조와 밀접한 관계에 있지만 실험에서 얻을 수 있는 정보는 하나의 스냅샷으로써 끊임없이 변하는 유기체가 내외부의 요구에 따라 잠시 나타날 수 있는 반응일 수도 있다는 것을 명심해야 한다.

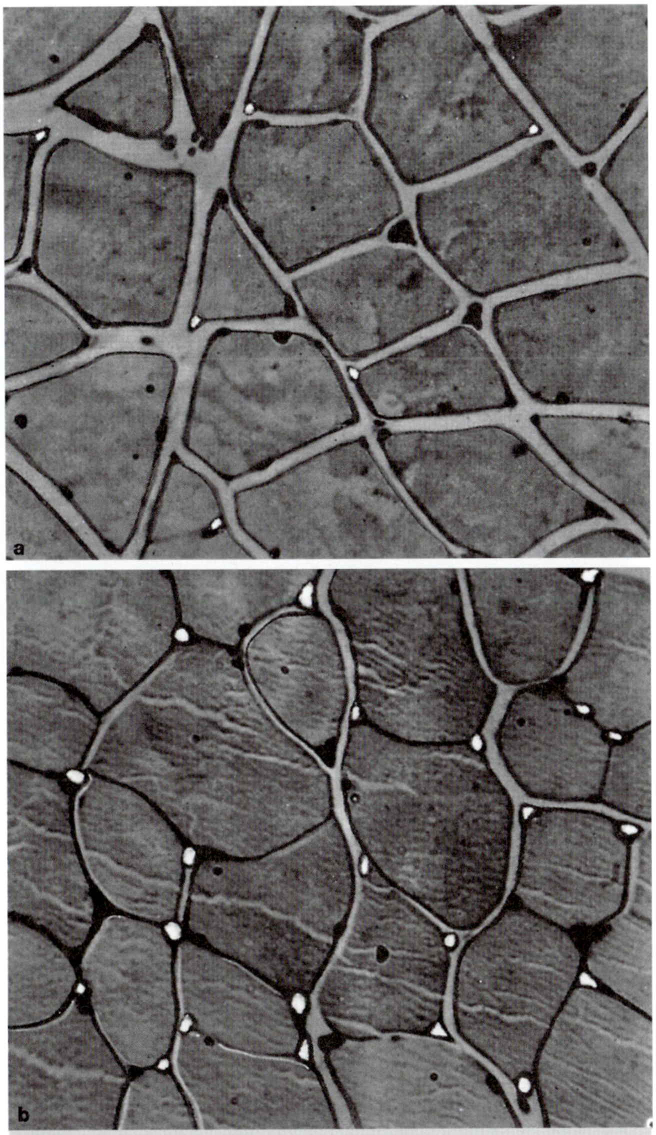

그림. 2 (a) 지구력 훈련을 받지 않은 일반인의 근육 혈관 (b) 지구력 훈련을 받았을 경우의 혈관 상황.

! 자극에 대한 조직의 변화에서 흥미로운 점은 이런 변화가 양적인 측면에서도 일어나지만 질적인 측면에서 새로운 조직이 생성되는 식으로 나타날 수 있다는 점이다. 구조와 기능은 살아 있는 유기체의 단위를 구성하며 생명이 다했을 때 이 구성은 해체된다.

통해 회복을 할 수 있게 계획적이어야 한다. **스트레스에 대한 반응으로 인해 조직들이 변함으로써 스포츠 퍼포먼스가 좋아지고 운동 시 나타닐 수 있는 스트레스를 더 잘 견디게 되고 더 빨리 회복할 수 있게 된다.**

골격계를 관찰해 본다면, 모든 뼈를 **전체를 구성하는 부분**으로써 이해할 수 있게 된다. 이런 법칙은 크고 긴 내퇴골의 전면부가 휘어지는 현상 또는 경골의 단면적이 삼각형이 되는 현상 속에서 찾아볼 수 있다.

- **그림 3**을 보면 대퇴골의 전면부에 나타나는 만곡으로 인해 무릎 관절에서 굴곡 신전이 일어나는 회전축이 뒤로 이동하게 된다. 이로 인해 무릎에서 안정성이 증가하고 무릎 꿇은 상태에서 엉덩이가 발 뒤꿈치에 닿을 수 있게 될 정도로 하퇴를 훨씬 더 많이 굴곡시킬 수 있다.
- 부하를 견뎌내야 할 경우 기둥 형태가 가장 적합하고 경제적인 구조라 할 수 있다. 하지만 경골의 경우 신전근들에 의해 압박과 텐션을 받음에도 불구하고, 삼각형 형태를 띄고 있다. 성장기 초기에 신전근들이 마비되거나 위축될 경우 경골은 삼각형보다는 좀 더 원 형태를 갖게 된다.

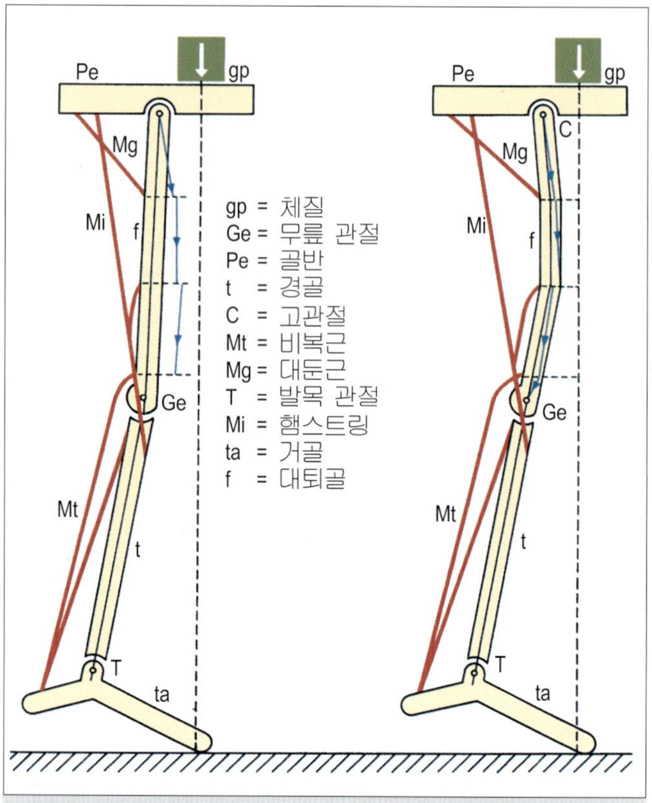

그림. 3 대퇴골이 긴 축을 따라 굴곡 스트레스를 받으면서 형태가 변하는 것을 보여주고 있다. 좌·우측의 그림을 비교해 보면, 대퇴골이 앞으로 구부러진 형태를 취하게 되어 스트레스가 긴 축에 훨씬 더 가까워지면서 대퇴골이 수직으로 받는 스트레스를 비약적으로 줄일 수 있다.

위에서 언급한 두가지 예를 통해 알 수 있는 점은 원통 형태로 된 긴 뼈가 굴곡시키거나 활강 경기에서 발생하는 나선형 스트레스와 같은 위험한 상황을 가장 잘 견딜 수 있는 형태라는 점이다. 그 이유로는 단면의 형태만이 아니라 **그림 3**에서 볼 수 있듯이, 전면부로 휘어지는 커브와 인대 및 근육이 부착되기 좋은 구조 덕분이기도 하다. 즉, **"기능적인 형태"**를 띄고 있다고 이야기할 수 있다. 원통 형태의 뼈는 가벼운 무게로도 수직으로 가해지는 간헐적인 압박 및 스트레스를 버티기에 가장 적합한 구조를 가지고 있다. 이는 척추에도 적용된다. 이처럼 전체적인 관점과 맥락에서 특수한 조직의 구조와 기능을 분석할 필요가 있으며 이 원리는 움직임에도 적용된다. 아주 간단한 움직임이라 하더라도 정도의 차이가 있을 뿐 전신이 그 움직임에 관여한다.

1.3 열린 사슬과 닫힌 사슬

Baeyer(1924)는 일반적인 해부학에서 이야기하는 관절 하나하나를 분리해서 바라보는 관점이 아닌 "운동학적 관절 시스템(kinematic joint system)" 이라는 용어를 처음으로 만들었다. Baeyer는 팔다리의 뼈끼리 연결해 주는 해부학적 구조가 관절이라는 기존의 생각을 좋아하지 않았다. 그는 움직임에 따라 우리 몸의 여러 다른 부분들이 사슬처럼 서로 밀접하게 하나가 되어 움직인다는 것을 깨달았다.

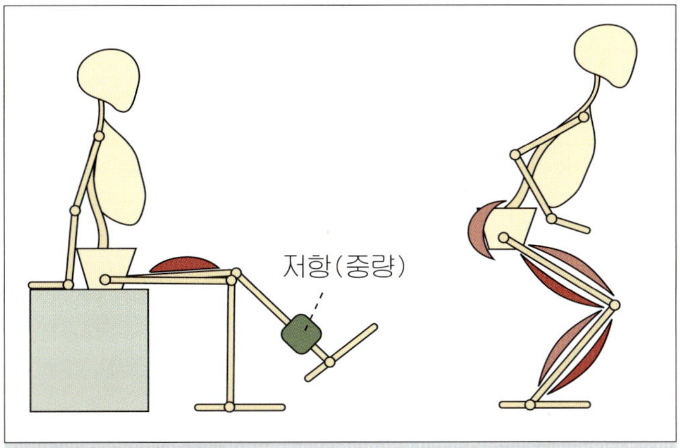

그림. 4 열린 사슬과 닫힌 사슬(무릎 관절 부상 치료).

사지의 말단이 자유롭게 움직일 경우(**"열린 사슬"**) 고립된 움직임이 가능하며 사지 말단이 상대적으로 자유롭게 움직일 수 있다. 반면 사지 말단이 철봉이나 지면에 의해 고정되어 있을 경우(**"닫힌 사슬"**), 전신의 여러 관절이 하나로 연결되어 움직이며 움직임이 일어나는 관절에서 멀리 떨어져 있는 근육까지 움직임 조절에 동원된다.

이런 열린 사슬 및 닫힌 사슬의 원리는 치료에도 사용될 수 있고 따지고 보면 움직임 자체가 치료이다. 초기 치료 단계에서는 열린 사슬 상의 움직임에서 통증 개선 등을 목적으로 하는 경우가 대부분이며 이와 같은 통증 개선을 닫힌 사슬에서 하는 것은 현실적이지 못하다. 이런 이유로 **그림 4**에서 볼 수 있듯이 움직임 치료 초반에는 열린 사슬에서 시작해서 적절한 기능을 되찾았을 때 닫힌 사슬로 넘어갈 필요가 있다.

스포츠에서 **"닫힌 사슬"**의 한 예로, 자전거 타기는 좌측 상완 **→ 좌측** 전완 **→** 왼손 **→** 자전거 손잡이 **→ 오른**손 **→** 우측 전완 **→** 우측 상완 **→** 우측 견갑골 **→** 우측 견갑골을 잡아주는 근육 **→** 척추 **→ 좌측** 견갑골을 잡아주는 근육 **→** 좌측 견갑골 **→** 좌측 상완 이런 식으로 서로 연결된다.

던지거나 미는 스포츠에서 던져지는 각도나 높이 등은 공기 저항 및 던지는 물체의 공기 역학적인 성격에 의해 좌우된다. 반면 던질 때의 속도는 가속을 낼 수 있는 정도에 따라 달라지며 이 속도가 스포츠에서의 퍼포먼스의 매우 중요한 요소이다. 창을 던지든 원반을 던지든 투포

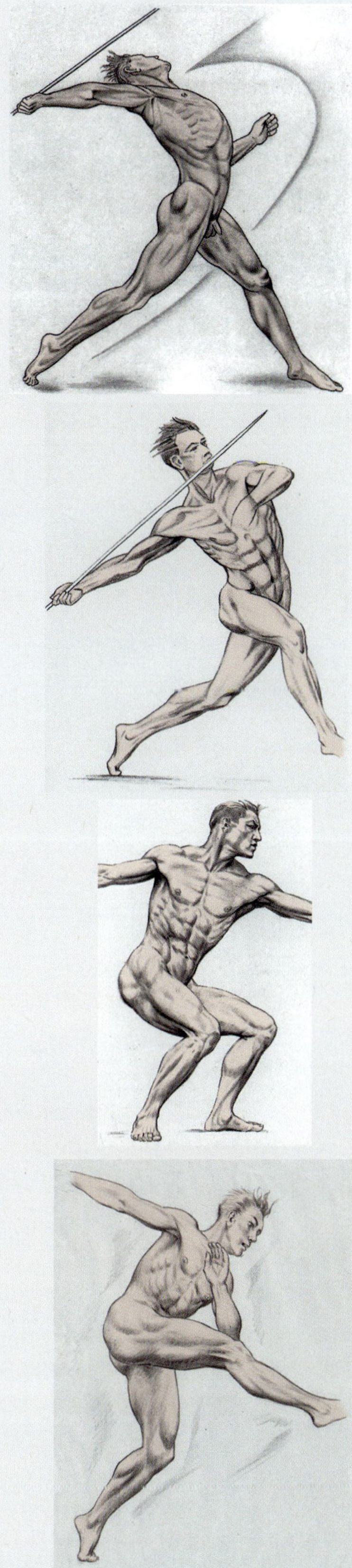

그림. 5 창 던지기, 원반 던지기, 축구에서의 킥은 발이 지면에 고정되면서 전신의 힘을 사용한다.

환을 던지든 던지는 스포츠에서는 **두 가지의 저항**을 이겨내야 한다. 그 중 하나가 던지는 물체이고 나머지 하나는 지면이다(**그림 5**).

이런 투척 스포츠 류는 신체 말단이 지면에 고정되어 있는 "닫힌 사슬" 시스템에서의 움직임이다. 즉, **전신의 움직임**이 창, 원반, 포환 등의 물체로 전해지며 이 전해진 힘이 가속으로 연결된다. 물체를 던질 때 발생하는 반작용은 지면반력이 되며 이 지면반력은 지면에서 흡수한다. 이런 현상은 던지기에서만이 아니라 보행을 하거나 뛰거나 점프를 할 때 계단을 올라갈 때 발이 지면과 닿으면서 발생하며, 반력을 통해 전신을 전방이나 상방으로 이동시킨다. 지면이 어떤 재질로 되어 있느냐에 따라 근육이 최대 파워를 낼 수 있느냐 없느냐가 결정되며 이 파워 역시 지면에서 나온다.

Glasgow와 Müller(1955)는 다른 지면에서 보행을 시켜보는 실험을 했고 그 결과 다음과 같은 결론을 내렸다.

> *"평평하게 고른 지면에서 걸을 경우,*
> *체중 1kg당 1미터를 이동하는데*
> *0.5칼로리를 소모했다.*
> *이 수치는 길거리에서 보행을 할 경우,*
> *20퍼센트 증가했고,*
> *잔디밭에서는 40퍼센트 증가했으며,*
> *그루터기 밭이나 감자밭 사이로 걸을 경우,*
> *70퍼센트 증가했다.*
> *막 갈아놓은 밭에서 걸을 경우,*
> *밭 상태에 따라 90퍼센트에서*
> *170퍼센트까지 소모하는*
> *칼로리가 증가했다."*

Payr(1932)는 "역학적 사슬" 이라는 새로운 용어를 이야기했다.

> *"기관과 유기체의 협력을 통해 신체 각 부위의 자발적인*
> *움직임을 위한 상당한 에너지를 제공하며, 이로 인한*
> *움직임은 여러 기관에 역학적인 영향을 주게 된다.*
> *뿐만 아니라 움직임 및 자세 변형에 대한 정보 및*
> *움직임을 만들어내기 위해 필요한 힘이 어느 정도인지*
> *예측하고, 이로 인한 영향에 대해 어떻게 반응해야*
> *하는지에 대한 정보를 제공한다."*

Payr는 닫힌 사슬에서 특정 링크에 생기는 문제는 전신의 문제로 연결될 수 있다는 결론을 내렸다.

추후 Benninghoff(1975), Hoepke(1979), Pauwels(1965), Braus(1956)의 추가적인 연구들은 **기능적인 연결을 언급한 해부학적으로 획기적인 출판물 중 하나였다.** 언급한 저자들 중 일부가 부분적인 국소적 현상에 국한된 내용을 다루거나 근거가 명확하지 않은 공식화된 이론임에도 불구하고 적용이 가능하다. 또한 근육의 수축 없이도 다리를 앞으로 움직일 수 있다는 Weber 형제의 가설에도 적용 가능하다. 물론 이 가설은 추후 Duchenne과 Fischer에 의해 반증되었다.

연구들은 **스포츠에서의 여러 움직임을 분석함**으로써 사슬로 연결되는 성질을 연구했던 50년 전 **시작 점이 되었다.** 다양한 시간과 강도의 정적이고 역동적인 움직임에서 주동근과 길항근 간의 상호작용 및 연골, 뼈, 인대, 건 등 관절 및 결합조직의 구조와 기능에 어떤 영향을 주는지가 주된 관심사였다. 이 연구에서 나오는 결과는 이론적인 지식, 의학적인 연구와 임상 실습과 밀접한 관계가 있다. 살아 있는 몸의 가시적인 기능 해부학적 표현은 항상 **움직임에 있어서 전신**이 개입한다는 개념에 기초했다.

1.4 근육 슬링을 형성하는 근육군들 간의 협력

기능적으로 협응하면서 동원되는 근육군을 **"근육 슬링"** 이라는 용어로 불렀고 이 용어는 스포츠나 스포츠 의학계의 이론과 현장에서 광범위하게 이용되어 왔다. 이 원리는 관절을 보호하는 인대 및 특정 근육이나 근육군이 부착할 수 있게 해 주는 근막과 같은 결합조직에도 적용된다. 이런 결합조직은 전신을 연결시키면서 근육 수축시 형태가 잘 변형될 수 있으면서 잘 움직일 수 있게 해준다.

"근육 슬링"이라는 용어에서 알 수 있듯이 이 슬링은 하나의 근육으로 구성되지 않는다. 움직일 때 작동하는 여러 **근육이 밀접하게 연결되면서 기능**하게 되어 있다. 이 근육 슬링은 특정 움직임에서 발생할 수 있는 상황에 **정교하면서 강력하게 그리고 효율적으로 잘 대응한다.** 여러 근육으로 구성된 근육 슬링이기에 특정 관절에서 움직임이 일어난다고 해서 그 관절 주변부로 지나는 근육만 주목해서는 안된다. 이런 근육 슬링은 스포츠 종목에서 최적의 퍼포먼스를 위해서도 필수적이지만, 부적절한 스트레스로 인한 영향을 최소화 해야 하는 재활, 치료, 부상 예방 분야에서도 중요하다.

특정 스포츠의 움직임 속에서 그 움직임을 주도적으로 만드는 근육 슬링에서의 특정 근육이 순간적으로 어떻게 사용되는지, 어느 정도 강도로 수축하고 어느 정도의 파워를 낼 수 있는지는 원격으로 작동하는 표면 **근전도** 검사(EMG)를 통해 알아낼 수 있다. 이 방식을 통해 피부 표면에 근전도 검사기의 전극을 붙여서 특정 근육이 수축할 때 나타나는 활동 전위의 크기 및 자극의 가중이 어느 정도 되는지 알아낼 수 있다. 근육 수축시 근육에서 오는 전기 신호와 그 근육이 낼 수 있는 파워는 비례한다.

따라서 다음 챕터에서는 특정 한 근육이 어떤 기능을 가지고 있는지를 알아보기 보다 그 근육이 근육 슬링이라는 큰 틀 안에서 어떻게 소화롭게 기능하고 있는지에 집중할 것이다. 스포츠의 움직임을 기능 해부학적인 관점에서 이런 방식으로 분석하는 것은 많은 관찰과 실험이 동반되어야 하기에 상당한 노력을 필요로 한다. 상당히 간단해 보이는 움직임조차 현장에 적용하고 결론을 내릴 때는 쉽지 않은 경우가 많다. 특정 근육이 **"열린 사슬"과 "닫힌 사슬"에서 기능적으로 다른 근육과 조합하면서 작동**하는 경우 순간 순간 근육의 역할이 달라지기 때문이다. 젖은 천이나 스펀지를 짤 때 턱의 움직임과 밀접한 관계가 있는 견갑 설골근이 동반 수축하는 상황에서 이와 같은 예를 볼 수 있다.

! 모든 근육은 기시와 정지가 있고, 그 구조에 의해 특정한 기능을 갖는다는 가정은 부분적으로만 옳다고 할 수 있다. 다른 근육, 뼈와 근막의 상태에 따라 그 기능은 순간적으로 바뀔 수 있으며 닫힌 사슬이냐 열린 사슬이냐에 따라 한 근육이 전혀 반대되는 역할을 할 수도 있다는 것을 생각해야 한다.

트레드밀 위에서 보행시 특정 근육의 수축에 대한 Scherb의 1952년도 연구가 하나의 예가 될 수 있다. 이 연구는 추후 근전도 검사와 족저부의 압력을 체크하는 기기들을 통해 수십 년간 끊임없이 개선됐다. 연구에 따르면 다음과 같은 **근육이 걷거나 뛸 때 상지와 체간**

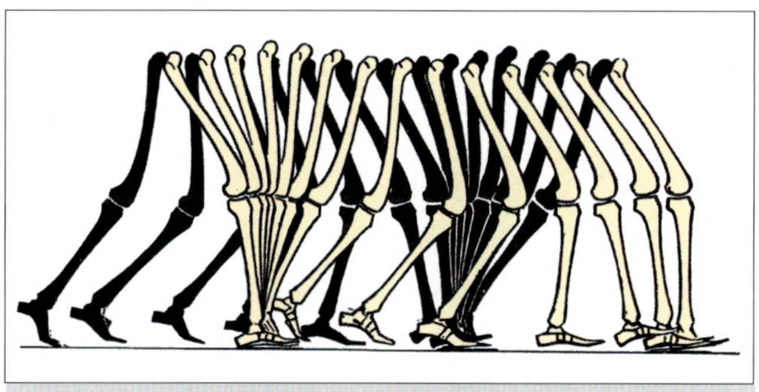

그림. 6 보행에서 체중을 지지하면서 몸통을 앞으로 밀어 내는 연속된 동작을 볼 수 있다. 양 다리 중 한 다리는 다리를 휘두르는 유각기에 속하고, 다른 한 다리는 체중을 지탱하는 입각기 중에 있다. 이 중 입각기는 체중을 지탱하고 있는 단계와 몸통 전체를 밀어내는 단계로 세분화된다.

의 무게를 지탱하다가 지면을 미는 전체 보행 주기의 61%에 달하는 시간 동안 사용되는 것으로 나왔다 (그림 6).

- **대둔근** : 대둔근은 발 뒷꿈치가 지면에 닿는 순간부터 시작되며 지면을 발로 밀어낼 때 가장 많이 사용된다.
- **중둔근**
- **대퇴근막장근** : 장경인대로 부착되는 근육 중 하나로서 하중이 무릎으로 전달되기 전에 무릎을 신전시키면서 지지해 주는 역할을 한다.
- **대퇴사두근** : 위에서 언급한 대퇴근막장근과 함께 무릎을 신전시키며 발의 전면부가 지면에 닿을 때 일차적으로 강하게 수축하며 발 뒤꿈치가 지면에서 들리는 순간 이차적으로 강하게 수축한다.
- **반막양근** : 다리를 휘두르는 유각기에 브레이크로서 작용하며 발 볼이 지면에 닿을 때 강하게 수축한다.
- **비복근** : 발가락이 지면에 닿을 때 일차적으로 강하게 수축하며 지면을 발로 밀어내면서 뒷꿈치가 들릴 때 이차적으로 강하게 수축한다.
- **가자미근** : 앞에서 이야기한 비복근과 같지만 근육의 길이 변화는 비복근보다 적다.
- **장지굴근과 단지굴근** : 발을 들어올릴 때 발 볼이 지면에서 떨어지기 전에 가장 많이 수축한다.

Scherb의 연구에 따르면, 다음 **7개의 근육이 보행 주기**의 39%를 차지하는 유각기에 사용된다.

- **장요근** : 고관절에서 굴곡과 외회전을 할 때 가장 강한 근육이다.
- **외폐쇄근** : 고관절에서 외회전을 시킨다.
- **내폐쇄근**, 상쌍자근, 하쌍자근, 대퇴방형근 : 모두 고관절에서 외회전을 시킨다.
- **이상근** : 고관절에서 외회전을 만들며 신전과 외전도 어느 정도 가능하다.

"입각기에서 지면에 고정되어 있는 하지 쪽 고관절 외회전 근육이 잘 이완되어야 골반이 잘 회전될 수 있다. 즉, 내회전이 잘 나와야 골반이 잘 회전될 수 있다."(Scherb)

- **장내전근** : 장내전근의 동원은 발이 지면에서 떨어지는 순간부터 시작하며 뒷꿈치가 땅에 닿기 직전에 끝난다.
- **반건양근** : 반건양근은 발의 뒷꿈치와 볼이 땅에서 떨어질 때 시작된다.
- **장지신근, 단지신근**, 전경골근 : 이 세 근육은 발 볼을 드는 순간부터 수축하며 지면에 발이 닿는 순간 수축을 멈춘다.

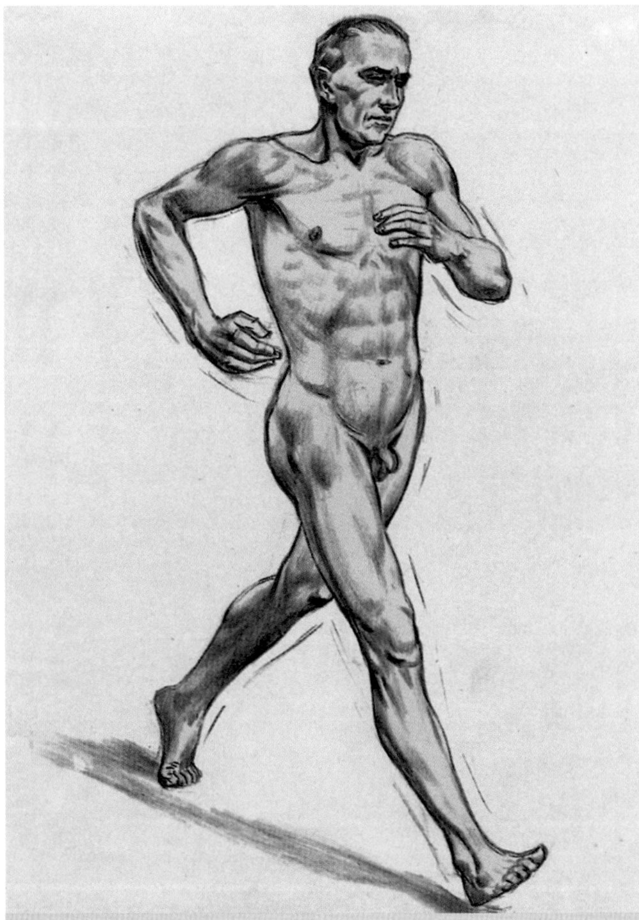

그림. 7 빠르게 걷기.

다음 근육들이 수축할 때 발뒤꿈치가 땅에서 떨어질 수 있다.

- **비복근**(발목관절에서의 저측굴곡),
- **대퇴사두근**(무릎 관절의 신전),
- **대둔근**(고관절에서의 신전).

뒷꿈치가 지면에서 떨어지기 전 발 전면부는 다음 근육들에 의해 지면과 연결된다.

- 전경골근,
- 장지신근,
- 장무지신근.

보행 주기 중 0.1초라는 짧은 순간 동안 양다리가 모두 **지면에 닿아 있게 된다.**

그림 7이나 **그림 114**에서 볼 수 있듯이 인체의 보행은 골반의 회전을 동반하며 이런 골반의 회전은 상지를 하지와 반대로 휘두르면서 상체 전체가 반대로 회전하게 된다. 이와 같은 움직임이 전면으로의 움직임을 더 원활하게 해 줄 뿐만 아니라 몸통의 균형을 잘 잡을 수 있게 해 주기도 한다.

! 앞으로 그림을 통해 보게 될 근육 슬링의 분석은 양적으로 명확하게 수치화되기 힘들며 특정 움직임의 특정 순간을 그린 것일 뿐이라는 것을 명심해야 한다. 또한 가장 중요한 근육 위주로 보여줄 수밖에 없다. 이를 통해 근육 슬링을 분석하는데 있어 경험이 많지 않고 익숙하지 않은 초보자들이 훨씬 더 명확하게 근육 간의 상호작용을 관찰할 수 있도록 했다.

1.5 협응력 - 기능과 운동학습을 위한 토대

"근력", "스피드", "지구력"과 같은 측면만이 아닌 **협응력은 스포츠에서는 매우 중요한 역할을 한다**. 협응력은 초기부터 크게 두 가지 방식으로 개발된다. 근육 내부에서 운동 단위 사이에서의 협력이 최적화되는 것이 하나의 방식이고, 내적인 피드백과 외적인 피드백을 통한 여러 다른 근육 간의 상호작용을 통한 근육 간의 협응이 나머지 하나의 방식이다.

- 고차원적인 움직임을 익힐 때 스피드, 효율성, 정확성, 움직임의 질 등을 좌우한다.
- 어느 정도의 힘과 에너지를 사용해야 할지 좌우한다.
- 주변 환경이나 상황이 바뀔 때 더 적절하고 효율적이면서 정확하고 빨리 적응할 수 있게 해준다.
- 더 깔끔한 움직임을 할 수 있게 해준다.
- 주동근과 길항근의 협응력이 향상됨으로 인해 움직임으로 인한 부상이나 모터 시스템에 과도한 무리가 가지 않게 해 주는 부상 예방의 기능을 한다.

최적으로 발달된 협응력은 공간에 대한 지각을 위해서도 필요하며 부드럽게 움직이고 잘 반응하고 균형을 유지하기 위해 필수적이다. 여러 움직임을 통합해야 하는 복잡하고 변수가 많은 움직임을 한 단계 한 단계 밟아가며 익혀야 할 경우, 이런 협응능력은 성공적인 운동학습의 토대가 된다. 이런 운동학습을 필요로 하는 종목은 다음과 같다.

- 체조, 리듬 체조, 다이빙, 피겨 스케이팅 등과 같은 아크로바틱 종목,
- 멀리 뛰기, 높이 뛰기, 삼단 점프, 장대 높이 뛰기, 축구에서의 킥, 창 던지기, 원반 던지기, 해머 던지기와 같이 기술적인 측면을 많이 요하는 종목,
- 수영,
- 레슬링, 유도, 펜싱, 복싱과 같이 상대편과 공방을 펼쳐야 하는 투기 종목,
- 축구, 핸드볼, 농구, 배구, 하키, 아이스 하키 등과 같은 팀 스포츠 종목.

1.6 움직임의 기능적인 원리

특정 종목에서의 전문적인 기술을 연구하고 적용할 경우, 근육 간의 상호작용의 법칙에서 시작할 필요가 있다. 이런 시도를 통해 심오한 근육들 간의 연결성을 훨씬 더 쉽게 만들 수 있다. **그림 8**이 대표적인 예이다.

- 비복근,
- 가자미근,
- 대퇴사두근.

이 세 근육이 수축하면서 무릎관절에서 하지가 굴곡된 상태에서 신전된 상태로 만들어준다. 화살표를 통해 뼈가 어떻게 당겨지는지를 볼 수 있다.

같은 원리로 고관절, 무릎, 발목이 신전된 상태에서 굴곡된 상태로 가게 해 주는 근육들을 **그림 9**에서 볼 수 있다.

- 장요근,
- 햄스트링
  - 대퇴이두근,
  - 반막양근과 반건양근,
- 발목에서 배측굴곡을 만드는 근육군
  - 전경골근,
  - 장무지신근,
  - 장지신근.

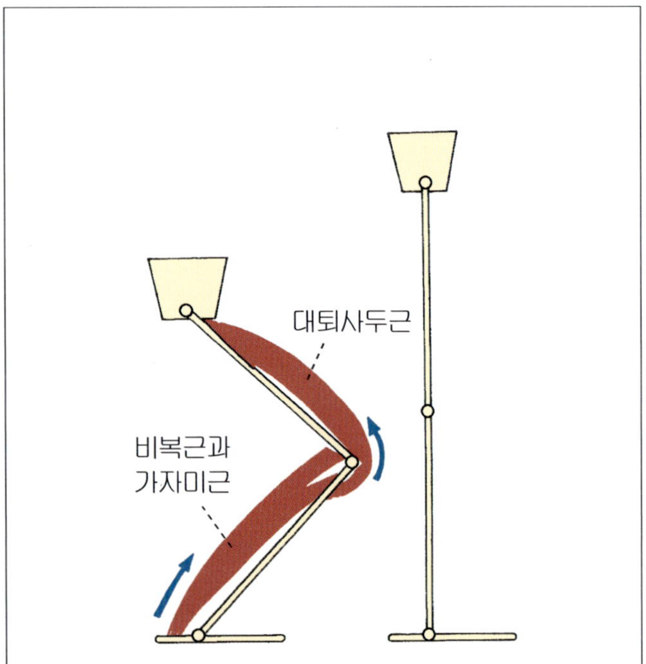

그림. 8 무릎이 굴곡된 상태에서 신전시킬 때, 작용하는 근육들의 기능적 원리에 대해 그리고 있다. 화살표는 뼈가 당겨지는 방향을 알려주고 있다.

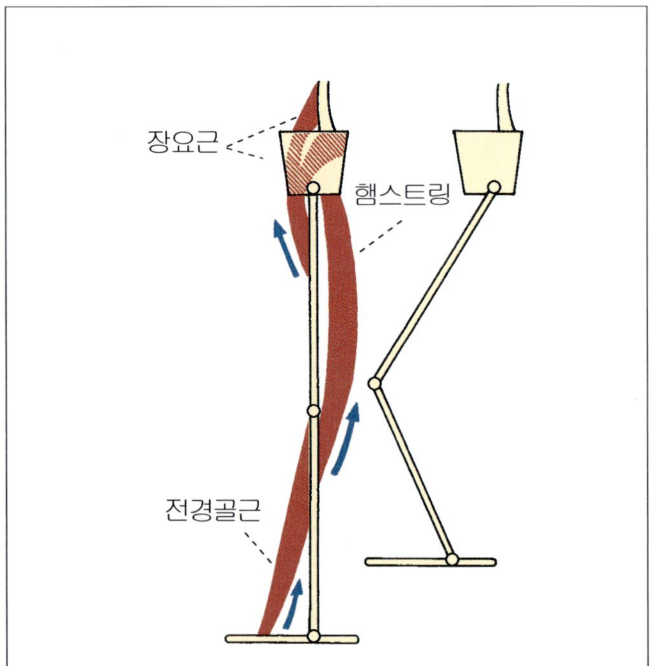

그림. 9 무릎이 신전된 상태에서 굴곡시킬 때, 작용하는 근육들의 기능적 원리에 대해 나타내고 있다. 화살표는 뼈가 당겨지는 방향을 알려주고 있다.

그림 10에서는 여러 근육이 다양한 위치에서 협력하며 상호작용하는 것을 볼 수 있다. 견갑대에 부착되는 승모근과 전거근이 견관절에서 팔을 외전할 때 작용하는 것을 볼 수 있다.

체간이 앞으로 구부려진 상태에서 똑바로 펴서 뒤로 젖혀질 때 어떤 근육들이 작용하고 어떤 근육들이 길항작용을 할 수 있는지를 **그림 11**에서 볼 수 있다.

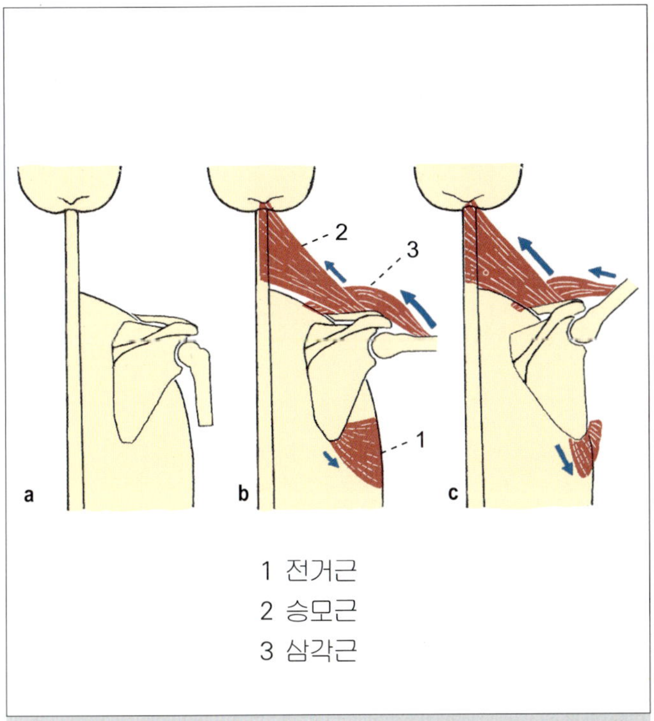

그림. 10 견관절 복합체에서 팔을 바깥쪽으로 드는 외전을 할 때 함께 작용하는 근육들의 기능적 원리에 대해 그리고 있다. a=시작 자세; b=90° 외전; c=90°이상 외전.

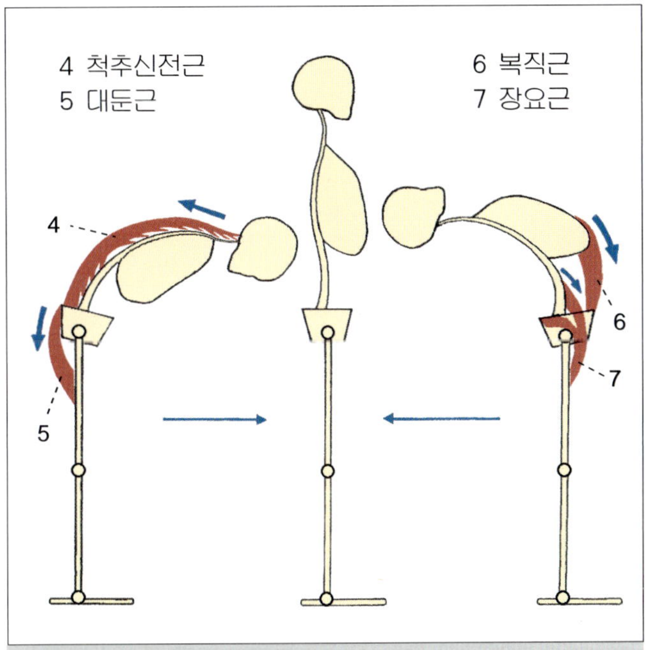

그림. 11 상체를 구부리고 필 때 작용하는 근육들의 기능적 원리를 보여주고 있다. 좌측은 대둔근과 척추 신전근의 작용을 우측은 장요근과 복직근의 모습을 보여주고 있다. 화살표는 근육들이 뼈를 당기는 방향을 가리킨다.

1.7 근육 불균형과 관련에서 고려해야 할 것들

근육 불균형이 오는 이유

근육간의 연결성을 잘 고려하지 않고 특정 스포츠 훈련을 할 경우 특정 관절을 움직이는 관련 근육들의 파워, 탄성, 길이 등이 영향을 받게 되며 움직임에 주동근과 길항근으로 작용하는 근육들 간의 기능적인 균형이 깨지게 된다. 이는 근전도 검사로 확인할 수 있다. 특정 스포츠에 특화된 **근육 불균형**은 다음과 같은 이유로 인해 발생할 수 있다.

- 조정이나 원반 던지기, 창 던지기와 같이 몸의 한쪽 측면만 사용하면서 길항작용을 하는 근육이 잘 늘어나고 이완할 수 있는 능력을 과소평가 하는 경우.
- 다음과 같은 현상을 과소평가 할 경우
  - 대퇴직근, 비복근, 장요근, 대흉근, 척추기립근, 햄스트링과 같은 **지근**이 기능을 도맡아 하면서 평상 시 길이보다 짧아질 경우.
  - 복직근, 대둔근, 전거근, 능형근과 같은 **속근**이 폭발적인 움직임을 도맡아 하다가 이로 인해 약해질 경우.

마지막으로 근육 불균형과 이로 인해 **근육과 관절이 서로 악영향**을 끼칠 수 있다(Janda 1994, Mácek u. Kucera 1987, Tittel 1989).

근육 기능 검사

근육 기능 검사를 통한 근육 불균형에 대한 검진은 줄자, 고니오미터기, 검사용 테이블 등과 같이 간단한 기구만으로도 가능할 뿐더러 검사 결과는 팀닥터나 트레이너 및 운동 선수 개개인의 훈련 프로그램을 설정하는 데에 있어 매우 중요한 참고 자료가 된다(Berthold et al. 1981, Schmidt et al. 1983). 테스트 절차는 **그림 12**에 잘 묘사되어 있다.

왼쪽 그림에서는 각각(A) 종아리 근육(B) 장요근(C) 대퇴직근의 단축을 검사하는 방법을 보여주고 있다. 오른 쪽에서는(A) 복직근(B)(C) 대퇴직근의 근력 검사법을 보여주고 있다.

저자의 경험에 따르면 운동 선수의 **근육 불균형을 검사**할 때는 3단계 정도면 충분하다.

- 1단계 = 근육이 탄력 있으면서 충분한 가동성을 갖추고 있다.
- 2단계 = 근육이 살짝 단축되어 있으며 수동적인 보조에 의해 1단계 정도의 가동성이 나온다.
- 3단계 = 근육이 단축되어 있으면서 탄성이 극도로 감소되어 있으며 능동적인 움직임이나 수동적인 보조에 의해서도 가동성이 나오지 않는다.

근육 기능 검사는 관절의 가동성과 함께 검사해야 하며 매년 3차례에서 4차례 정기적으로 수행해야 한다. 이 검사를 통해 기능적으로 협력하는 근육군들의 근력과 가동성을 체크할 수 있고 근육 간 협응력이 어느 정도 수준에 있는지에 대한 정보도 얻을 수 있다.

근육 불균형이 결합조직 및 근육간 협응에 미치는 영향

근육 불균형은 근육 간 협응만이 아닌 결합조직에도 광범위한 부정적인 영향을 끼친다. 관절을 둘러싸고 있는 조직들의 탄성이 떨어질 경우 해당 관절의 움직임은 감소할 수밖에 없기 때문이다. 또한 비복근의 단축이 발생할 경우 비복근과 연결되는 아킬레스 건에 과도한 부담이 가게 되며 대퇴근막장근에 단축으로 인해 슬개골이 대퇴골에 가하는 압력이 증가하고 슬개골이 외측으로 당겨지게 된다. 그 결과 슬개골 연골연화증과 같은 관절 연골에 문제가 생길 수 있다.

훈련 프로그램을 디자인할 때 고려해야 하는 부분은 자세를 유지해 주는 역할을 하는 **지근**의 경우, 일반적인 길이에 비해 과도하게 단축되는 경향을 보이며 움직임을 만들어주는 역할을 하는 **속근**의 경우, 근력이 과도하게 약해지는 경향을 보인다는 점이다. **그림 13**에서 표현했듯이 요천 근막에서 체간을 통해 하지로 힘이 전달되는

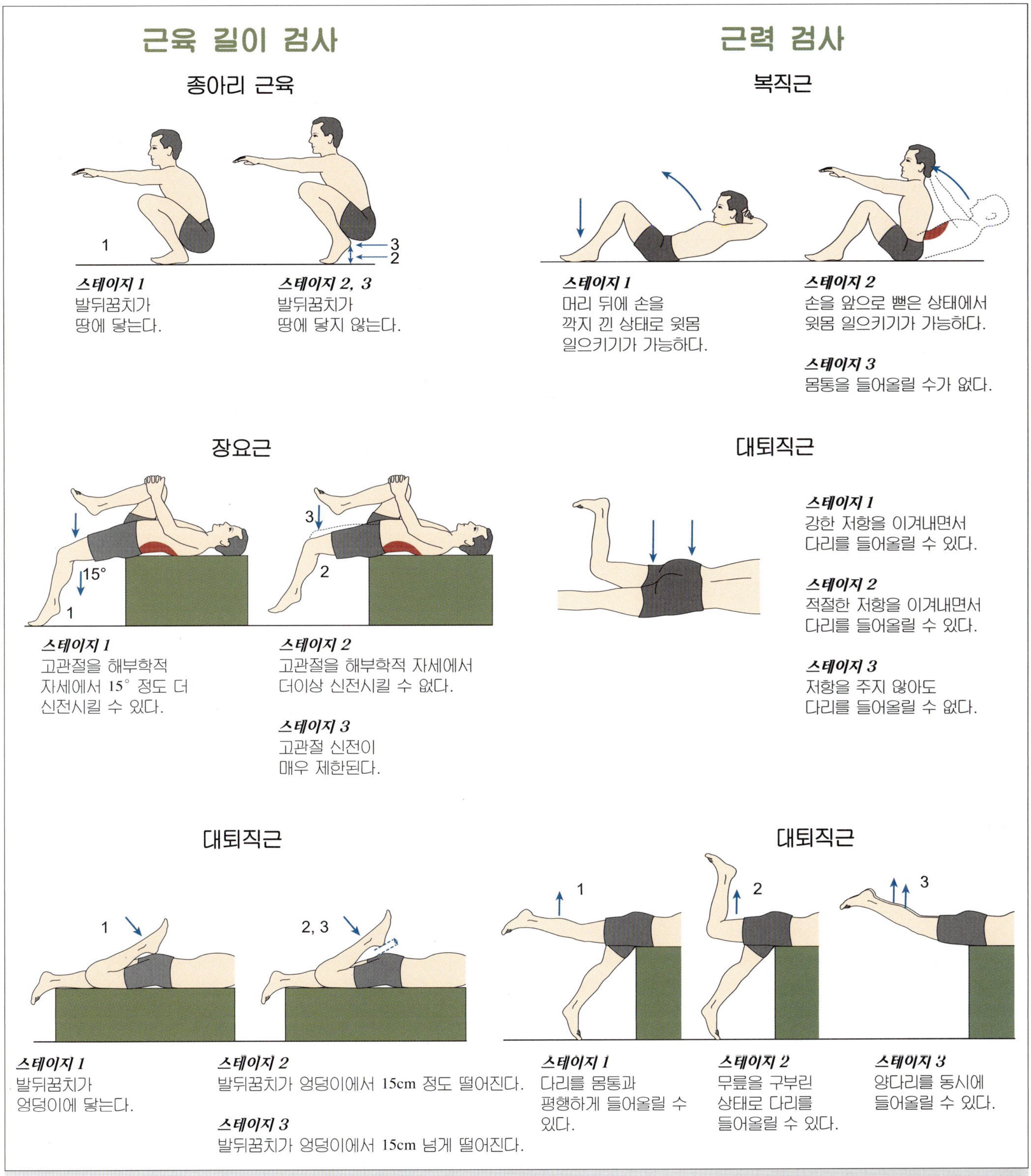

그림. 12 근육 기능 검사(Janda 1994).

상황에서 이런 현상을 볼 수 있다.

짧아지는 경향을 가지고 있는 근육은 동시다발적으로 길항근을 약하게 만들기에 골반을 전방경사시키면서 **요추부위의 과전만**을 만든다. 이로 인해 인대나 추간판 관절 등이 몸에 가해지는 부하에 적절하게 대처하기가 힘들어진다.

! 움직임 시스템 및 결합조직이 더 많은 부하를 감당할 수 있게 해 주기 위한 가장 기본적인 조건은 안정성이라는 것을 알아야 한다.

단축된 지근들이 반사적으로 길항관계에 있는 속근들을 약하게 만들고 이로 인해 최적의 활성화가 되지 않는다는 것을 이해하는 것은 스포츠와 관련된 모든 직종 종사자들이 기본적으로 알아야 할 사항이다. 다른 예로, 복근을 강화한다고 하면서 발을 고정한 상태에서 싯업처럼 몸통 전체를 들어올리는 방식으로 한다면 이미 단축되어 있는 장요근이 더 단축될 것이다. 그 결과 장요근과 길항관계에 있는 속근인 복근과 둔근이 반사적으로 약해지게 된다. 이렇듯 근육의 기능 해부학적인 기본 원리를 고려하지 않을 경우 복근을 강화하려고 했던 초기의 목적과는 정반대의 결과가 나타나게 된다.
복근 강화를 위한 근력 트레이닝을 성공적으로 이끌기 위해 장요근과 대퇴직근이 작용하지 않도록 해야 한다.

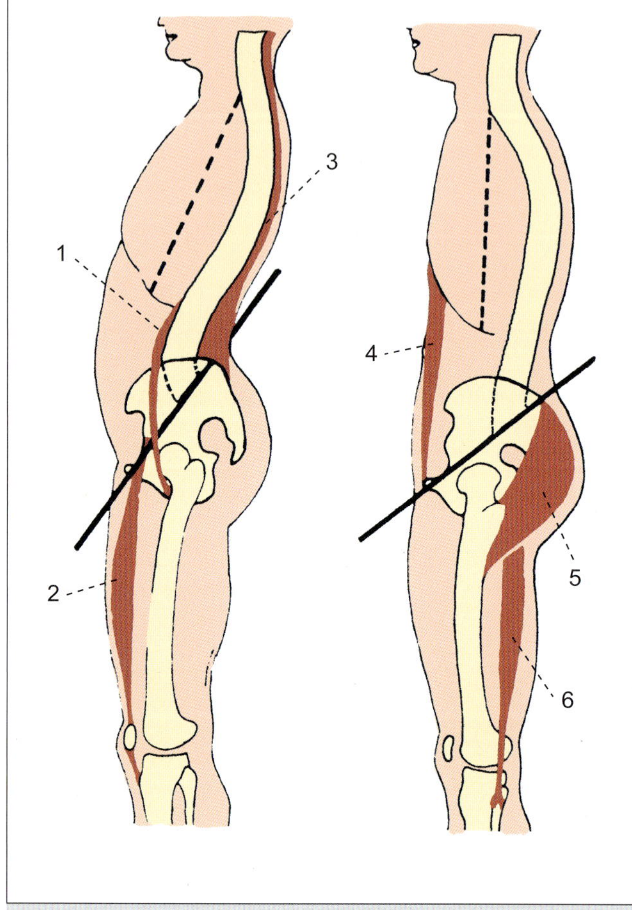

그림. 13 근육 불균형이 골반과 척추에 미치는 영향(좌측) 근력 운동과 스트레칭 프로그램 이후 교정된 모습(우측).

스포츠에서의 움직임에 대한 교정 전략

근육이 수축하기 전에 잘 신장되어야 근육이 강하게 수축할 수 있다. 따라서 근육 불균형을 발견했을 경우, 가장 먼저 시도해야 할 것은 단축된 근육을 이완하고 스트레칭하는 것이다. 투척 종목에서 던지기 바로 직전의 순간이 이 원칙이 가장 적절하게 적용되는 예시라 할 수 있다. Moore(1980)와 Spring(1985)와 같은 저자들의 경우 스트레칭 프로그램을 통해 장요근 단축을 78%에서 30% 정도로 줄일 수 있었고 대퇴직근의 단축을 81%에서 39%까지 줄일 수 있었다. 개개인에게 맞춤형으로 처방한 근력 운동을 통해 복직근의 약화는 75%에서 11%로 대둔근의 약화는 63%에서 0%로 줄일 수 있었다.

! 스포츠에서 움직임을 분석하는 데 있어 기능 해부학적인 원칙의 중요성을 보여주는 예라 할 수 있다. 동시에 스포츠나 트레이닝에서의 특정 움직임에서 주동근과 길항근 군의 상호작용을 잘 이해했을 때 실질적인 장점이 있다는 것을 알려주고 있다.

1.8 근육 슬링 관찰하고 분석하는 법 익히기

살아 움직이는 인체의 스포츠에서의 움직임을 기능 해부학적인 관점에서 가장 효율적이라 할 수 있는 다음 절차에 따라 관찰하고 분석해 볼 것을 권한다.

- 선수가 특정 움직임을 할 때 피부 아래에서 활동하는 것이 보이는 근육은 어떤 근육들인가?
- 이 근육들을 이 책에 나와 있는 여러 그림에서 찾아 확인해본다. 이 책이 아닌 다른 적절한 근골격계 해부학 책을 참조해도 된다.
- 근육들을 주동근, 안정근, 협력근과 같이 기능적으로 분류한다.
- 근육들의 조합을 통해 기능적인 그룹을 만들어 본다. 이 그룹은 **"근육 슬링"**이 되며 이 근육 슬링도 신전, 굴곡, 안정, 신장성 조절 등 기능에 따라 분류할 수 있다. 근육 슬링에 이름을 지어주면서 이 근육 슬링이 몸통의 중심부와 어떻게 연결되는지 분석해 본다.
- 워크샵이나 세미나에서 관찰 및 분석을 하는 것을 볼 수 있다(**그림 14**).

근육 슬링을 관찰하고 분석할 때 가장 집중하고 에너지를 쏟아부어야 할 중요한 포인트는 특정 움직임을 만들기 위해 **가장 활발하게 활동하는 근육**을 찾고 이 근육과 기능적으로 협력하는 근육 슬링을 확인하는 것이다. 이렇게 분석한 정보를 근거로 트레이닝이나 스포츠 훈련 및 재활에 적절하게 활용한다.

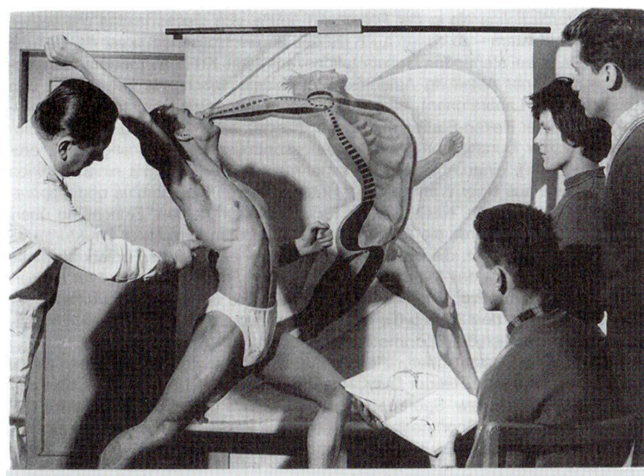

그림. 14 저자의 세미나에서 스포츠의 움직임을 기능 해부학적인 측면에서 분석하는 장면.

2

스포츠 동작의 해부학적 분석

Applied anatomy in sport

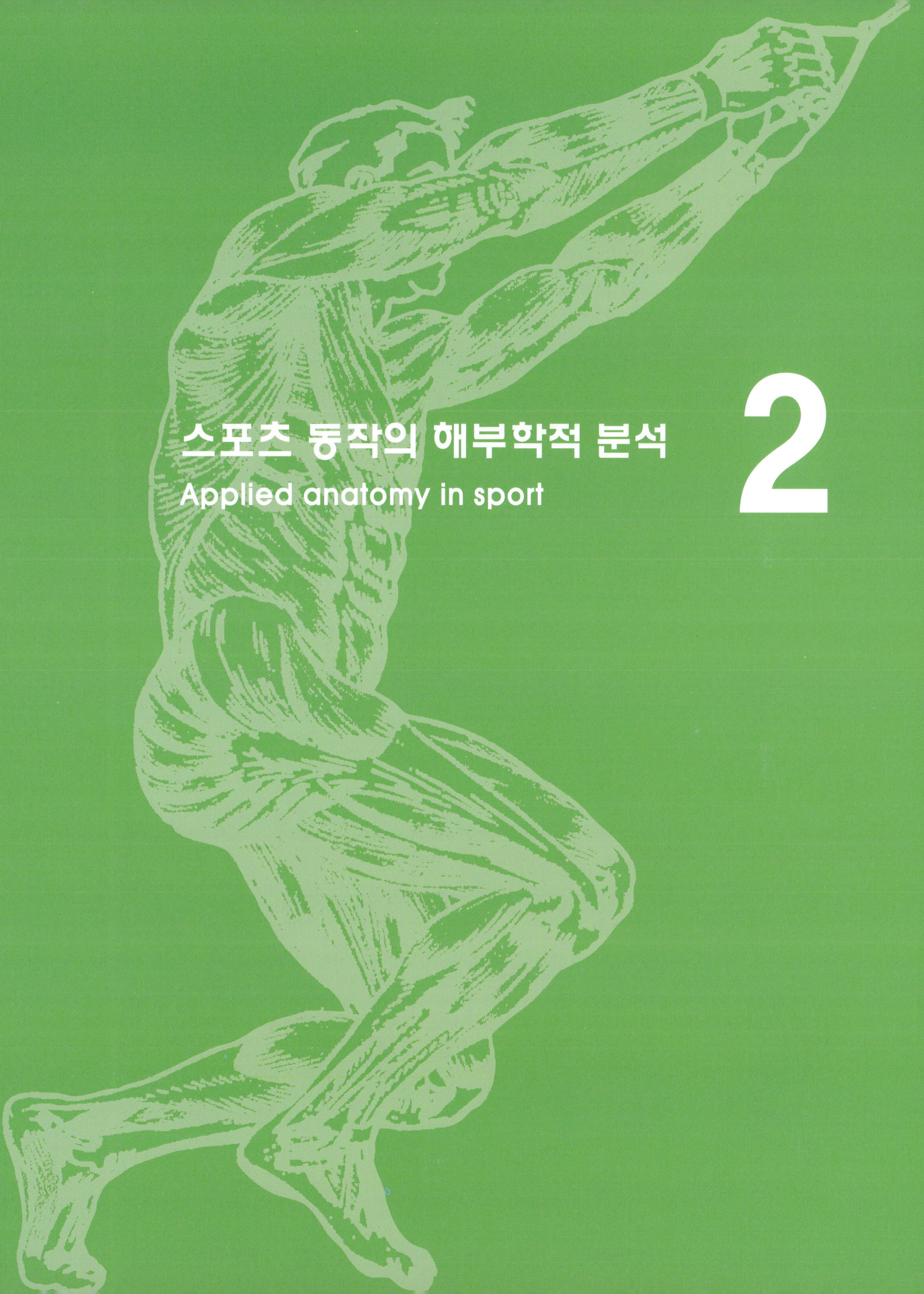

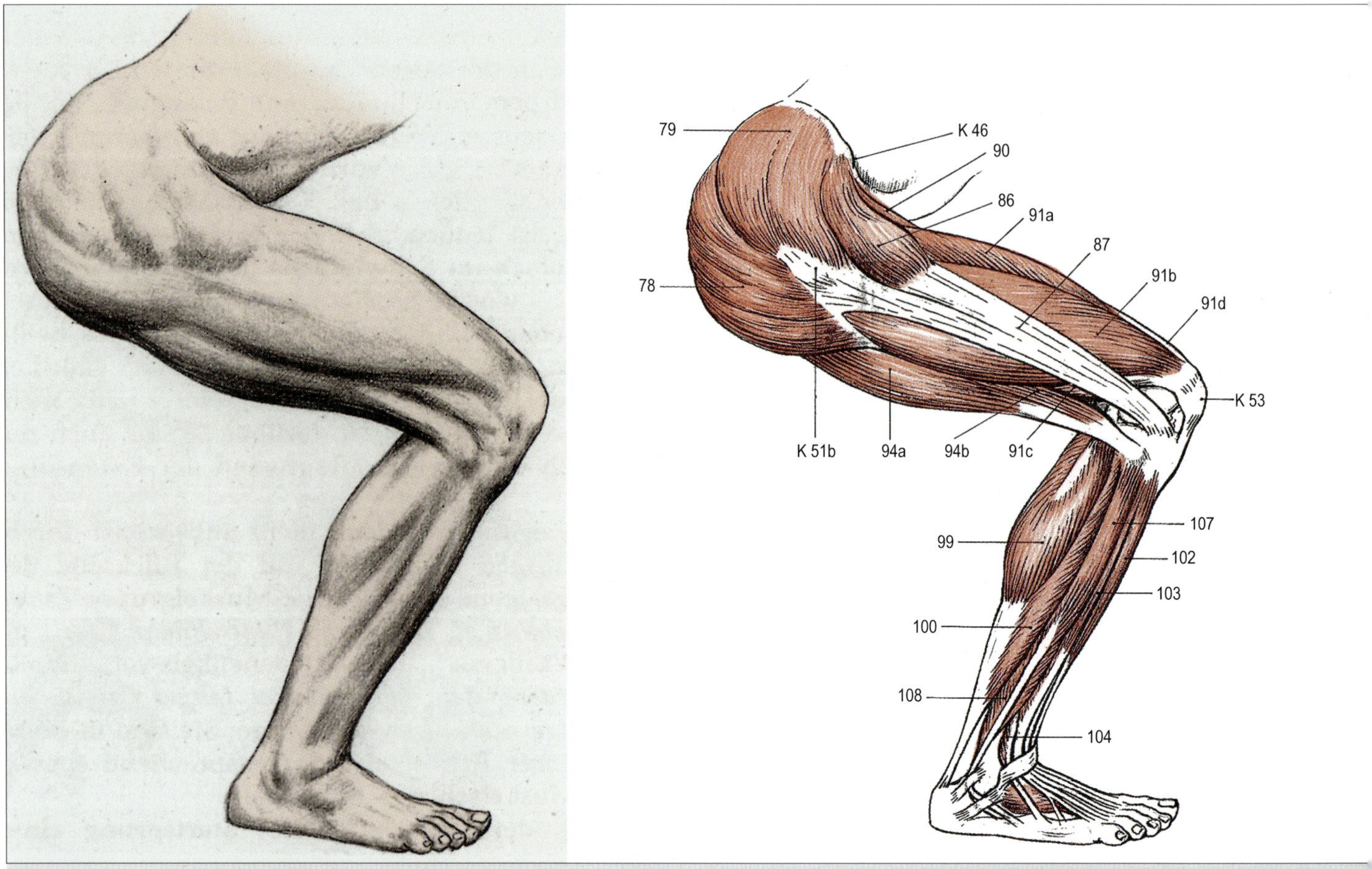

그림. 15 하지의 신전 슬링을 보여주기 위한 기본적인 움직임. 대퇴근막을 보강하는 넓은 장경인대를 볼 수 있다.

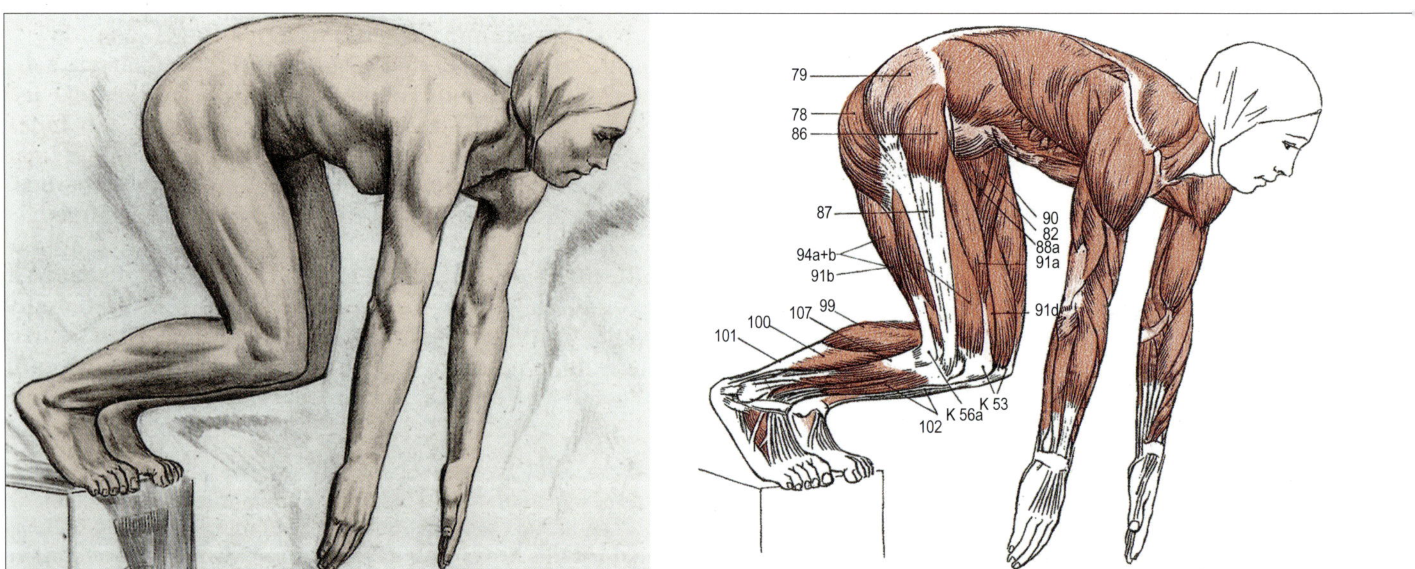

그림. 16 블록에서 점프하는 평영 선수의 하지 신전 슬링. 요즘에는 기존에 사용되던 스타트 방식이 아닌 블록의 앞쪽 모서리를 밀어서 더 강하게 점프할 수 있는 "그립 스타트" 방식을 더 자주 사용한다.

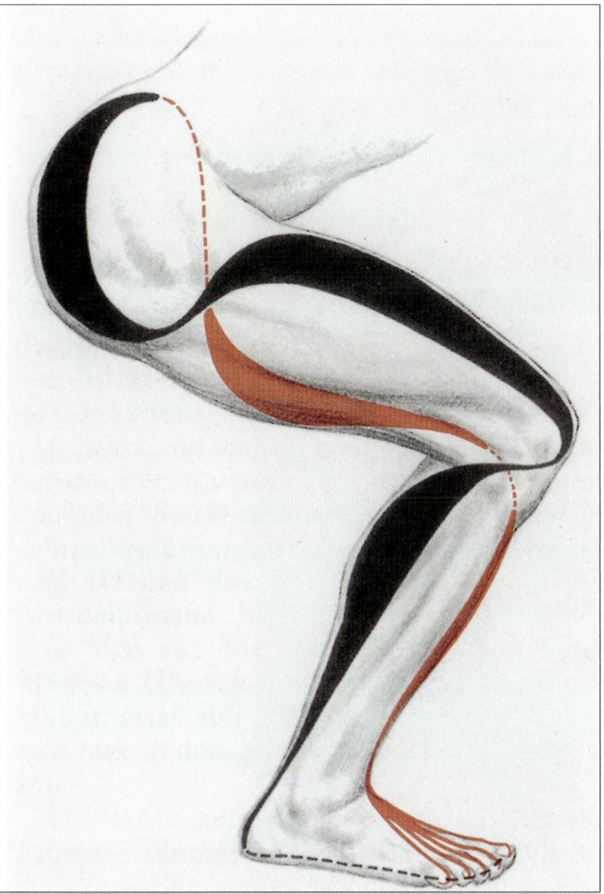

근육 그림. 15, 16

78 대둔근
79 중둔근
82 치골근
86 대퇴근막장근
87 장경인대
88a 장내전근
90 봉공근
91a 대퇴직근
91b 외측광근
91c 내측광근
91d 중간광근
94a 대퇴이두근 장두
94b 대퇴이두근 단두
99 비복근
100 가자미근
101 아킬레스건
102 전경골근
103 장지신근
104 단지신근
107 장비골근
108 단비골근

K46 척추기립근
K51b 대전자
K53 원회내근
K56a 비골두
K53 원회내근

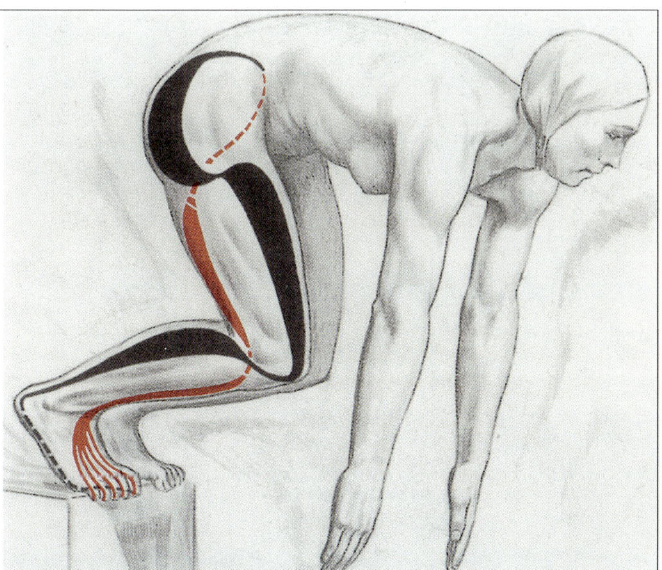

2.1 하지의 신전 슬링

점프 동작 초반 고관절, 슬관절, 무릎 관절의 포지션과 **어떤 근육들이 활성화되었을 때 이 세 관절에서 신전을 만들어낼 수 있는지** 알아볼 것이다(**그림 15**). 준비 자세를 보면, 고관절에서 몸통은 허벅지를 향해 슬관절에서 허벅지는 하퇴부를 향해 발목 관절에서 정강이는 발등을 향해 각각 굽혀지면서 무게 중심을 낮춘다. 준비 자세 이후 다이빙 동작을 보면, 중족 지절간 관절에서 발 뒤꿈치가 늘리는 것을 관찰할 수 있다 (**그림 16**).

이런 준비 자세를 통해 하지에서 신전을 만드는 근육들이 적절한 긴장 상태에 놓이게 되며 위에서 언급한 관절들은 이상적인 움직임을 연결해서 수행하기에 용이한 상태가 된다. 하지의 여러 관절이 신전된 상태에서는 근육들이 추가적인 신전의 힘을 내기가 쉽지 않기에 제대로 된 점프를 수행하기가 불가능하다.

특정 근육군의 강력한 수축이 관절의 신전으로 연결되는 원리는 많은 동작의 반복 속에서 찾아볼 수 있다. **근육은 적절히 신장되어 있어야 효율적으로 짧아지면서 힘을 낼 수 있고** 스트레칭 프로그램과 같이 근육이 잘 신장할 수 있도록 해 주는 트레이닝이 이를 가능하게 해준다. 스포츠의 시작 자세는 해당 스포츠에서 요구하는 수행능력에 맞춰서 계속 변화를 거듭해 왔다. 단거리 육상 선수의 크라우치 스타트 및 펜싱의 종류에 따라 달라지는 다양한 시작 자세들이 도입된 것도 같은 맥락에서 설명할 수 있다.

수영의 점프 동작에서 하지의 강력한 신전근들이 제대로 된 기능을 수행하기 위해서 **무게 중심**을 지나치게 낮추지 않아야 한다. 하지 관절이 지나치게 굴곡돼서 쭈그려 앉는 스쿼트 포지션에서는 낮아진 무게 중심을 들어 올리는데 상당히 많은 에너지를 쓰게 된다. 그래서 적절하게 무릎을 구부린 상태에서 점프 동작을 수행하도록 코칭을 할 필요가 있다.

점프에서의 신전을 위해 필요한 근육(**그림 15, 16**)은 잘 훈련된 수영 선수의 하지에서 쉽게 관찰할 수 있다 :

- 강력한 **대둔근**은 장경인대를 통해 무릎 관절에서의 신전 움직임까지 영향을 미칠 수 있다.
- **대퇴사두근**, **비복근** 그리고 비복근 아래에 위치한 **가자미근.**

이 근육들의 거친 다발들은 피부 표면에서 쉽게 찾을 수 있고 촉진할 수 있다.

이 세 근육들의 주행 경로를 보면, 뒷꿈치에서 장골능까지 검은색으로 표기된 경로를 따라가며 하나의 슬링으로 연결되어 있다. 이 근육들의 수축은 고관절, 무릎, 발목의 강력한 신전으로 이어지진다. 점프가 이루어지는 블록은 고정되어 움직이지 않기에 굴곡에서 신전으로 이어지는 움직임은 몸을 지면에서 들어올리게 된다. 이와 같은 움직임을 Borelli(1608–1679)는 그의 저서 "De motu animalium"에서 탄성을 가진 스프링을 압축했다가 갑자기 풀 때 튀어오르는 현상에 비유했다. 따라서 근육이 수축하고 관절이 움직일 때 지면이 충분히 버텨주면서 지면 반력을 제공해야 강력한 점프가 가능하다.

하지만 신전 움직임에도 **브레이크가 존재한다.** 신전 움직임은 다음과 같은 요소에 의해 제한된다.

- 허벅지 뒤편의 햄스트링 근육군
  - 대퇴 이두근,
  - 반건양근과 반막양근.
- 하퇴의 전면부 근육
  - 전경골근,
  - 장무지신근,
  - 장지신근.

움직임에 제한을 거는 근육군은 앞의 그림에서 빨간색 슬링으로 연결되어 있다.

그림 16에서 볼 수 있는 수영 선수의 스타트 자세에 지금까지 배운 기본 원리를 적용해 볼 수 있다. 복근과 등근육, 물 속에서 최적의 자세를 유지할 수 있도록 안정화시키는 근육 그리고 물 속에서 앞으로 나아갈 수 있게 해 주는 근육을 비롯 크고 강력한 다양한 근육들이 활성화되고 있다.

일단은 **점프에서 작동되는 근육들이 어떻게 협응하는지**에 대한 분석에 초점을 맞출 것이다. 이 근육들은 하지의 신전근으로써 슬링으로 서로 얽혀 있다. 이 근육들은 피부 속에서 수축하는 모습을 확연히 볼 수 있는데 비해, 몸통 및 상지의 근육들에서는 이와 같은 모습을 관찰할 수 없다. 하지의 신전 슬링은 앞서 설명한 스프링과 같은 탄성을 통해 추진력을 얻는다.

근육들을 묘사한 그림을 통해 근육에 대한 지식이 어느 정도 통합되었는지 체크할 수 있고 이는 앞으로 등장하는 다른 움직임과 관련된 그림에도 적용할 수 있다. 그런 뒤에 관련된 슬링을 공부해야 한다.

동적 및 정적 동작에서 척추의 중심적 역할

구조, 기능, 복원력, 중량 지지력

다양한 스포츠에서의 신전 슬링 및 길항근들이 어떻게 기능하는지 보기 전에 스포츠의 역동적인 동작에서 통합 및 중추적인 역할을 하는 필수적인 척추와 **척추 근육들**에 대해 이야기해 볼 것이다.

사람의 **척추**는 7개의 경추, 12개의 흉추, 5개의 요추 그리고 천골과 미골로 구성돼 있다. 척추의 정적 그리고 동적인 기능을 보면 인체 총 질량의 3분의 2에 해당하는 머리, 체간, 상지를 잡아줘서 안정적으로 연결해 줄 뿐만 아니라 그 와중에 움직임을 가능하게 해 주는 다양한 정적 동적인 역할을 한다. 걷거나 점프할 때 발생할 수 있는 충격을 전달하고 흡수하면서 척수와 척추 사이로 나오는 신경근을 보호해 준다. 척추의 양 측면으로 튀어나온 횡돌기와 뒤로 튀어나온 극돌기는 다양한 근육의 부착부위가 된다. 그래서 척추는 **최대한 안정을 유지하는 와중 적절하게 유연해야** 하는 딜레마를 갖게 된다.

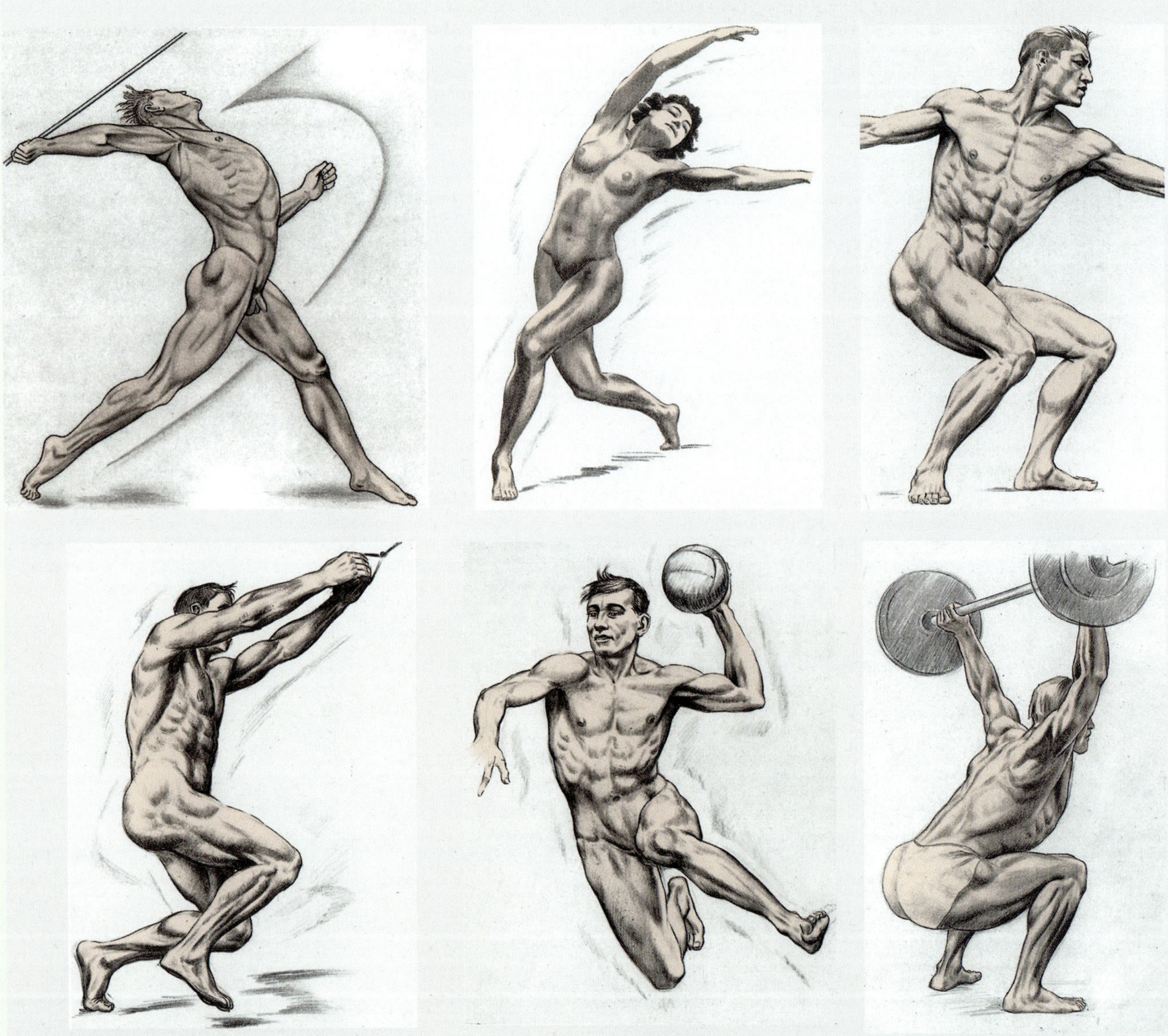

그림. 17 역도를 비롯 척추에 많은 부하를 가하기에 척추의 기능 최대치를 요하는 스포츠의 움직임들을 볼 수 있다.

이런 이유로 스트레스와 부하를 증감했을 때 어떻게 척추가 견뎌낼 수 있는지에 대한 의문이 제기된다.

체간과 척추는 133개의 관절, 224개의 인대, 143개의 근육의 기능적인 상호작용을 통해 신체가 필요로 하는 안정성과 운동성을 제공한다. 이 143개의 근육은 424개에 달하는 몸 전체 근육량의 34%를 차지한다.

창 던지기와 같은 움직임이 일어날 때 척추 전체에서 전만이 증가한다. 이를 통해 척추의 근육에 활시위를 당기는 것과 같은 효과로 효율적인 던지기를 가능케 한다. 뿐만 아니라 체조 선수들의 척추에서의 과도한 스트레치, 원반 던지기나 해머 던지기에서 체간이 비틀리는 움직임, 핸드볼 선수의 점프 샷 등을 보면 척추의 기능이 완벽히 작동해야 가능한 움직임들이다. 마지막으로, 역도 선수들이 바벨을 들어올리는 장면에서도 척추들이 큰 부하를 견뎌낼 수 있어야 이와 같은 동작 수행이 가능하다(**그림 17**).

축성 골격의 구조와 기능이 어떤 식으로 사용되면서 이런 동작들을 수행할 수 있을까?

상부의 24개의 척추는 척추 추간 관절이 존재하기에 약간씩 움직일 수 있으며 시상면과 관상면에서 만곡을 가지고 있다.

이런 만곡은 출생 이후 여러 움직임에 있어서 기능적인 부담이 증가하면서 여러 해에 걸쳐서 형성되며 경추에서의 전만 흉추에서의 후만 요추에서의 전만이 발생하게 된다. 이를 **생리학적인 척추 만곡**이라 부른다(**그림 18**). 보행을 시작하면서 생긴 척추 만곡의 결과 척추의 수직 축은 굴곡시키려 하는 힘에 더 잘 저항할 수 있게 자리잡게 된다. 이로 인해 자세를 잡기 위해 필요한 에너지를 아낄 수 있게 되며 서있을 때, 걸을 때 또는 점프할 때 체간과 머리의 중심을 더 잘 잡을 수 있게 해준다. 뿐만 아니라 뇌, 척추, 심장과 폐와 같은 다른 여러 중요한 내장기관들이 입박 당하거나 관통 당하지 않게 보호해 준다.

이런 압박 및 전단 하중은 어느 정도나 될까?

생리학적인 척추 만곡이 존재할 경우 척추와 추간판에 가해지는 최대 압박력은 다음과 같다:

- 경추: 54.9 N/cm^2 = 5.5 mPa,
- 흉추: 113.8 N/cm^2 = 11.4 mPa,
- 요추: 60.8 N/cm^2 = 6.1 mPa.

이와 같은 현상은 강력한 근육과 인대가 중심축을 잘 보호해 줄 때 가능하며 근육과 인대가 없을 경우 경추가 견뎌내야 하는 압박력은 7배 흉추와 요추가 견뎌내야 하는 압박력은 대략 2.3배에서 5배에 달한다. 따라서 잘 발달된 근육과 안정적인 인대는 **척추와 추간판에 가해지는 압력을 5-6배 정도 감소시킬 수 있다**. 3세 이후 체간이 더 곧게 뻗으면서 추간판으로 가는 혈관 및 뉴런이 감소하게 되며 증가되는 하중을 추간판의 여러 특수한 미세 구조물을 통해 견디게 된다. 이 구조물은 섬유

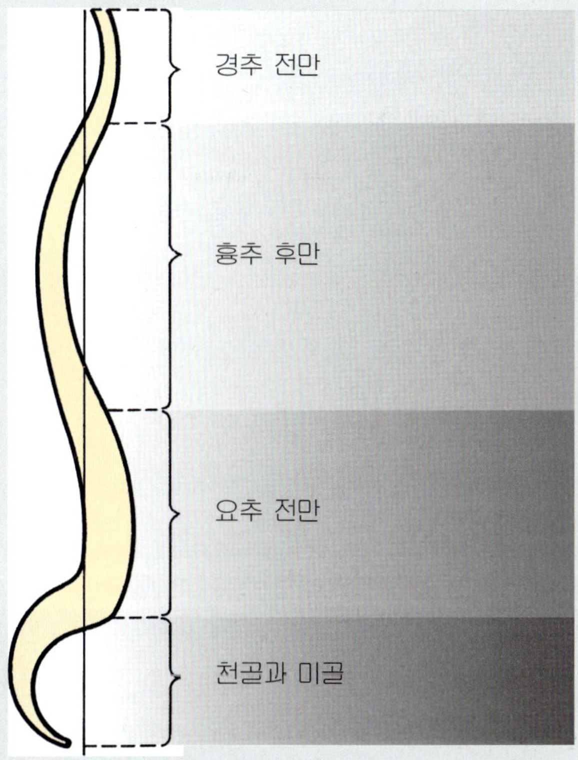

그림. 18 척추의 정렬.

연골로 구성된 섬유륜과 젤라틴 성분의 수핵으로 구성되어 있으며 수핵은 섬유륜에 둘러싸여 있다. 수핵은 수분 함유량이 매우 높고 잘 변형되는 성질을 가지고 있다. 수핵과 섬유륜은 쿠션 안의 물이 형태를 유지하면서 충격을 흡수하는 것처럼 기능할 수 있으며 이 기능은 수핵을 둘러싸고 있는 섬유륜의 강성과 척추 주변 근육의 톤에 의해 유지된다. 추간판과 추간판에 인접해 있는 척추체는 **히알린 연골판**으로 연결된다. 이 연골판은 척추체의 위와 아래 경계를 구분해 주며 추간판과 연골판 사이에서 **수분이 확산**될 수 있는 반투과성 막으로 작용한다. 척추에 지속적인 스트레스가 가해지는 와중에도 이 반투과성 막을 통해 수분이 이동할 수 있기에 **추간판에 영양** 공급이 가능해진다.

나이가 들고 수핵의 운동성이 감소하게 되면서 생화학적인 변화가 생기게 된다. 질소 함유량이 증가하고 수분을 보유하는 히알론 산이 줄어들면서 추간판 내압이 감소하게 된다. 그 결과 젤리처럼 충격을 흡수할 수 있는 기능이 떨어지게 되고 추간판을 통해 부하를 균형 있게 분산시킬 수 없게 된다. 이로 인해 척추가 **체중을 견뎌낼 수 있는 능력이 감소**한다.

척추의 S자 형태의 만곡 역시 충격을 받아내는 역할을 하며 그 과정에서 골반의 포지션이 매우 중요한 역할을 한다(요추와 천골은 143°의 각도를 유지하고 있다). 이런 만곡과 정렬은 추간판과 추간 관절에 가해지는 **부하를 줄여준다.**

두 개의 척추가 관절을 이루고 인접한 척추는 크기도 거의 비슷하면서 서로 맞닿는 면적도 비슷하다. 게다가 탄탄한 관절낭과 인대가 두 뼈를 강하게 이어주기에 두 척추 사이에서는 매우 제한된 움직임만 가능하다(후두골과 1번 경추가 만나는 관절 및 1번 경추와 2번 경추가 만나는 관절은 이 법칙에서 예외). 개별 척추 관절에서의 움직임은 미미하지만, 23개의 척추 관절에서 일어나는 움직임이 합쳐지면 상당히 큰 움직임이 나올 수 있다(개별 척추 관절에서의 가동범위 관절 마다 상이하다).

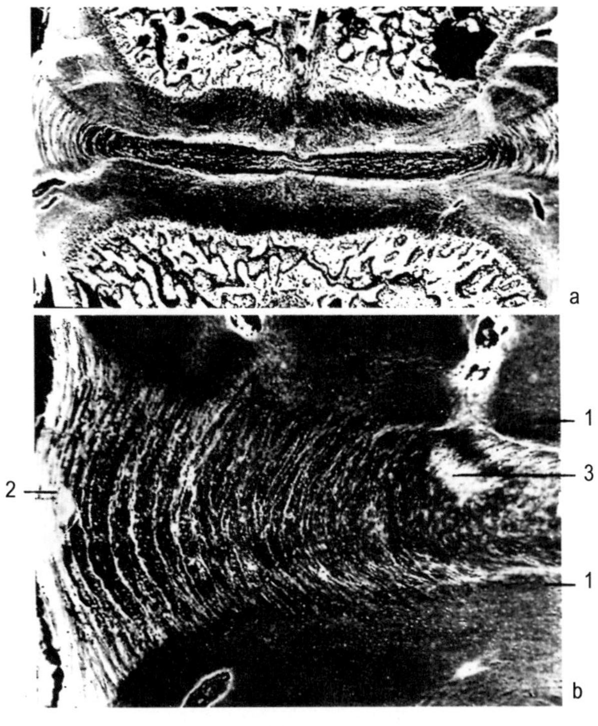

그림. 19 (a)추간판의 모습을 볼 수 있다. (b)확대한 모습.

1 = 히알린 연골, 반투과성 종판
2 = 섬유연골층 (섬유륜)
3 = 젤라틴성 코어(수핵)

척추의 주된 움직임은 다음과 같다.

- 횡으로 지나가는 축에서 일어나는 굴곡과 신전이며 이 움직임은 경추와 요추에서 두드러진다.
- 앞·뒤로 지나가는 축에서 일어나는 측굴(측면으로의 굴곡)이며 이 움직임은 경추와 흉추에서 두드러진다.
- 수직으로 놓인 축에서 일어나는 회전이다. 경추와 흉추에서 주로 일어나며 이를 합하면 최대 80–90°에 달한다. 회전 움직임은 단독으로 일어나지 않고 머리나 체간이 동측으로의 측굴이 동반되는 경우가 대부분이다.

이제까지 이야기한 척추의 구조는 **상체의 무게가 천골을 통해 골반 복합체로 전달될 수 있게 해준다.** 뿐만 아니라, 하지에서의 움직임은 골반을 통해 전달되기에 척추는 하지에서 일어나는 모든 움직임에 영향을 받는다. 따라서 척추는 평형이 불안정한 상태에 지속적으로 노출된다. 하지만 이런 불안정성은 척추 뒤쪽에서는 극돌기를 좌·우로 둘러싸면서 위로 이어지는 척추기립근과 척추 앞쪽에서는 복근, 장요근, 사각근 등에 의해 보완된다. 앞 뒤에 위치한 이 두 근육군들의 상호작용을 통해 척추가 **앞이나 뒤로 쓰러지는 상황**을 방지한다.

Mollier(1938)와 Benninghoff(1954)는 근육이 척추의 곧은 자세를 안정시키는 원리를 배의 돛대 연결과 비교했는데, 이는 비계에 사용되는 "장력봉" 원리와 유사하다. **그림 20**에서 중앙 기둥이라 할 수 있는 돛대에서 양 옆으로 뻗은 스프레더는 짧은 근육으로 연결된 척추의 횡돌기에 해당된다. 스프레더에서 돛대로 연결되듯이 근육이 횡돌기에서 척추를 향해 대각선으로 연결되기도 하며 경우에 따라 이런 구조가 없는 분절도 존재한다.
경추와 요추에서는 극돌기와 극돌기를 연결해 주는 짧고 섬세한 근육들이 존재한다. 이런 작은 근육들만이 아니라 배의 갑판에서 스프레더로 연결되는 당김줄(guy wire) 처럼 골반에서 척추의 횡돌기로 연결되는 긴 근육들이 존재한다.

그림 20은 각각의 척추와 돌기들이 근육에 의해 고정되고 갈비뼈와 골반이 당김줄에 의해 연결되는 형상을 잘 표현하고 있다. 이 근육들이 척추가 움직이지 않음에

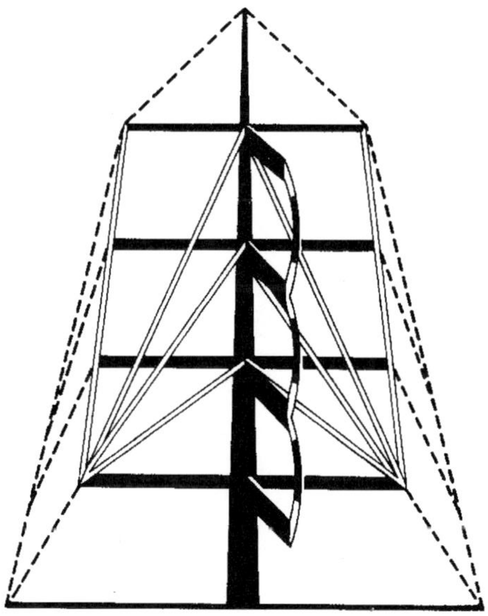

그림. 20 배의 돛대를 척추 뼈에 비유해서 척추 신전근들로 돛대를 고정시켜서 묘사한 모습.

도 지속적으로 긴장 상태에 놓여 있다. 그렇다면 척추가 움직일 때 특정 근육군은 단축될 것이고 다른 근육군을 신장되는 현상이 명백히 일어날 것이다. 즉, 척추를 움직이면서 안정시킬 때마다 돛대를 지탱해 주는 수많은 밧줄들 역시 이에 맞춰서 끊임없는 길이 변화를 해줘야 한다. 이런 현상이 의미하는 것은 온 몸이 움직일 때마다 부하를 받을 수밖에 없는 운명인 척추는 **하나의 기능적인 통일체**라 할 수 있으며 척추를 구성하고 있는 개별 구성 요소들은 개별로 이해해서는 안되고 **척추의 통합적인 구조와 기능** 속에서 이해해야 한다.

척추의 긴근육과 짧은 근육

척추를 신전시켜주는 강력한 근육은 크게 두 개의 그룹으로 나뉜다. 한 그룹은 척추와 척추 사이에 부착된 근육군이고 다른 그룹은 척추의 바깥 쪽에 부착된 근육군이다.

- **척추 내부에 위치한 심부 근육**은 길이가 짧거나 중간 정도의 길이의 강력한 근육군으로 구성되어 있으며 척추의 극돌기와 횡돌기를 연결해 준다.
  이들은
  - 극간근,
  - 횡돌간근,
  - 회전근,
  - 다열근,
  - 반극근.

  이 근육들은 **동적인** 기능을 가지고 있다.
  - 왼쪽과 오른쪽 양측이 동시에 수축할 경우, 척추가 신전되면서 안정화시킬 수 있다.
  - 한 쪽만 수축할 경우 측굴과 회전을 시킨다.

  이 근육들은 움직임일 일어날 때 최종 위치에 도달하기 전 적절한 순간에 움직임이 부드럽게 멈출 수 있게 감속을 시켜주는 **정적인 기능**을

수행한다.

- 위에서 언급한 근육들보다 **더 외측 및 표층**에 위치한 척추기립근은 척추 근육의 상당 부분을 차지하며 골반에서 두개골 방향으로 주행한다. 위로 주행하면서 점점 폭이 줄어드는 특징을 가지고 있다.
  - 내측에 위치한 **최장근,**
  - 외측에 위치한 **장늑근.**

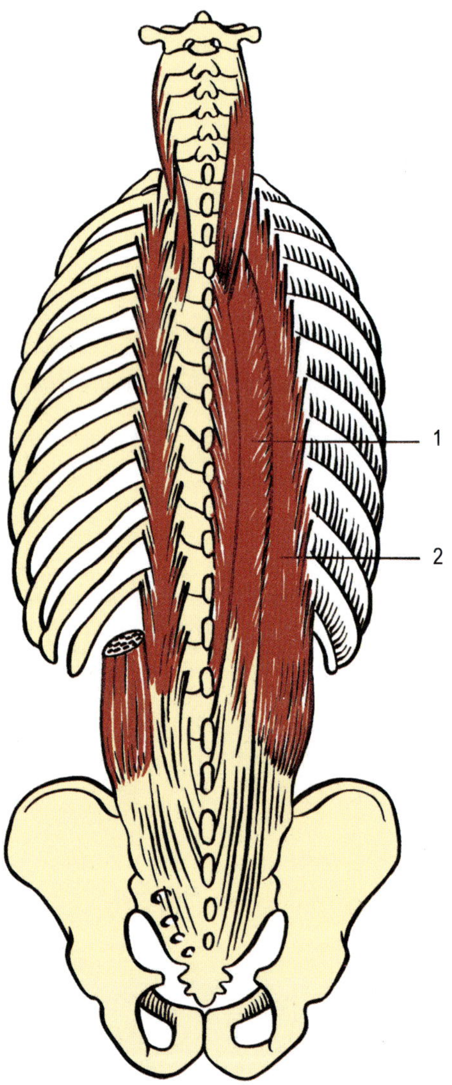

1 최장근
2 장늑근

그림. 21 척추기립근의 외측을 구성하고 있는 근육들.

길고 강력한 최장근(그림 21)의 특정 다발은 천골과 장골능에서 기시하여 하부 흉추의 횡돌기와 하부 늑골에 정지한다. 특정 다발이 정지하는 이 부위는 최장근의 다른 근다발이 새롭게 기시할 수 있는 부착부가 되며 여기서 기시한 근다발은 하부 경추에 정지하며 이 부위는 최장근의 또다른 근다발의 기시부위가 된다. 이렇게 지붕의 타일이 서로 겹쳐지듯이 최장근의 3–4 다발이 서로 겹쳐지면서 측두골의 유두돌기까지 연결된다.

장늑근(그림 21)은 척추에서 바깥쪽으로 상당히 떨어져 있다. 이 근육의 일부 다발은 장골능에서 시작해서 하부 늑골에 정지하며 이 하부 늑골은 장늑근 다른 근다발의 새로운 기시 포인트가 되며 이 근다발은 상부 6개의 늑골에 정지한다. 이런 식으로 장늑근은 4–6번 경추의 횡돌기까지 도달한다.

최장근과 **장늑근** 두 근육의 좌·우측이 동시에 수축할 경우, 척추를 강력하게 신전시키며 한 쪽만 수축할 경우 측굴을 만든다.

척추를 신전시키는 길고 짧은 근육들의 모든 근다발은 요추 부위에 다이아몬드 형태로 잘 발달된 **흉요근막**이라는 밀도 높은 결합 조직과 연결된다. 이 흉요근막은 표층에서는 광배근, 하후거근 심층에서는 내복사근 및 복횡근이 부착할 수 있게 해준다(**그림 22, 23**). 따라서 **자세를 조절하고 안정시키는** 중요한 역할을 한다.

척추 근육의 누적효과와 중력의 영향

척추 근육의 누적효과를 이해하기 위해서 중력이 미칠 수 있는 영향력을 고려해야 한다.

중력은 특정 움직임을 돕기도 방해하기도 한다. 몸을 앞으로 숙일 경우 체중은 몸통을 더 앞으로 숙여지게 만든다. 이 경우 척추 뒤편에 있는 근육 중 큰 단면적을 가진 근육과 대둔근과 같은 강력하고 거대한 근육이 몸통이 앞으로 더 숙여지지 않게 만든다. 이 근육들이 얼마만큼 수축하느냐에 따라 상체가 앞으로 숙여진 상태를 유지할 수 있고, 만약 이 근육들이 덜 수축할 경우 몸통이 더 앞으로 숙여질 수 있다. 척추의 양쪽으로 크게 부풀어 있는 근육의 부피가 몸통이 앞으로 기울었을 때

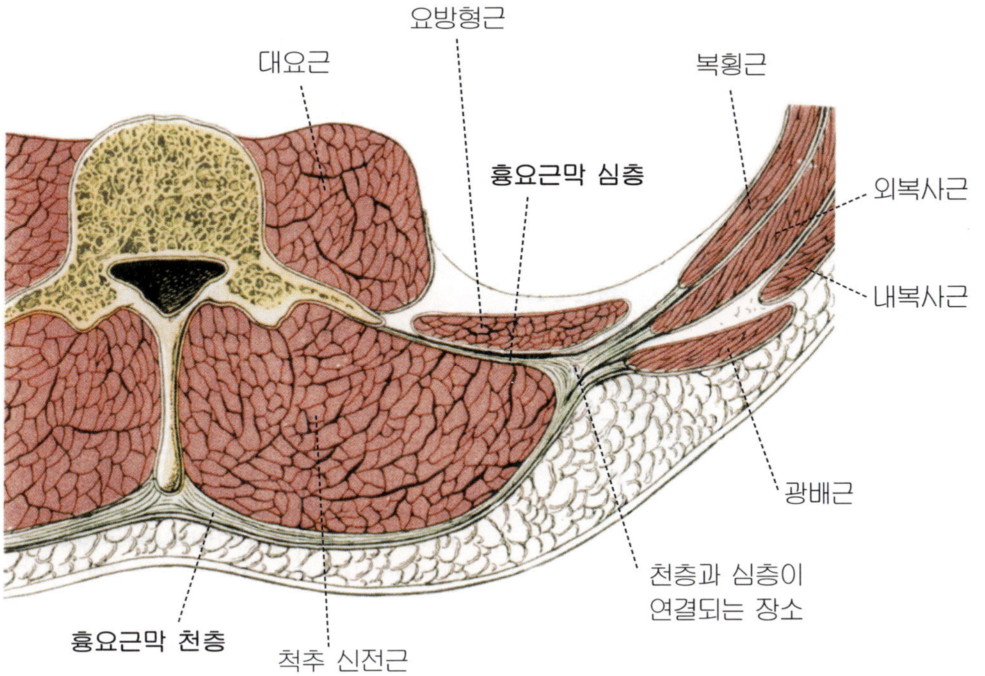

그림. 22 흉요추 연접부 근처를 수평면을 따라 자른 모습을 볼 수 있다. 흉요근막의 천층과 심층이 서로 연결되면서 광배근, 내복사근, 복횡근과 구조적으로 연결되는 것을 볼 수 있다.

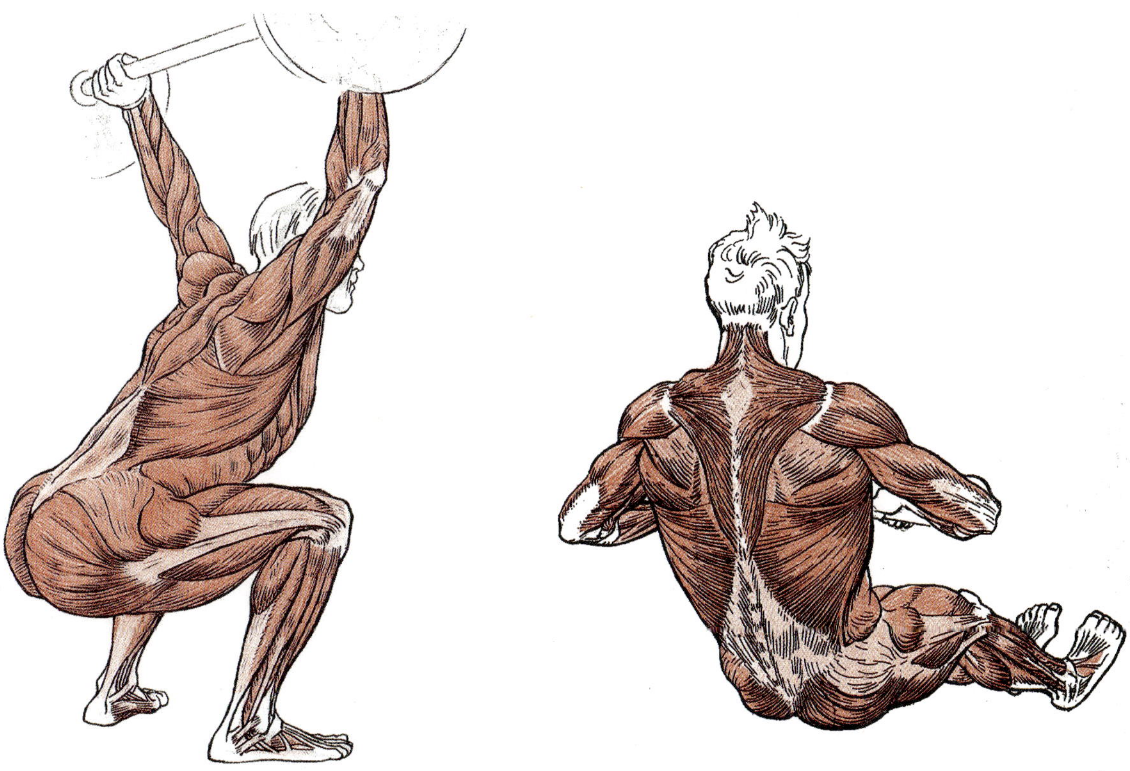

그림. 23 다이아몬드 모양의 흉요근막은 자세를 조절하고 안정시키는데 중요한 역할을 한다.

이 근육들이 짧아져야 하는 부담감을 잘 표현하고 있다.

몸통을 세 단계에 걸쳐서 앞으로 숙여진다.

- 첫 번째 단계에서는 상지를 포함한 견갑대 및 흉곽이 **복직근** 또는 **복사근**에 의해 하부나 전면부로 당겨진다(**그림 24**).
- 두 번째 단계에서는 **장요근**이 수축한다(요추와 골반 부위의 움직임에 해당된다)(**그림 25**).
- 세 번째 단계에서는 **척추를 신전시키는 근육군들**(**그림 26**)과 거대한 **둔근**(**그림 25**)이 근육의 톤을 조절해서 앞으로 숙여지는 움직임을 제어한다.

이런 움직임을 가능하게 하는 가장 강력한 근육 매스는 요추와 경추 부위에 존재하며(**그림 26**) 이 근육들이 수축할 경우 이 부위의 척추를 전만 형태로 만든다.

같은 원리가 **뒤로 젖혀지는 신전이나 측굴에도** 적용될 수 있다. 초반에는 허리를 젖히거나 측굴시키는 근육이 수축하면서 움직임이 시작된다. 하지만 상체의 체중이 이동하면 어느 순간부터는 상체의 체중이 움직임을 만들며 초반에 움직임을 만들었던 근육과 길항관계라 할 수 있는 다음 근육들이 중력에 대항해서 움직임을 조절한다.

- 몸통을 젖힐 경우 앞쪽 근육이 수축한다(**그림 28**).
- 측굴의 경우 구부려지는 측의 척추가 오목해지며 반대편의 볼록한 부위에 위치한 근육들이 수축한다(**그림 27**).

이렇듯 신체가 움직일 때 일어나는 근육과 중력 사이에서 일어나는 상호작용은 신체 움직임을 전체적인 관점에서 봐야 한다는 것을 재차 강조하고 있다.

체간에 위치한 근육들은 몸 전체의 움직임과 특히 연관되어 있다. 창 던지기와 같은 역동적인 동작에서 창을 던지는 상지 근육보다 체간 근육들 먼저 수축하기에 이 체간 근육들의 활성화는 움직임의 초기 단계로 간주될 수 있다.

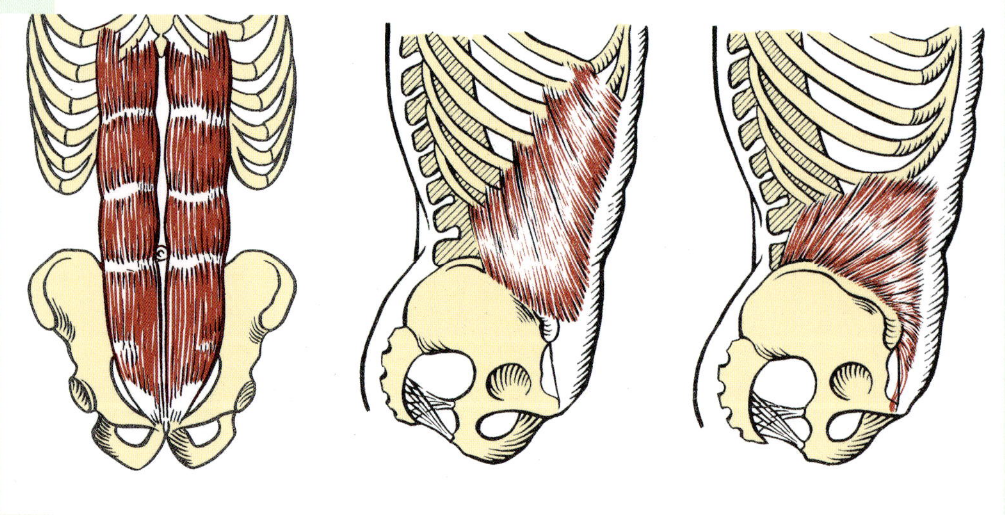

그림. 24 복직근(좌측), 외복사근(중간), 내복사근(우측).

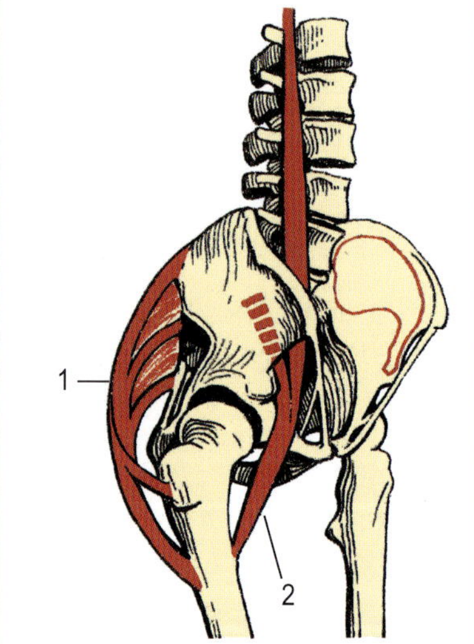

그림. 25 대둔근(1) 장요근(2).

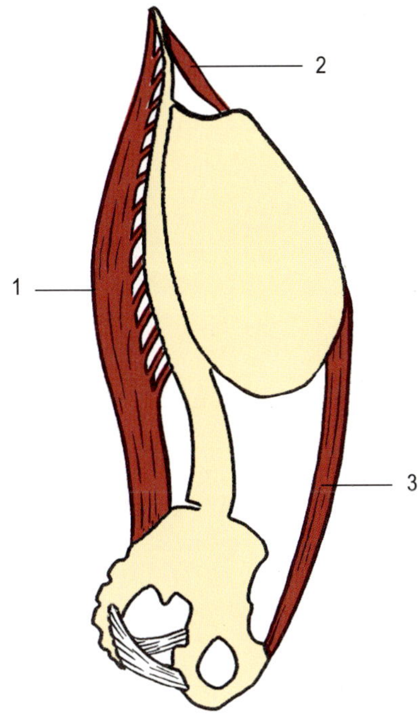

1 척추기립근
2 목근육(사각근과 흉쇄유돌근)
3 복직근

그림. 26 복직근은 앞쪽에서 몸통의 굴곡을 조절하며 척추기립근은 뒤쪽에서 몸통의 신전을 조절한다.

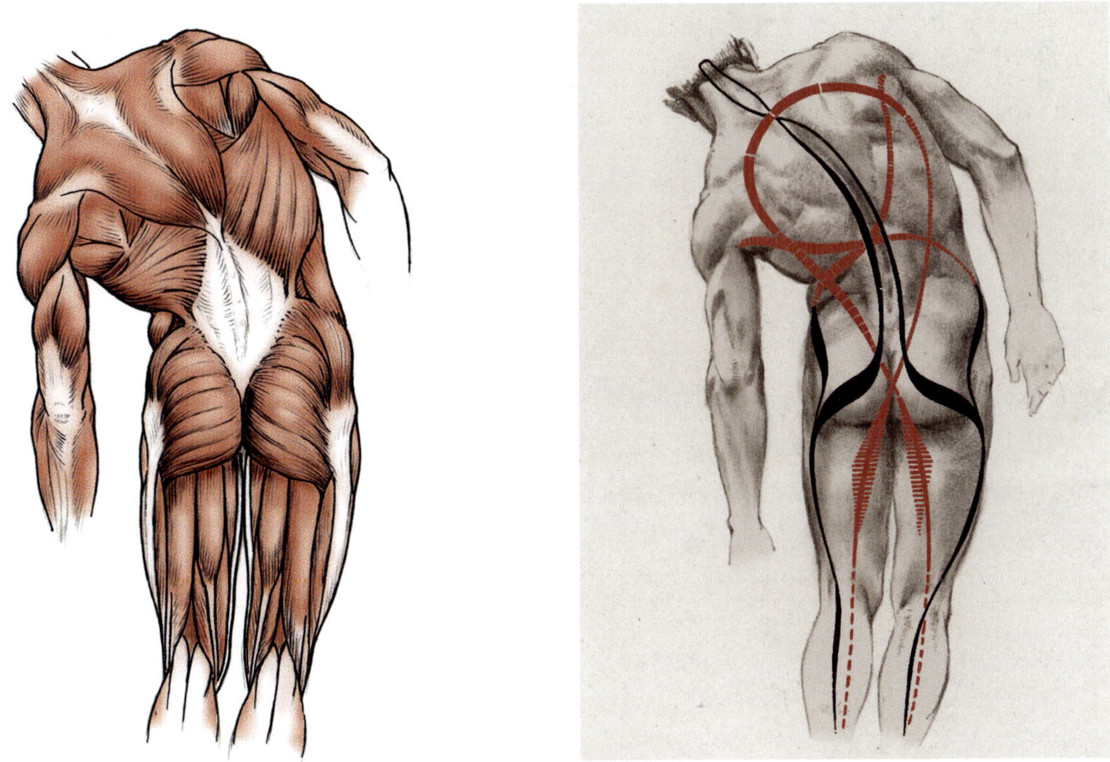

그림. 27 몸통을 측면으로 기울일 경우, 볼록해지는 쪽의 근육들이 중력에 대항해서 움직임을 조절한다.

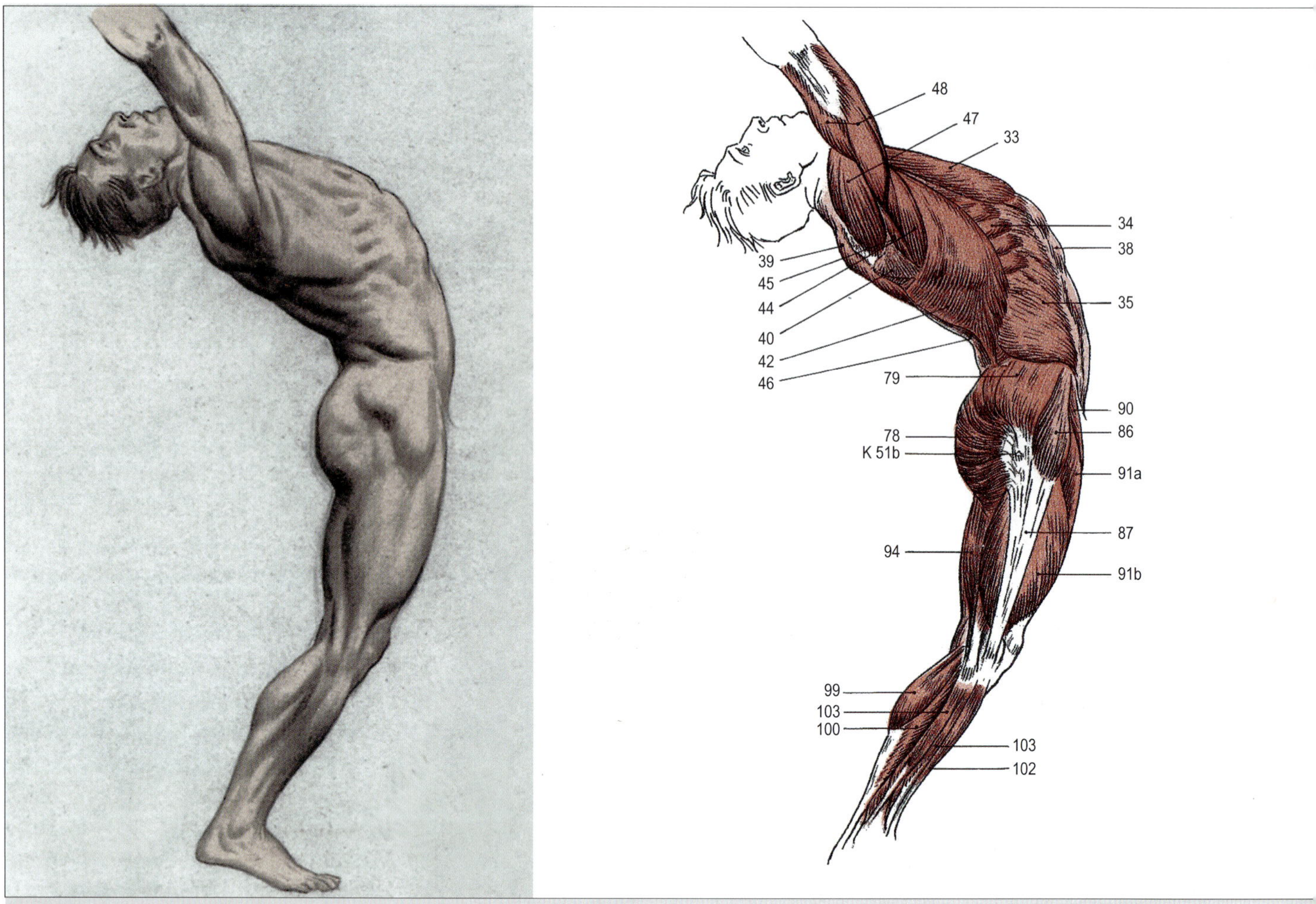

그림. 28 몸통의 과신전.

2.2 전신 움직임의 신전 슬링

몸통이 뒤로 움직이는 과신전

그림 28에서는 몸통을 뒤로 젖히는 모습을 **그림** 29에서는 날씬한 장거리 달리기 선수 움직임의 특정 단계에서의 신전 슬링을 보여주고 있다. 달리기 선수의 신전 슬링은 **그림** 29와는 달리 장골능에서 끝나지 않고 척추를 신전 시켜주는 다양한 근육으로 확장된다. 신전 슬링에 길항작용을 하는 근육군들의 슬링은 몸통의 앞면 근육인 복직근을 따라 이어진다.

그림 28에서 하퇴는 전경골근에 의해 앞쪽으로 크게 당겨지며 골반은 좌골 조면에 부착된 대퇴 이두근과 반건양근에 의해 당겨진다. 이 두 근육의 작용에 의해 상체를 뒤로 과도하게 젖힌 상태에서도 균형을 유지할 수 있다. 어떤 근육들이 현 자세를 유지할 수 있게 해 주고 어떤 근육들이 이 자세를 취하기 전의 자세로 돌아갈 수 있게 해줄까? 뒤로 젖히는 움직임을 시작하는 근육은 척추를 신전시키는 근육들이다. 이후 중력이 척추가 젖혀진

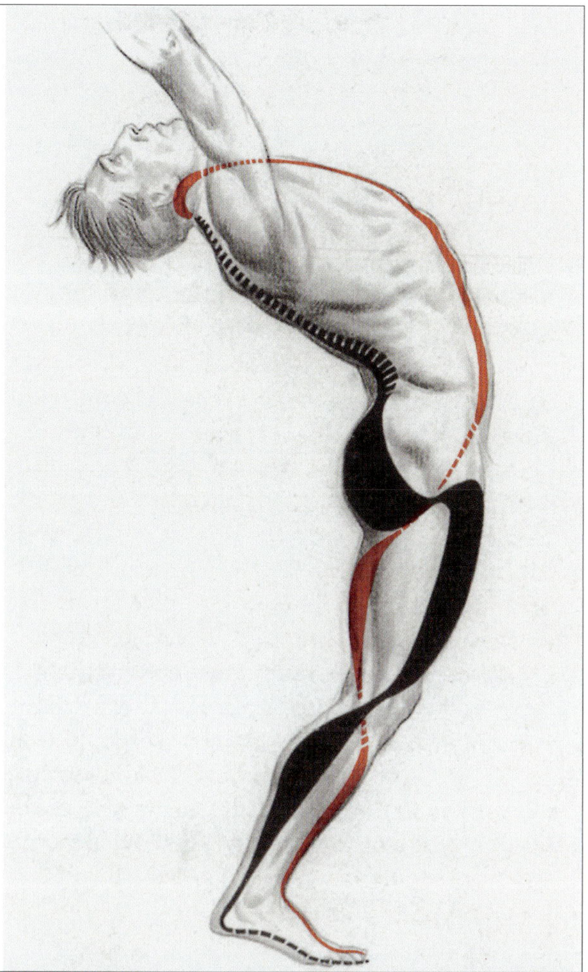

근육 그림. 28

33 대흉근
34 전거근
35 외복사근
38 복직근
39 승모근
40 극하근
42 광배근
44 대원근
45 소원근
46 척추기립근
47 삼각근
48 상완삼두근
78 대둔근
79 중둔근
86 대퇴근막장근
87 장경인대
90 봉공근
91a 대퇴직근
91b 외측광근
94 대퇴이두근
99 비복근
100 가자미근
102 전경골근
103 장지신근

K51b 대전자

상태를 지속시킨다. 몸의 특정 부위가 움직일 경우 해당 부위만이 아닌 몸 전체가 그 움직임을 위해 재조정해야 한다. 척추가 뒤로 과도하게 젖혀지면 흉근과 복근이 신장된다. 척추가 신전근들에 의해 젖혀짐과 동시에 특정 시점에서는 체중이 신전된 상태를 유지하게 되고 이 시점부터는 몸통을 굴곡시키는 **길항근들이 이 움직임을 조절**하게 된다.

- 복직근, 외복사근, 내복사근,
- 대흉근.

상체를 뒤로 기울일 때 대흉근은 잘 신장돼야 자세를 잘 유지할 수 있고 그 상태에서 수축함으로써 뒤로 기울이기 전 상태로 되돌아갈 수 있다. 이 자세에서 활성화되는 또 다른 근육은 사각근과 흉쇄유돌근이 있다. **이와 같은 근육들이** 과신전된 상태에서 신전 근육 및 중력과 **균형을 이루면서 자세를 조절해 준다.**

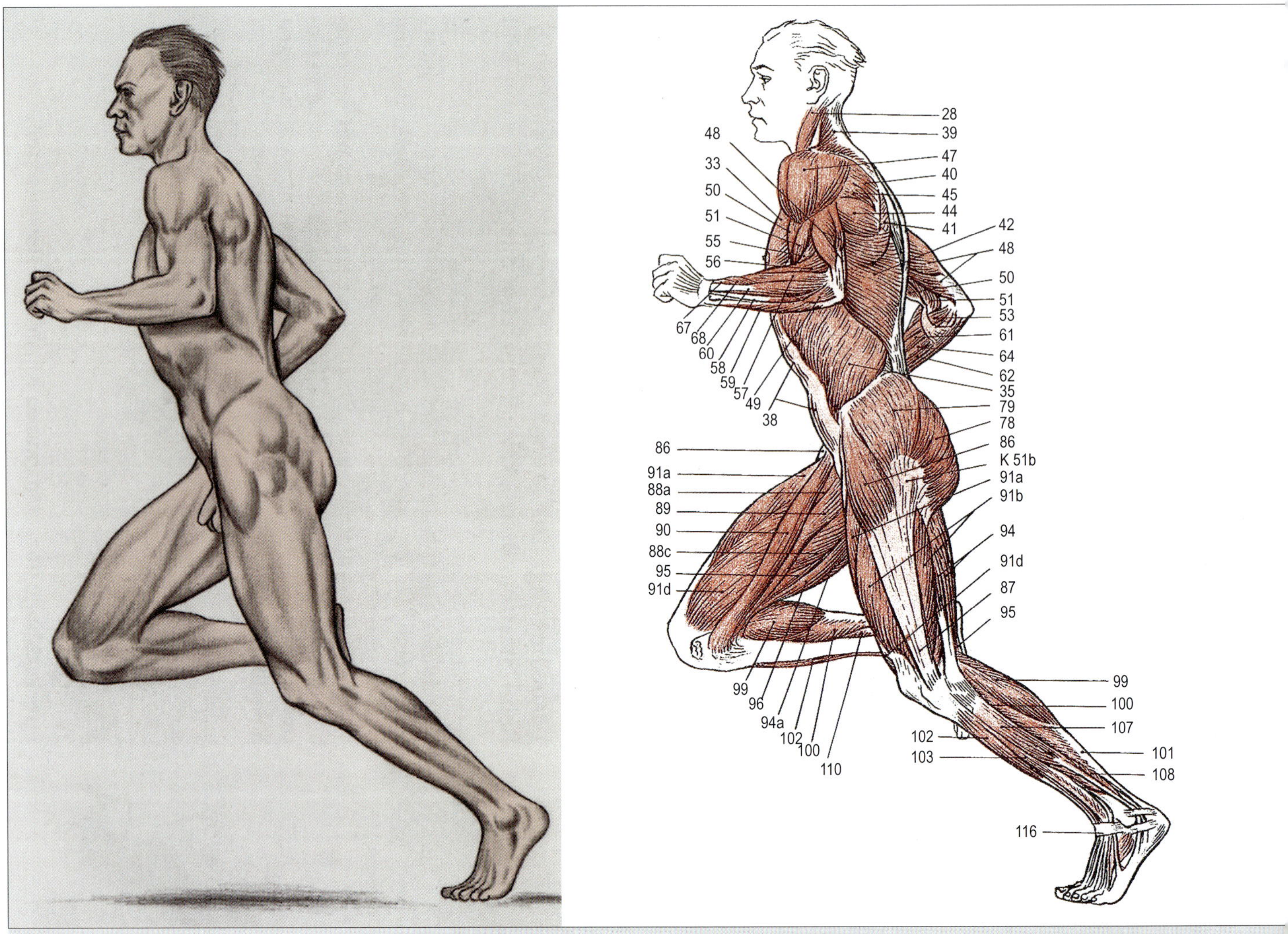

그림. 29 장거리 달리기 선수의 전신에 걸친 신전 슬링을 볼 수 있다.

중 · 장거리 달리기 선수

중거리 장거리 달리기 선수들의 신전 슬링은 달릴 때 지면을 지탱하고 밀어내는 단계에서 관찰할 수 있다(**그림 29**와 **30**). 신전 슬링은 발 뒤꿈치에서 장골능까지 주행하는 세 개의 구간으로 나뉜다. 또한 내전근 중 대내전근의 후부 섬유는 다른 내전근들과는 달리 고관절에서 신전을 시킬 수 있다. 대둔근은 흉요근막을 통해 광배근을 비롯 척추기립근, 다열근 등으로 신전 슬링의 역할을 넘겨준다(**그림 22**와 **23**).

장거리 달리기 선수는 발의 외측부로 지면을 딛으면서 발을 안쪽으로 굴려서 회내를 하기에 발과 종아리의 근육에 부하를 가한다(**그림 29**). 따라서 발목 관절을 저측 굴곡시키는 비복근, 가자미근, 장무지굴근, 장비골근, 단비골근, 후경골근, 장지굴근 이상 **7개의 근육**이 신전 슬링에 해당된다.

저측 굴곡시키는 근육은 배측 굴곡시키는 **세 개의 근육**(전경골근, 장지신근, 장무지신근)에 비해 4배에 달하는 힘을 낼 수 있는데, 이는 몸 전체를 중력에 대항해서 이동할 수 있게 해 줄 뿐만 아니라 발 앞꿈치로 지면을

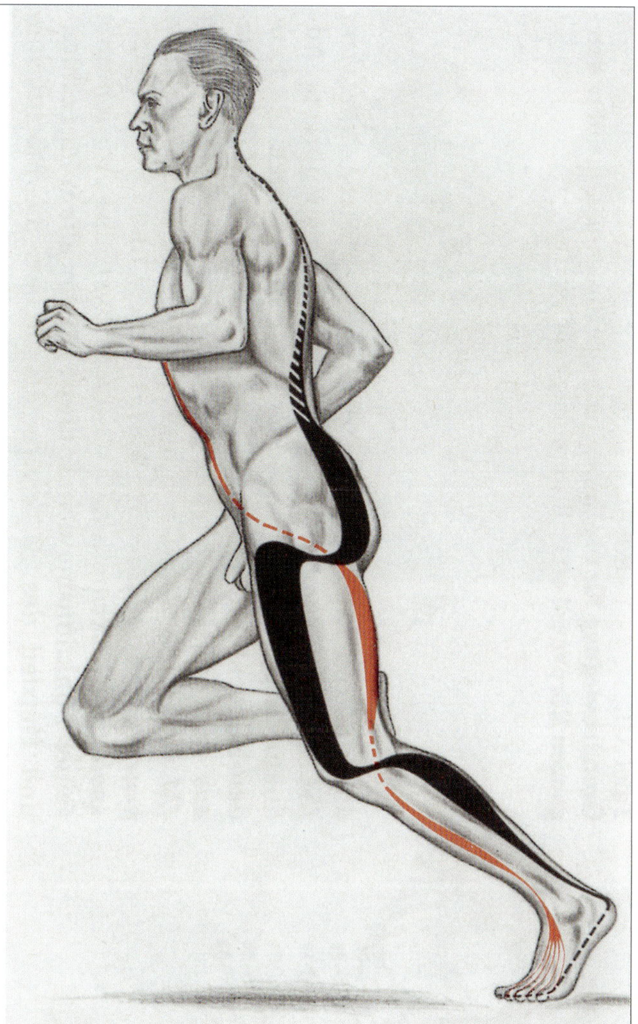

근육 그림. 29

28 흉쇄유돌근
33 대흉근
35 외복사근
38 복직근
39 승모근
40 극하근
41 대능형근
42 광배근
44 대원근
45 소원근
47 삼각근
48 상완삼두근
49 주근
50 상완이두근
51 상완근
53 원회내근
55 상완요골근
56 장요측수근신근
57 단요측수근신근
58 척측수근신근
59 척측수근굴근
60 지신근
61 상완요골근
62 천지굴근
64 장장근
67 단무지신근
68 장무지외전근
78 대둔근
79 중둔근
86 대퇴근막장근
87 장경인대
88a 장내전근
88c 대내전근
89 박근
90 봉공근
91a 대퇴직근
91b 외측광근
91d 중간광근
94 대퇴이두근
94a 대퇴이두근 장두
95 반막양근
96 반건양근
99 비복근
100 가자미근
101 아킬레스건
102 전경골근
103 장지신근
107 장비골근
108 단비골근
110 장지굴근
116 상신근지대

K51b 대전자

딛는 주행법을 사용하는 단거리 중거리 달리기 선수에게 매우 중요하다. 또한 장비골근과 전경골근이 발 하부를 감싸면서 연결될 때 형성되는 등자와 유사한 구조는 발의 횡아치를 보강해 주는 역할을 한다.

신전 슬링에 브레이크로서 작용하는 슬링은 하퇴 전면과 허벅지 뒷면에 있는 근육들에서 내전근으로 연결된다. 이 내전근은 치골 결합으로 주행해서 복직근으로 바톤을 넘긴다.

브레이크 슬링은 다음과 같이 위로 연결된다.

- 복부로 연결되는 대흉근,
- 대흉근 사이에 존재한 흉골을 통해 흉쇄유돌근과 사각근으로 연결된다.

신전 슬링과 이에 길항작용을 하는 브레이크 슬링이 전신에서 어떻게 연결되는지 그림을 통해 구현될 것이다.

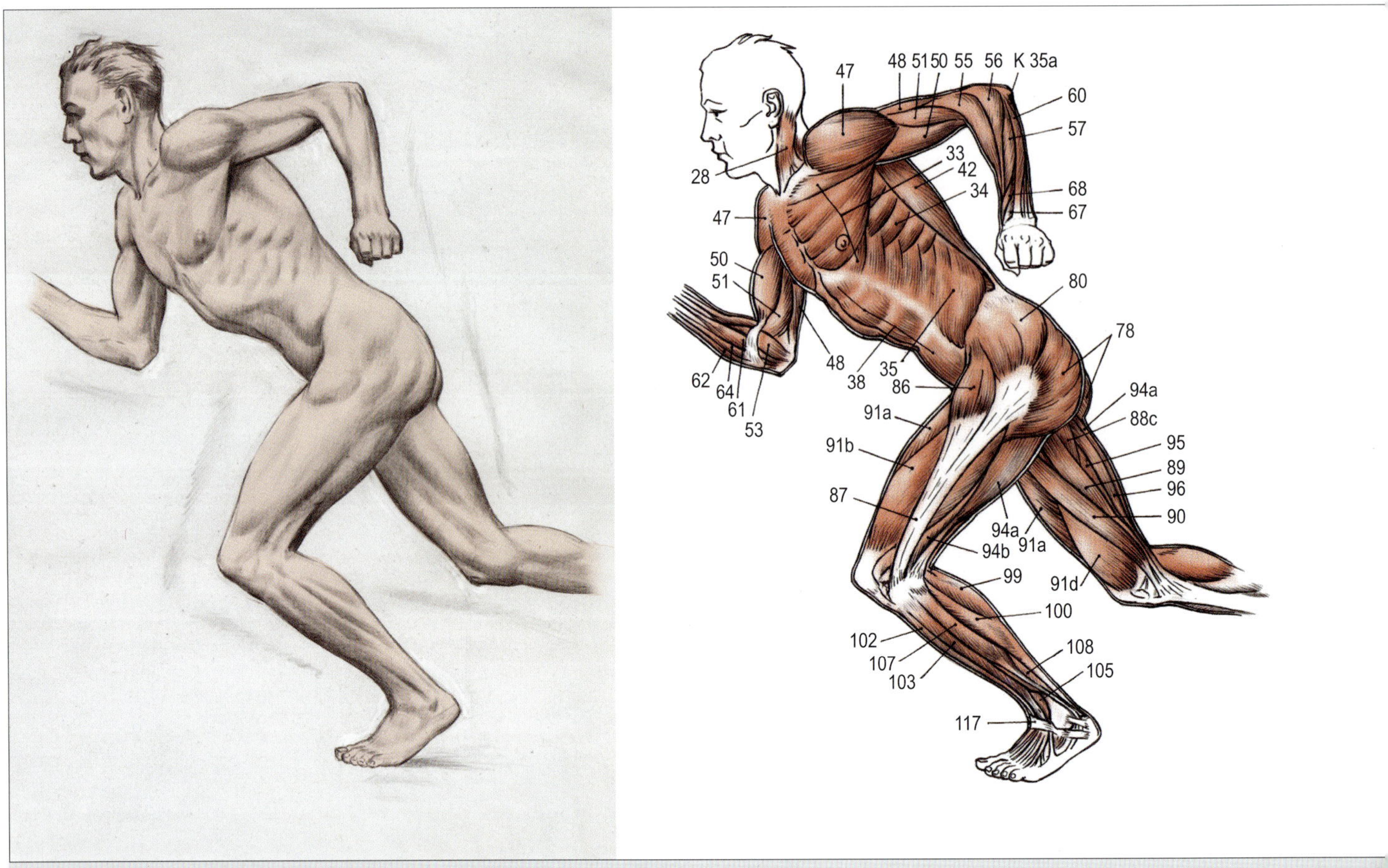

그림. 30 중거리 달리기 선수의 전신에 걸친 신전 슬링을 볼 수 있다.

여러 스포츠 분야에서 높은 성과를 내기 위한 중요한 전제 조건이 바로 인체측정학적 특성이다. 이는 다양한 종류의 장거리 달리기(**표 1–3**)에도 적용된다.

표 1. 올림픽 중거리 달리기 선수의 평균 신장(단위:m)

	남성		여성	
	전체 평균	상위 평균	전체 평균	상위 평균
400 m	1.79	1.82	1.68	1.68
800 m	1.78	1.79	1.67	1.68
1.500 m	1.77	1.77	1.66	1.68

표 2. 올림픽 중거리 달리기 선수의 평균 체중(단위:kg)

	남성		여성	
	전체 평균	상위 평균	전체 평균	상위 평균
400 m	75.2	73.2	56.2	56.8
800 m	72.2	69.4	57.2	56.6
1.500 m	68.0	68.0	55.2	54.4

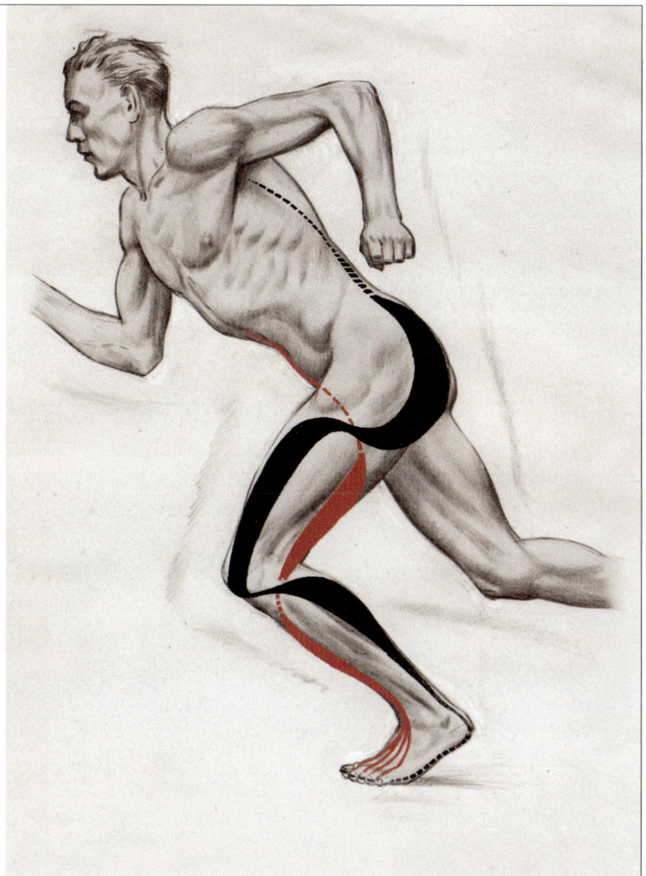

근육 그림. 30

28 흉쇄유돌근
33 대흉근
34 전거근
35 외복사근
38 복직근
42 광배근
47 삼각근
48 상완삼두근
48a 상완삼두근 외측두
50 상완이두근
51 상완근
53 원회내근
55 상완요골근
56 장요측수근신근
57 단요측수근신근
60 지신근
61 상완요골근
62 천지굴근
64 장장근
67 단무지신근
68 장무지외전근
78 대둔근
80 소둔근
86 대퇴근막장근
87 장경인대
88c 대내전근
89 박근
90 봉공근
91a 대퇴직근
91b 외측광근
94a 대퇴이두근 장두
94b 대퇴이두근 단두
95 반막양근
96 반건양근
99 비복근
100 가자미근
102 전경골근
103 장지신근
105 제3비골근
107 장비골근
108 단비골근
110 장지굴근
117 하신근지대

K35a 주두돌기

표 3. 올림픽 중거리 달리기 선수의 성별에 따른 인체계측학 및 근세포 차이

	여성	남성
나이(년)	20	20
키(m)	1.69	1.80
체중(kg)	57.0	67.0
최대산소섭취량(ml/kg x min)	69.0	72.0
근섬유 타입(%) 지근 속근	 68 32	 73 27
근섬유면적(μm^2)	5440	7040

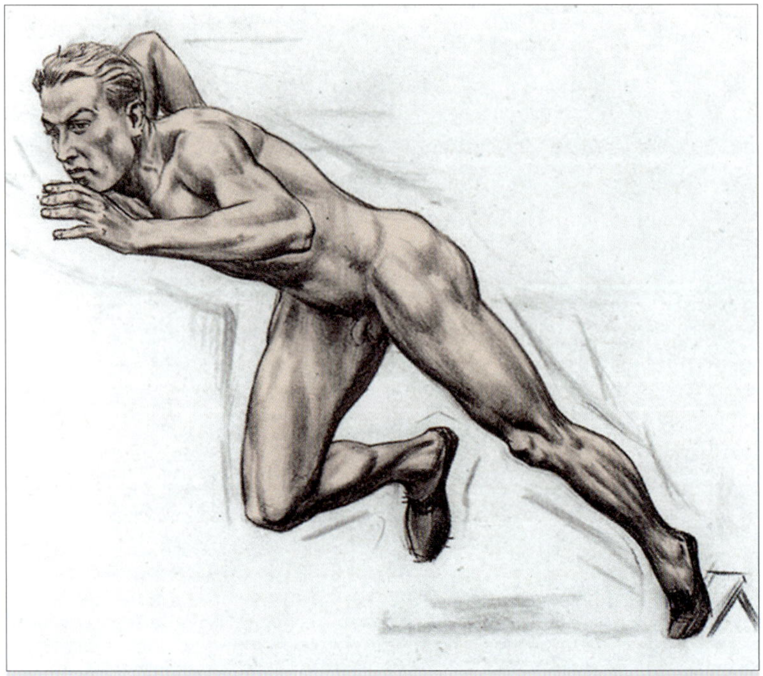

그림. 31 단거리 스프린터의 전신에 걸친 신전 슬링을 볼 수 있다.

단거리 육상 선수(스타트)

100미터 달리기 선수의 스타트에서는 흥미로운 움직임이 순차적으로 일어난다(**그림 31**). 선수는 체간을 앞으로 기울여서 신체의 무게 중심을 흉곽 쪽으로 당겨온다. 동시에 고관절, 무릎 관절, 발목 관절은 굴곡된다. 스타트에서의 무릎 관절 각도는 앞다리의 경우 70−100°, 뒷다리는 100−120°이다.

그림 32에서 볼 수 있듯이 수영 선수의 스타트 점프에서 무릎 각도는 150−170°가량 된다. 이런 식으로 무릎을 구부린 상태에서 시작하면 신전시키는 근육군이 **강하게 신장된 상태**를 유지할 수 있으며 힘을 쓰기에 가장 적합한 각도가 만들어지며 **강하고 빠른 수축**을 할 수 있는 조건을 갖추게 된다.

출발 신호가 뜨자 마자 앞쪽에 놓인 다리가 신전됨과 동시에 뒤에 놓인 다리는 지면을 강하게 누른 뒤 곧바로 가슴을 향해 빠른 속도로 당겨진다. 앞에 놓인 다리의 폭발적인 신전에 의해 가속이 붙는다(**그림 31**). 신전 슬링의 고관절, 무릎 관절, 발목 관절의 신전근을 동시 다발적으로 이용해 이용해 스타팅 블록을 미는 순간 발휘할 수 있는 힘은 1100−1250N에 달하며 이 힘을 토대로 몇 발짝 이후 최고 속도의 92−95%에 달하는 속도를 낼 수 있다.

세계 최고의 스프린터는 100미터를 9.58초에 주파할 수 있다. 이와 같은 결과를 내기 위해서는 뛰어난 가속 능력을 가지고 있으면서 그 가속능력을 오래 지속시킬 수 있어야 하며 최고 속력을 내고 있으면서도 경직되지 않고 유연할 수 있어야 하며 크라우치 스타트와 결승선에 도달하기 위한 스프린팅 테크닉을 잘 연마해야 한다.

최고 속도를 달성할 수 있게 해 주는 가속 능력 및 번개와 같은 속도를 낼 수 있게 해 주는 기능은 매우 중요하다. 따라서 스프린트 파워를 지속시킬 수 있는 능력, 최대 파워를 낼 수 있는 능력, 최대 스피드를 잘 개발할

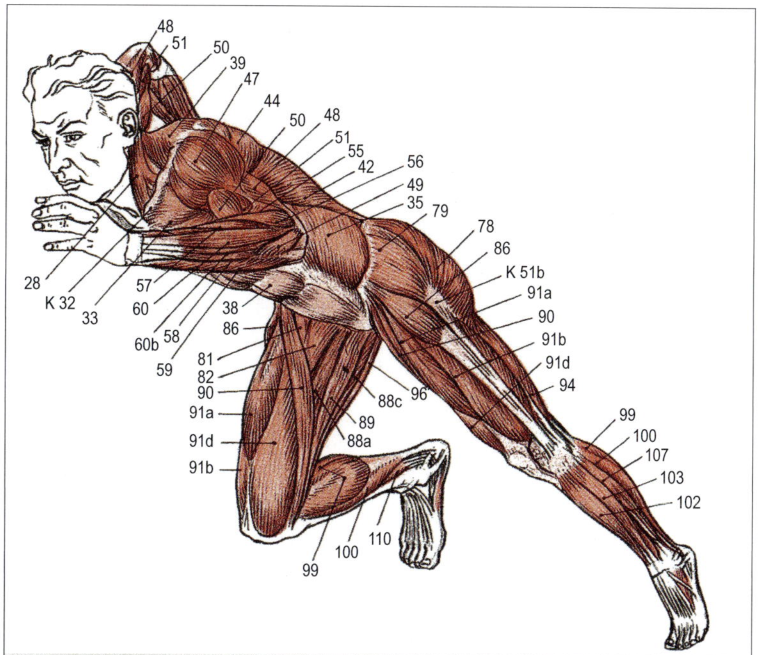

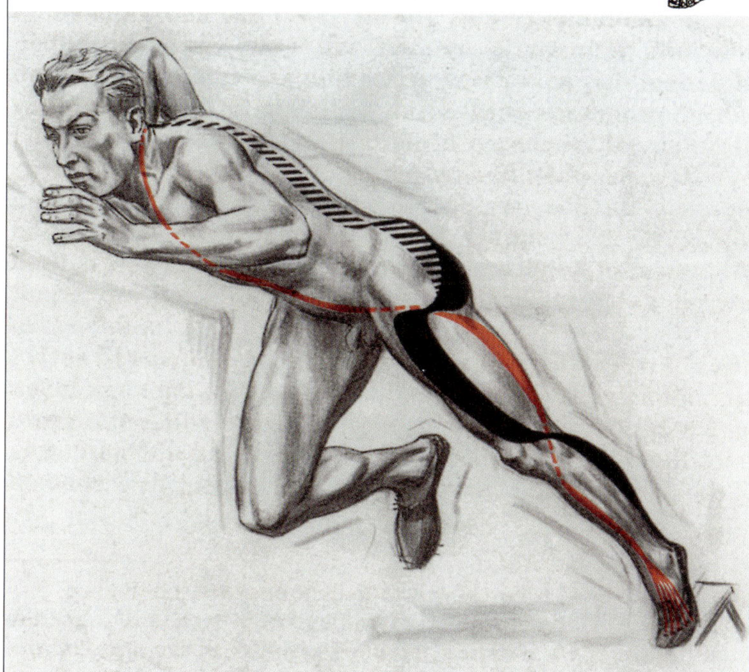

근육 그림. 31

28 흉쇄유돌근
33 대흉근
35 외복사근
38 복직근
39 승모근
42 광배근
44 대원근
47 삼각근
48 상완삼두근
49 주근
50 상완이두근
51 상완근
55 상완요골근
56 장요측수근신근
57 단요측수근신근
58 척측수근신근
59 척측수근굴근
60 지신근
60b 소지신근
78 대둔근
79 중둔근
81 장요근
82 치골근
86 대퇴근막장근
88a 장내전근
88c 대내전근
89 박근
90 봉공근
91a 대퇴직근
91b 외측광근
91d 중간광근
94 대퇴이두근
96 반건양근
99 비복근
100 가자미근
102 전경골근
103 장지신근
107 장비골근
110 장지굴근

K32 쇄골
K51b 대전자

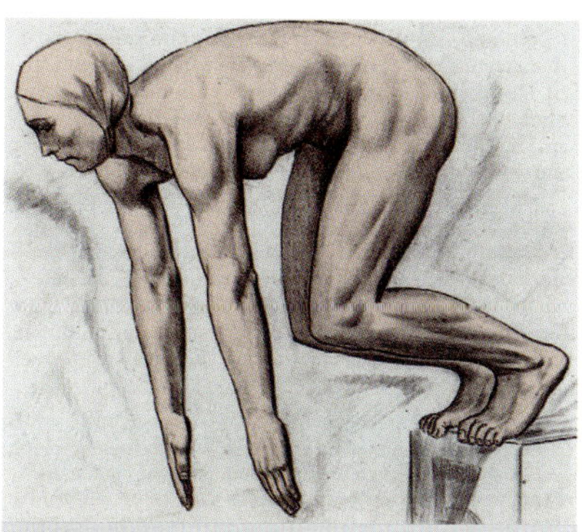

그림. 32 수영 선수의 점프 동작.

수 있게 트레이닝 자원을 배치할 필요가 있다. 이는 특히 몸통과 팔의 근력을 강화하는 훈련과 점프 및 스트레칭에 전방위적인 근육 훈련의 기초로서 적용된다. 개별적인 근력 운동 기간은 동일한 퍼포먼스 수준을 유지하는 수준에서 새로운 트레이닝을 도입하는 식으로 기존의 훈련과 새로운 훈련이 겹칠 수 있게 한다. 최대 근력은 근육의 단면적 크기, 속근육의 비율 및 다양한 근섬유들이 자발적인 수축을 잘 협응해서 빠르게 하느냐 등에 달렸다. 스프린트 수행능력을 결정짓는 이런 요소들은 **그림 31**에서 보여주는 스프린터의 스타트 장면에서 찾아볼 수 있다. 하지의 신전을 담당하는 하체의 근육들이 잘 발달돼서 수축 시 두툼해지는 모습을 볼 수 있다.

다음 구조물에 특히 주목할 필요가 있다.

- 비복근,
- 비복근 아래에 위치한 가자미근,
- 비복근과 가자미근은 아킬레스 건을 통해 연결된다. 이 아킬레스 건은 지방이 거의 없는 발목 부위에 위치하기에 쉽게 찾을 수 있다.
- 강력한 대퇴사두근,
- 두드러진 대둔근의 외측 면,
- 장경인대와 연결된 대퇴근막장근,
- 척추기립근.

그림 31의 모습을 보면 **팔의 움직임이 다리와 교차해서 일어난다**는 것을 명백히 알 수 있다. 크라우치 스타트 포지션에서 출발하는 장면에서 단거리 선수의 오른팔이 앞이 아닌 뒤로 당겨지는 모습을 볼 수 있는데 이와 같은 팔의 움직임이 낮은 크라우치 스타트 포지션에서 선수의 몸을 위로 당겨준다. 마치 공기 저항을 밀어내는 듯한 모습으로 양팔의 움직임을 만들고 있다는 느낌을 받는다.

달리기에서 팔이 몸을 앞으로 나아가게 해주는 기능은 장거리 달리기로 갈수록 팔이 몸을 앞으로 나아가게 해주는 기능은 점점 감소한다. 하지만 그렇다 해도 중 장거리 달리기에서 팔의 움직임을 통해 몸통을 안정시키고 균형을 잡아야 하기 때문에 팔의 움직임은 중요성의 비중이 줄어들 뿐 여전히 필요하다. **그림 33**에서 볼 수 있는 신전 슬링과 브레이크 슬링의 주행 방향은 중거리 달리기 장거리 달리기 할 것 없이 비슷하지만 약간의 차이가 존재한다. 상체가 앞으로 기울면 상체를 세우고 인체 무게 중심을 골반 쪽으로 되돌리기 위해 척추 신전근들이 작용하게 된다.

근육 그림. 33

28 흉쇄유돌근
33 대흉근
34 전거근
35 외복사근
38 복직근
39 승모근
40 극하근
41 대능형근
42 광배근
44 대원근
45 소원근
47 삼각근
48 상완삼두근
48a 상완삼두근 외측두
49 주근
50 상완이두근
51 상완근
53 원회내근
55 상완요골근
56 장요측수근신근
57 단요측수근신근
58 척측수근신근
59 척측수근굴근
60 지신근
60b 소지신근
61 상완요골근
62 천지굴근
64 장장근
67 단무지신근
68 장무지외전근
78 대둔근
79 중둔근
80 소둔근
81 장요근
82 치골근
86 대퇴근막장근
87 장경인대
88a 장내전근
88c 대내전근
89 박근
90 봉공근
91a 대퇴직근
91b 외측광근
91c 내측광근
91d 중간광근
94 대퇴이두근
94a 대퇴이두근 장두
94b 대퇴이두근 단두
95 반막양근
96 반건양근
99 비복근
100 가자미근
101 아킬레스건
102 전경골근
103 장지신근
104 단지신근
105 제3비골근
107 장비골근
108 단비골근
110 장지굴근
116/117 하신근지대

K32 쇄골
K35a 주두돌기
K46 척추기립근
K51b 대전자
K53 원회내근

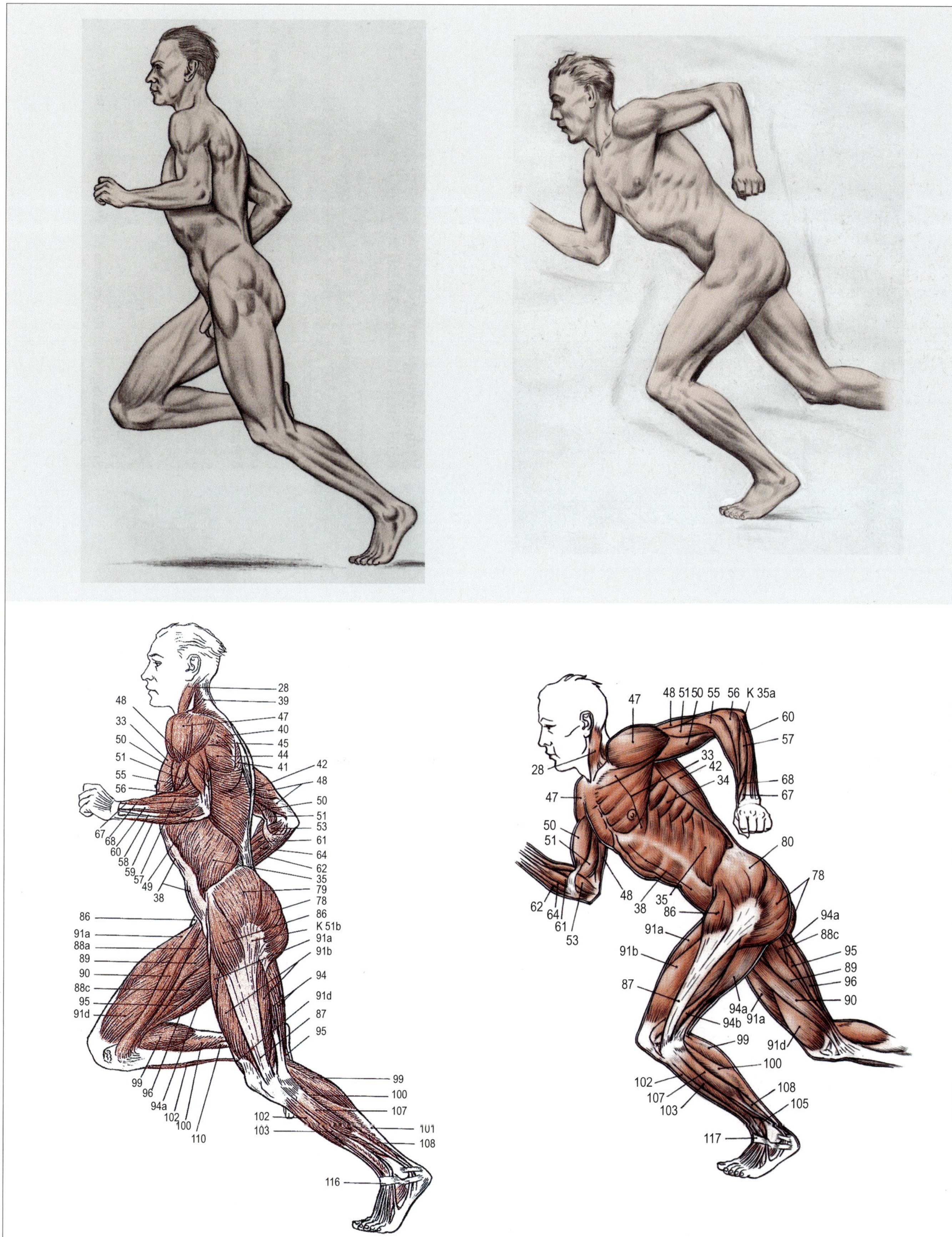

그림. 33 중 · 장거리 달리기 선수의 움직임을 보여주고 있다. 특히, 하지의 강력한 근육들의 수축을 볼 수 있다.

창 던지기

창 던지기 테크닉은 시작 단계, 추진력을 얻는 가속 단계, 던지는 단계 그리고 감속 단계의 4개의 단계로 구성되어 있다. **그림 34**에서는 척추가 과하게 젖혀지면서 몸 전체가 아치를 형성하면서 슬링샷을 막 하려는 순간의 모습을 담고 있다. **몸 전체가 아치처럼** 휘어졌을 때의 에너지가 팔로 전달되면서 마치 채찍을 휘두르듯이 팔이 앞과 위로 튀어나가게 된다. 이는 압축된 스프링의 탄력이 방출되는 순간 또는 활시위를 당겼다가 놨을 때 활이 날아가는 순간에 비유할 수 있다.

그림 34를 보면, 거의 최대로 신전된 왼쪽 발목은 창을 던지기 전에 자리를 잡게 된다. 동시에 오른쪽 다리의 고관절이 몸을 앞으로 밀어내서 창을 던지는 팔 및 손으로 잡고 있는 창(남자 경기의 경우 800 그램, 여자 경기의 경우 600 그램)을 당기는 힘이 크게 증가한다. 신전 슬링의 중심부인 **몸통**은 **시작 단계에서 창을 던지는 상지의 근육보다 적절한 타이밍에 선행 수축하며, 아치로 인해 발생하는 모든 에너지를 선수가 손에 쥐고 있는 창으로 전달한다.**

경력이 많지 않은 선수들의 경우 창을 던지는 그 순간만이 중요하다 생각하는 경향이 있다. **선수들이 창을 원하는 대로 던지기 위해서 세 가지 조건**이 존재한다.

- 부드럽고 빠른 가속,
- 창을 고관절보다 뒤쪽에 고정한 상태에서 전신의 아치 형성,
- 신전 타이밍에 들어올리기.

이처럼 창이 앞으로 잘 날아가게 하고 창을 던지는 순간, 파워가 잘 전달되기 위해 체간의 **강력한 힘**, 견관절 복합체의 **큰 운동성**을 필요로 한다. 이는 **그림 34**에 잘 나타나 있다.

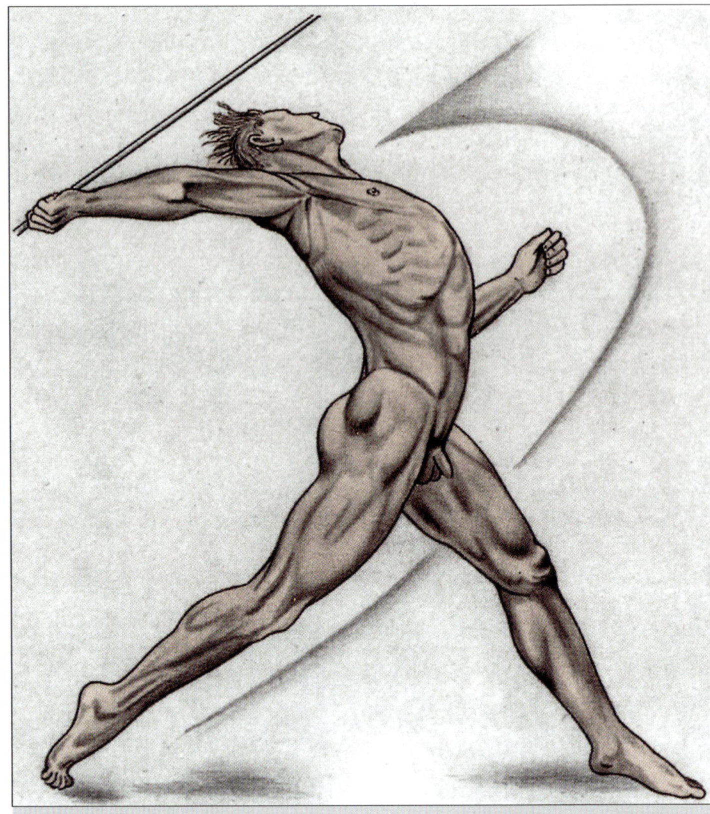

그림. 34 창 던지기 선수의 전신에 걸친 신전 슬링을 볼 수 있다.

이 시점에서 근육이 얼마나 다양하게 서로 영향을 끼칠 수 있는지 알아보고자 일반적인 신전 슬링에서 잠시 벗어나보도록 하겠다. 대둔근의 근섬유를 보면 흉요근막을 통해 위로 연결되는데 같은 편만이 아닌 반대 편으로도 연결된다는 것을 볼 수 있다. 흉요근막을 통해 건너편으로 넘어가 반대 편 광배근으로 연결된다. 아래로는 장경인대를 통해 무릎 관절까지 영향을 줄 수 있고 흉요근막으로 이어지는 광배근을 통해 반대편 어깨까지 영향력을 행사할 수 있다. 이렇게 신체의 무게 중심 뒤로 교차해서 연결되는 대둔근 흉요근막 광배근의 벨트가 **균형을 잡아주면서** 골반, 요추 나아가 전신에 영향을 미친다.

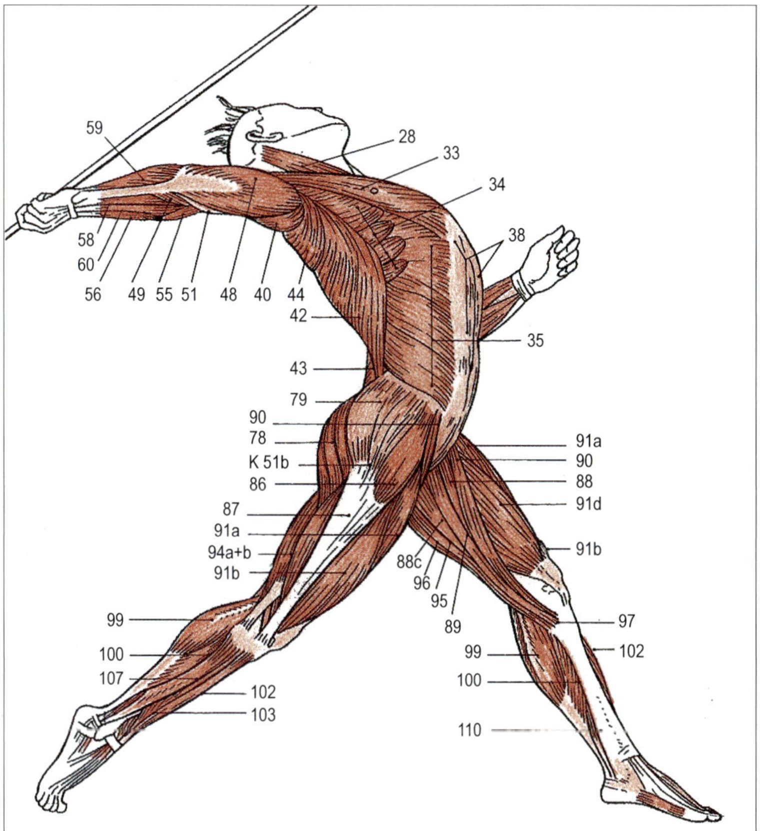

근육 그림. 34

28 흉쇄유돌근
33 대흉근
34 전거근
35 외복사근
38 복직근
40 극하근
42 광배근
43 흉요근막
44 대원근
48 상완삼두근
49 주근
51 상완근
55 상완요골근
56 장요측수근신근
58 척측수근신근
59 척측수근굴근
60 지신근
78 대둔근
79 중둔근
86 대퇴근막장근
87 장경인대
88c 대내전근
89 박근
90 봉공근
91a 대퇴직근
91b 외측광근
91d 중간광근
94a 대퇴이두근 장두
94b 대퇴이두근 단두
95 반막양근
96 반건양근
97 거위발
99 비복근
100 가자미근
102 전경골근
103 장지신근
107 장비골근
110 장지굴근

K51b 대전자

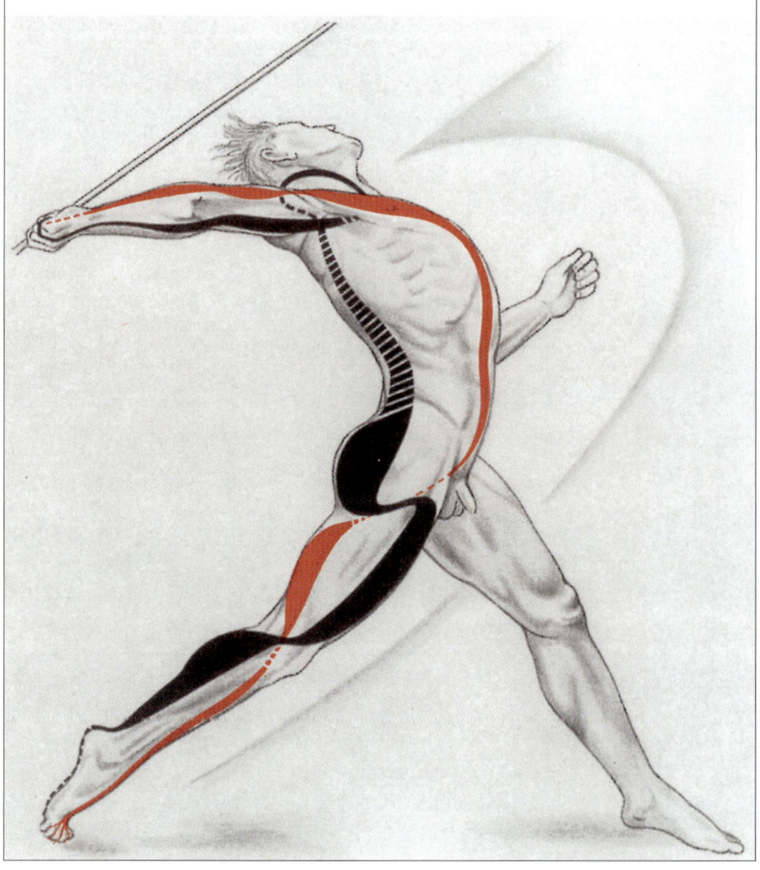

"상지에서 무릎까지 연결되는 근육 건막으로 이어지는 이 라인은, 어린 아이들이 그네를 탈 때 탄력을 얻으려고 사용하기도 한다. 그네를 잡아주는 밧줄을 손으로 꽉 잡고, 그네에 앉아 있는 다리를 향해 몸통을 구부린다. 그렇게 되면 엉덩이는 뒤로 밀리면서 이동하게 되며, 광배근에서 대둔근으로 연결되는 벨트가 신장된 상태에서 수축하게 되고, 이 벨트 라인이 뒤로 감싸고 있는 몸통과 골반은 앞으로 밀려나게 된다. 이런 전략은 체조나 평행봉에서 각종 움직임을 보여주는 체조 선수들이 사용하기도 한다. 전신이 앞·뒤로 그네처럼 흔들릴 때 역시 몸통이 구부러져서, 대둔근이 더 많이 신장된 상태에서는 골반을 앞으로 밀어내려는 힘이 더 커진다."
(Hoepke, 1979)

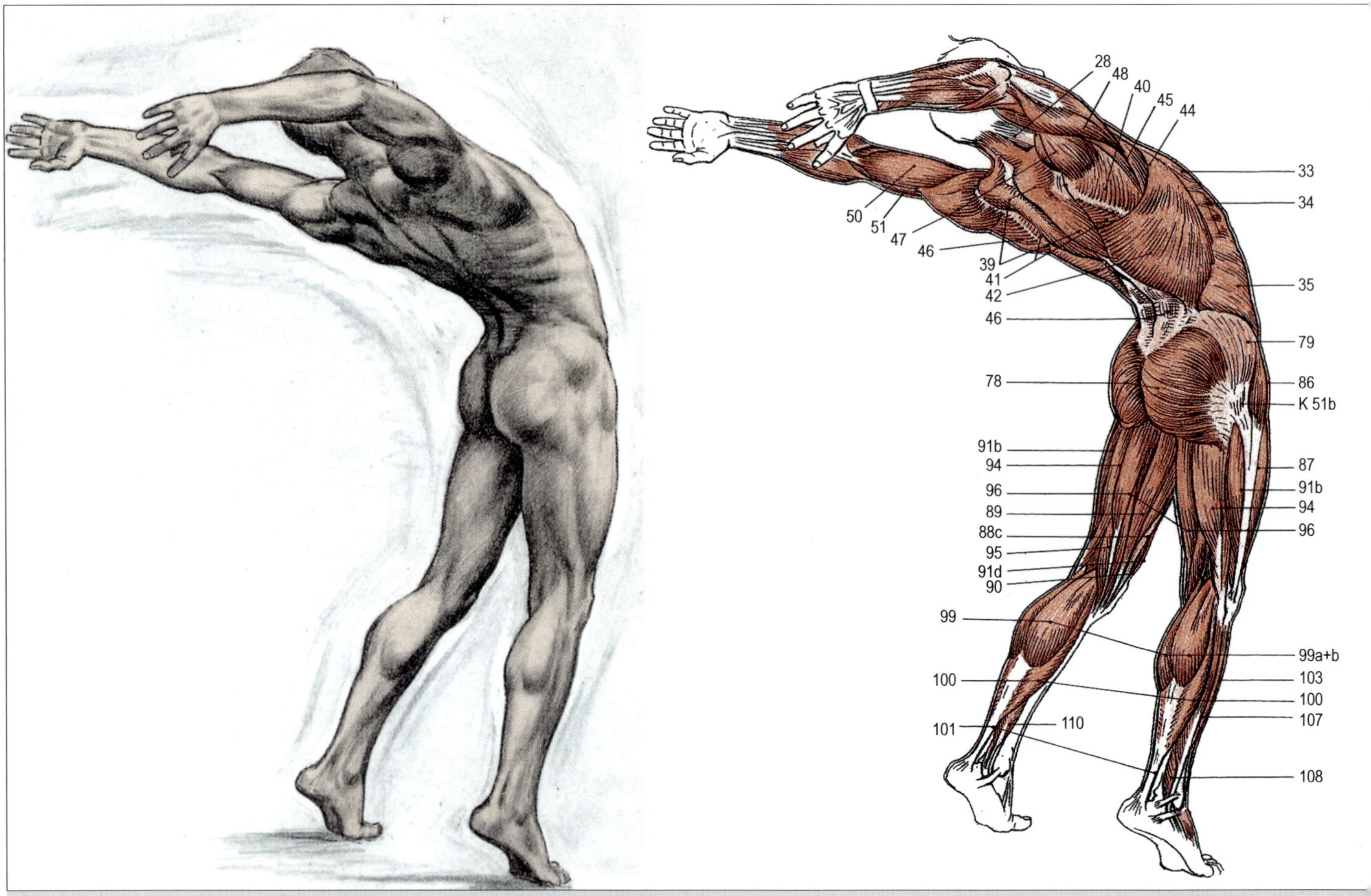

그림. 35 메디신볼을 던질 때, 전신이 과신전하는 것을 볼 수 있다.

메디신볼(Medicine-ball) 던지기

그림 35를 보면 메디신볼을 던질 때 전신이 파워풀하게 과신전된 모습을 볼 수 있다. 몸이 뒤로 휩쓸리면서 5kg에 달하는 공을 던진다. 이 움직임이 **전신의 근육을 얼마나 많이 동원하는지**는 **표** 4와 5를 보면 알 수 있다. 뿐만 아니라 적절한 무게의 공을 선택해서 몸통과 골반의 재활 운동으로도 활용 가능하다.

팔 근육의 힘만으로는 메디신볼을 제대로 던지기에 파워가 부족하다는 것을 쉽게 알 수 있다. 이런 이유로 팔 근육만이 아닌 몸통 근육들과 광배근에서 대둔근으로 연결되는 근육군들이 가세해야 제대로 된 던지기를 할 수 있다.

메디신 볼 던지기 움직임의 순서를 보면 인체의 중심부인 몸통을 안정시키는 근육들이 이 역동적인 움직임의 시작 점으로서 중요하다. 이런 점은 메디신 볼 던지기만이 아니라 체조의 철봉, 평행봉, 링에서의 움직임에서도 마찬가지라 할 수 있다(**그림 81**). **몸통 중심부의 근육**은 전신의 근육이 잘 수축할 수 있게 선행해서 준비하고 움직임의 가속을 만들 뿐만 아니라 전신의 근육 슬링 내부에서 힘이 잘 전달될 수 있게 만들어 줄 수 있다.

부적절한 변형과 특히 움직임이 부족한 생활습관은 기능 장애와 불안정성을 만들고(결과와 장기 입원) 낙상 위험을 높임으로써 트렁크와 척추의 효율을 크게 손상시킨다. 사전 예방, 재활 및 기능 해부학적 관점에

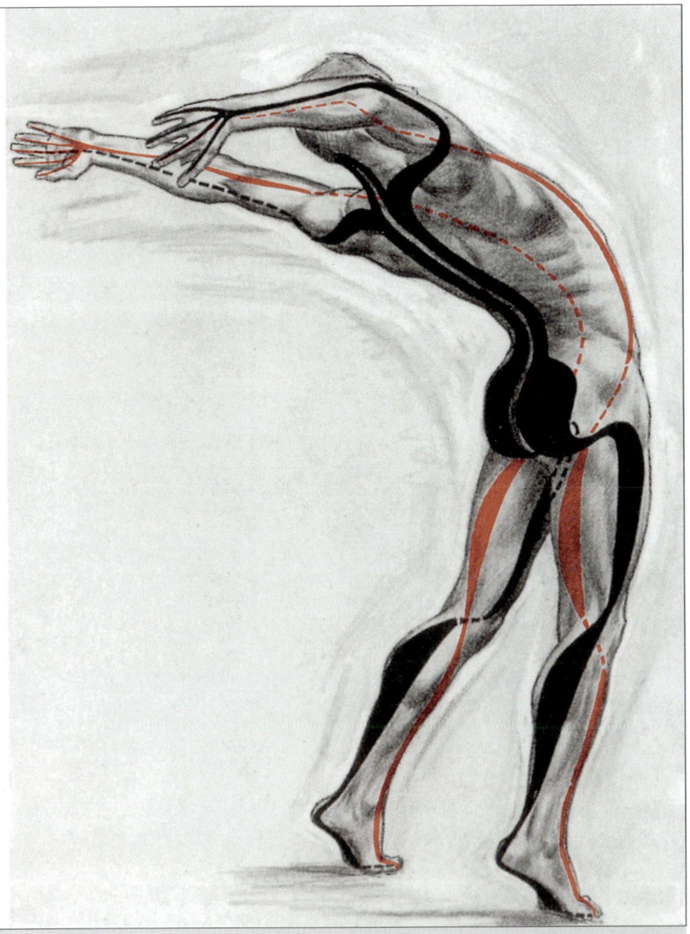

근육 그림. 35

28 흉쇄유돌근
33 대흉근
34 전거근
35 외복사근
39 승모근
40 극하근
41 대능형근
42 광배근
44 대원근
45 소원근
46 척추기립근
47 삼각근
48 상완삼두근
50 상완이두근
51 상완근
78 대둔근
79 중둔근
86 대퇴근막장근
87 장경인대
88c 대내전근
89 박근
90 봉공근
91b 외측광근
91d 중간광근
94 대퇴이두근
95 반막양근
96 반건양근
99 비복근
99a 비복근 내측두
99b 비복근 외측두
100 가자미근
101 아킬레스건
103 장지신근
107 장비골근
108 단비골근
110 장지굴근

K51b 대전자

표 4. 팔이 70° 굴곡된 상태에서 뒤로 37° 신전시킬 때 신전근들이 낼 수 있는 잠재적 인 힘

	kg/m
후면 삼각근	3.8
견갑하근	0.9
소원근w	0.4
삼두근 장두	6.8
대원근	5.4
광배근 상부	2.4
광배근 하부	1.5
대흉근 하부	0.1
총합	21.3

표 5. 팔이 37° 신전된 상태에서 앞으로 70° 굴곡시킬 때 굴곡근들이 낼 수 있는 잠재적인 힘

	kg/m
전면 삼각근	3.2
중간 삼각근	8.9
극상근	2.8
극하근	1.3
견갑하근	0.9
대흉근 상부	1.9
대흉근 하부	2.8
오훼완근	2.5
이두근 단두	1.7
이두근 장두	2.1
총합	28.1

서 **그림 35**에 표시된 근육의 전신에 대한 규칙적이고 연령 적응적이며 전력 지향적인 훈련은 중심 축 골격의 동적 안정화에 매우 중요하다.

부적절한 변형과 특히 움직임이 부족한 생활습관은 기능 장애와 불안정성을 만들고 낙상 위험을 높임으로써(낙상의 결과 장기 입원을 할 수 있다), 몸통와 척추의 효율을 크게 저하시킨다. 따라서 사전 예방 및 재활의 관점에서 봤을 때 **그림 35**에 나타나는 해부학적인 근육 슬링에 대한 파워 훈련에서 가장 강조해야 할 요소는 척추 중심의 동적 안정화라 할 수 있다.

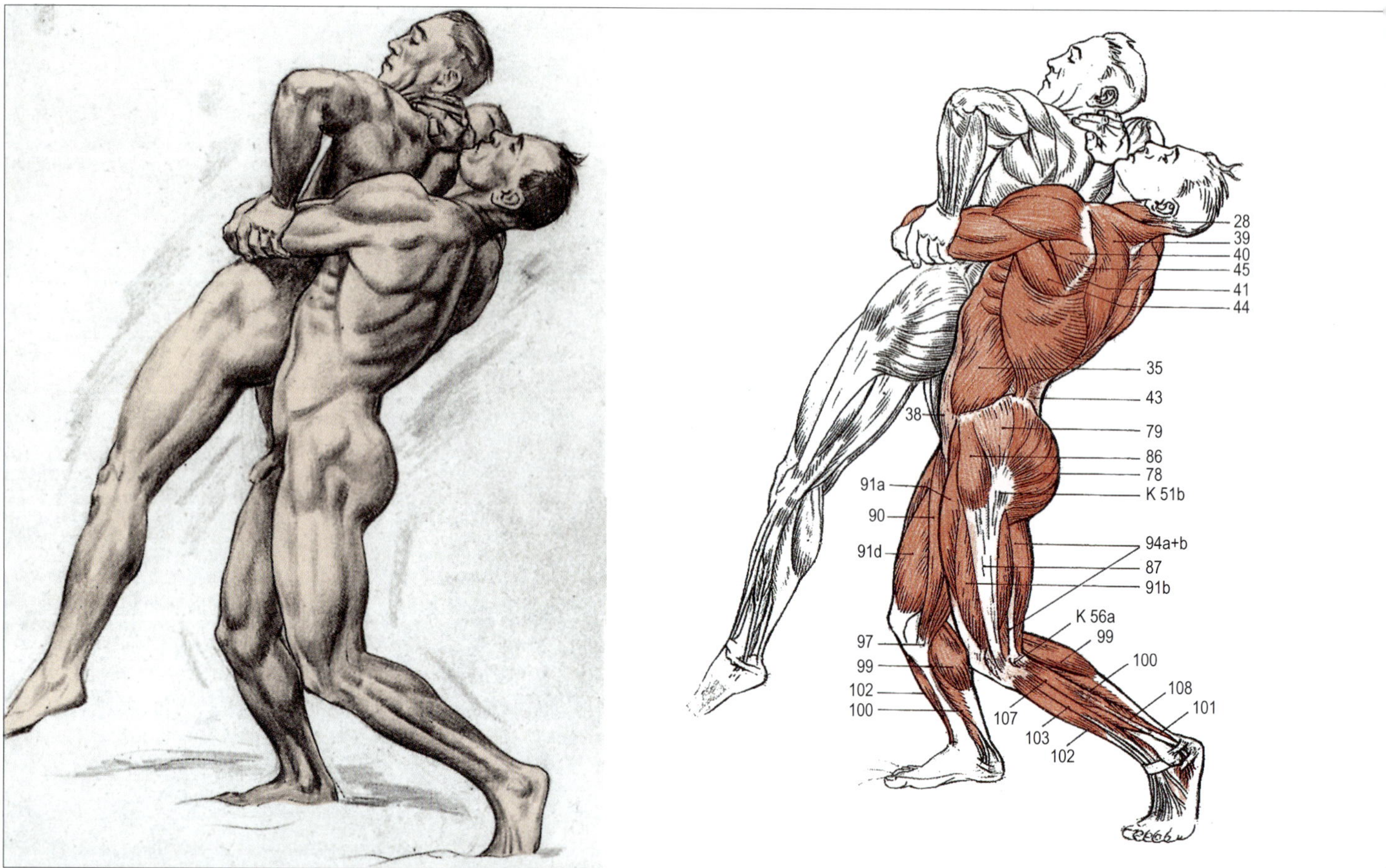

그림. 36 상대 레슬러를 들어 올리는 레슬러의 전신에 걸친 실전 슬링을 볼 수 있다.

레슬러(스탠딩 싸움)

그림 36에서는 그레코 로만 레슬러의 안아던지기 기술을 보여주는 장면을 보여주고 있다. 안아던지기는 네 단계로 나뉘며 각각의 단계에서 힘을 쓰는 방식이 다르게 적용된다.

- 상대방에게 다가가 상대방을 잡는다.
- 무릎을 피면서 상대를 땅에서 뽑아 올릴 때 갑작스럽게 무게 중심이 이동한다.
- 몸통이 뒤로 신전되면서 전상방으로 상대방을 배로 강하고 빠르게 밀어낸다.
- 상대방을 잡은 상태로 몸통을 돌리면서 뒤로 수플렉스를 한다.

이 그레코로만 레슬링은 키가 큰 레슬러들이 더 선호하는 경향이 있으며 상대편의 허리 위만 잡고 공략할 수 있다. **자유형 레슬링**의 경우, 좀더 키가 작은 레슬러들이 더 선호하는 경향이 있는데 상대방의 머리부터 발끝까지 모두 공략할 수 있다.

레슬링에는 구체적인 신체조건이 필요한데, 레슬링의 몸무게 종류에 따라 키는 155~190cm 사이여야 하며 평균 몸무게는 71.5kg 정도여야 한다. 레슬러는 일반적으로 근육이 잘 발달한 중배엽 체형이 많다. 상대방을 던지고 잡아 당기는 다양한 레슬링 기술을 배울 때 특정 체형이 이에 더 유리할 수도 있고 오히려 불리할 수도 있다.

이러한 움직임의 기초가 되는 근육 확장자 슬링은

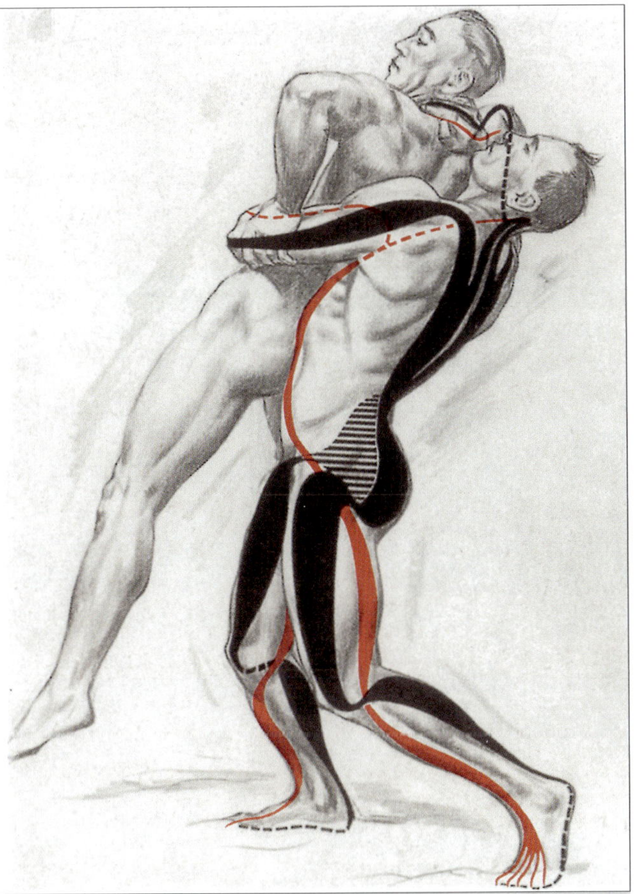

근육 그림. 36

28 흉쇄유돌근
35 외복사근
38 복직근
39 승모근
40 극하근
41 대능형근
43 흉요근막
44 대원근
45 소원근
78 대둔근
79 중둔근
86 대퇴근막장근
87 장경인대
90 봉공근
91a 대퇴직근
91b 외측광근
91d 중간광근
94a 대퇴이두근 장두
94b 대퇴이두근 단두
97 거위발
99 비복근
100 가자미근
101 아킬레스건
102 전경골근
103 장지신근
107 장비골근
108 단비골근

K51b 대전자
K56a 비골두

그레코 로만 레슬링에서 상대를 들어올리고 있는 레슬러의 신체 양쪽에 나타난다. 몸통, 팔, 다리의 거대한 힘이 돋보인다. 이 근육 신전 슬링은 상대방에 체중과 상대방의 방어 기술을 이겨내야 한다. 따라서 레슬러들은 **폭발적이고 빠른 힘을 낼 수 있는 속근 섬유**가 잘 발달해야 한다. 전술과 테크닉도 중요하지만, 이런 파워가 있어야 뛰어난 레슬러가 될 수 있다.

! 폭발적인 힘이라 하면, 레슬링의 대치 상황에서 최대한 짧은 시간 내에 최대한 많은 힘을 낼 수 있는 능력을 의미한다.

한편, 신전 슬링은 더 많은 신체 조직을 폭발적인 힘에 내기 위해 발끝까지 내려간다. 또한, 전신에 걸쳐 있는 신전 슬링은 강력한 길항근 사용과 직접 결합된다. **근육 슬링이 양쪽 끝**(매트의 표면과 단단히 고정한 상대)이 고정되면서 기시와 정지가 바뀌고 더 이상 이동 경로에서 브레이크로써 작용하지 않고 빠르고 강력한 방식으로 지지한다(강력하게 복부를 밀어내는 경우). 이 원리는 앞으로 나오는 동작들에서 자주 볼 수 있을 것이며, 이 원리가 성공적인 레슬링 던지기(여러 가변적인 방식의 협응된 동작으로 예측 불허하게 일어나는)의 기초가 된다.

레슬러(그라운드 싸움)

근육 그림. 37

28 흉쇄유돌근
35 외복사근
38 복직근
39 승모근
40 극하근
41 대능형근
42 광배근
43 흉요근막
44 대원근
45 소원근
47 삼각근
78 대둔근
79 중둔근
86 대퇴근막장근
87 장경인대
90 봉공근
91 대퇴사두근
91a 대퇴직근
91b 외측광근
91d 중간광근
94 대퇴이두근
94a 대퇴이두근 장두
94b 대퇴이두근 단두
97 거위발
99 비복근
100 가자미근
101 아킬레스건
102 전경골근
103 장지신근
107 장비골근
108 단비골근

K51b 대전자
K56a 비골두

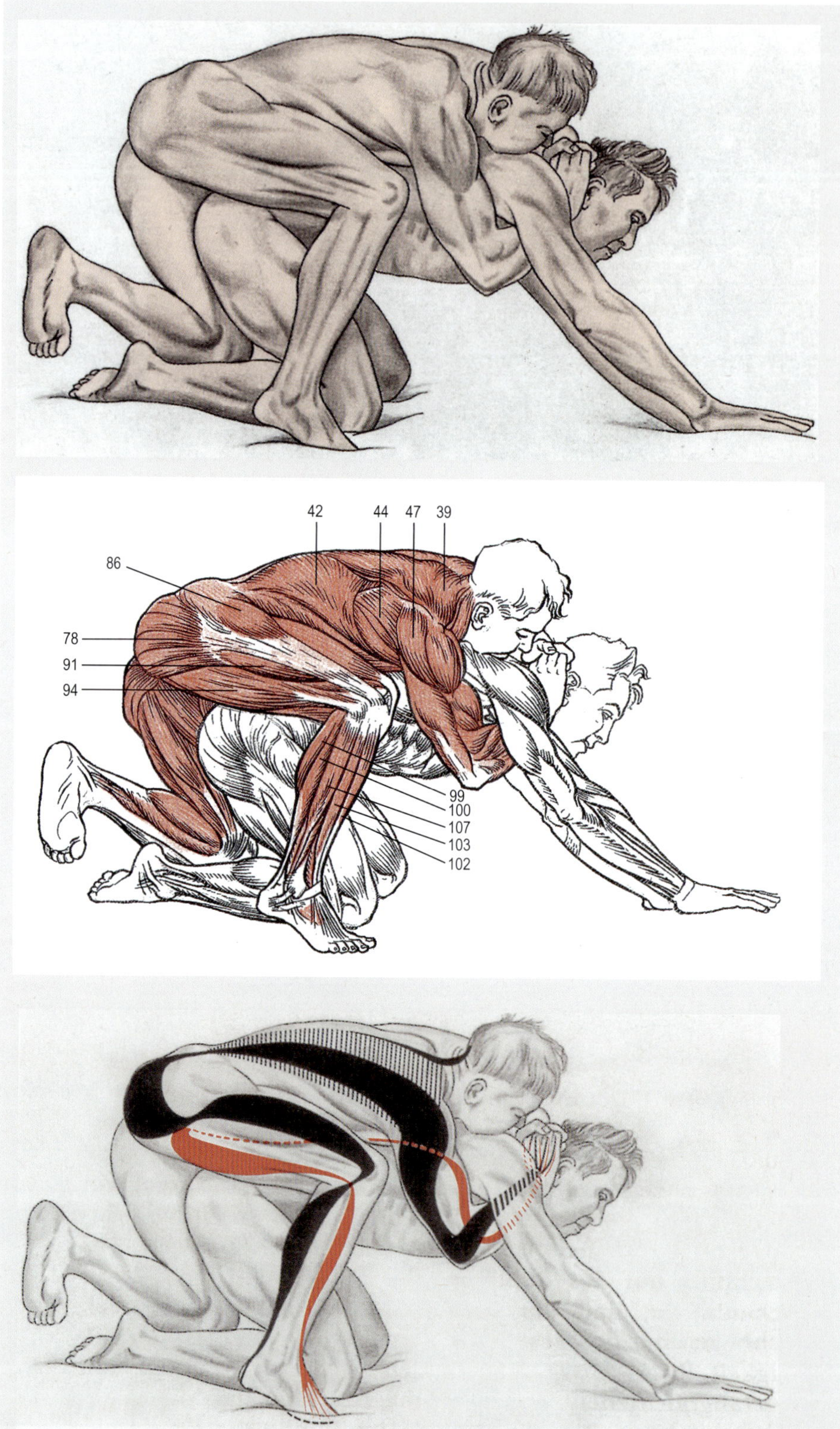

그림. 37 그라운드에서 힘겨루기를 하고 있는 레슬러의 모습을 볼 수 있다. 아래에 위치한 레슬러를 제압하기 위해 경추에서는 과신전 흉추에서는 회전과 신전 요추에서는 굴곡이 되는 등 척추의 다양한 움직임이 나타난다.

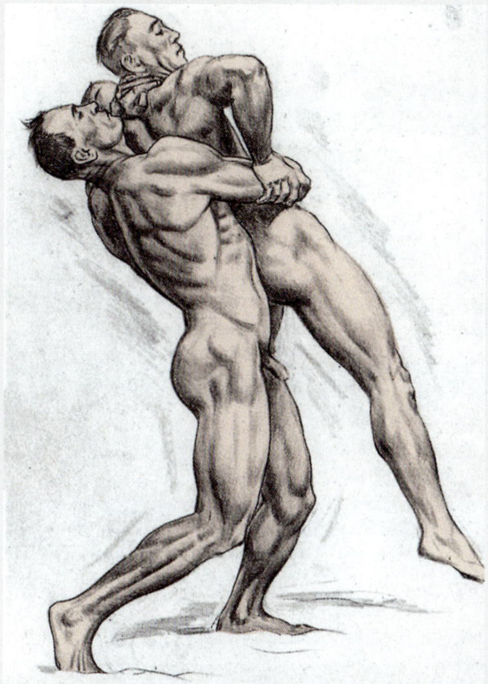

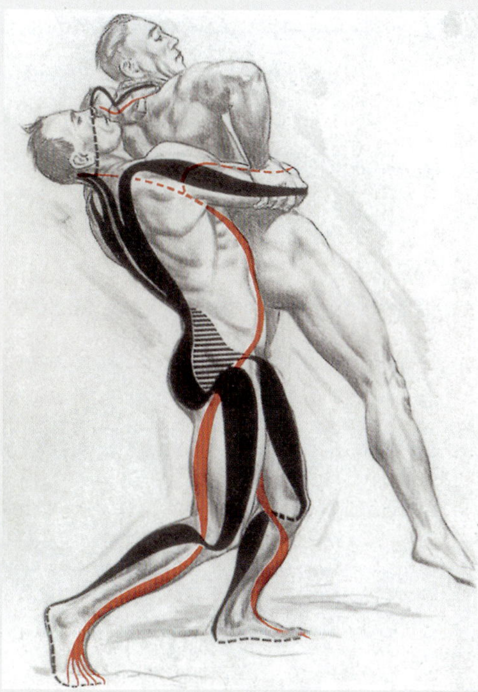

그림. 38 입식과 그라운드에서의 레슬러의 모습이 어떻게 다른지 비교해 보자.

이 원리는 **그림** 37에서 볼 수 있는 레슬링의 그라운드 상황에서도 적용된다. 한 레슬러는 득점을 위해 상대방의 브리지 자세를 무너뜨리려고 노력한다. 그렇게 하기 위해 앞서 설명했던 빠른 파워를 낼 수 있는 근육 슬링을 상대를 힘껏 들어올리고 당길 때 사용한다. 이 능력은 레슬링 선수와 유도 선수가 더 오랜 시간 동안 상대를 잡고 빠르게 던질 수 있게 한다. 특히 레슬링 선수가 "아치형 등" 자세로 눌려 있을 때 목이 과신전되어 있기에 상대는 규칙에 따라, 이 상황에서 평으로 미는 것만 허용된다.

그림 38을 통해 실제 사람의 움직임 속에서 어떤 근육들이 주동근 및 길항근으로 사용되는지 확인해 보면서 지금까지 배웠던 원칙들을 정리해 볼 수 있다.

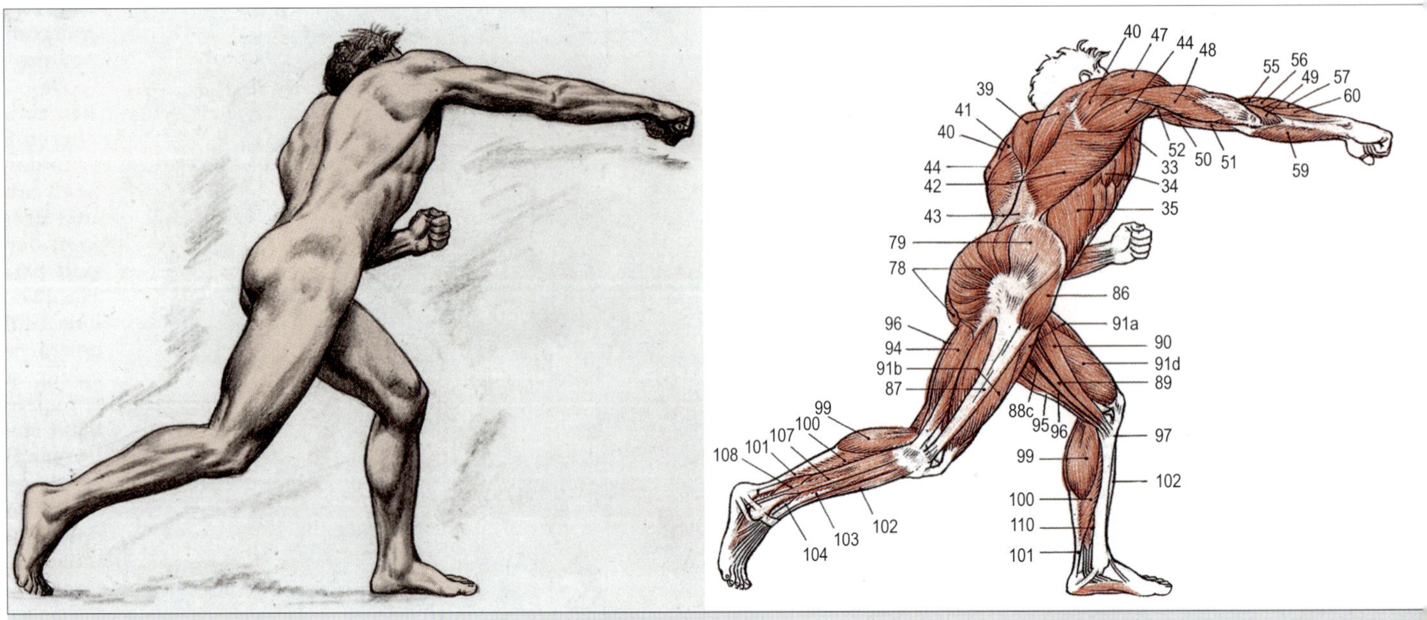

그림. 39 펀치를 날리는 복서의 전신에 걸친 신전 슬링을 볼 수 있다.

복서

뛰어난 복서라면 강한 펀치력과 펀치의 정밀함은 물론이고 반응 속도, 펀치 스피드, 빠른 움직임과 상대방의 공격을 피하면서 반격하기 위해 상대방의 다리, 팔, 몸통의 움직임을 예측할 수 있는 능력 또한 중요하다. **강한 펀치력**의 30 퍼센트는 근육의 파워에서 나오고 나머지 70 퍼센트는 움직임의 스피드에서 나온다. **복싱과 같은 스포츠에서는 스피드와 파워가 잘 통합되어야 강한 펀치를 낼 수 있다. 그림 39**에서 오른손 스트레이트 펀치를 내고 있는 복서를 보면 이 모든 능력을 발휘하고 있다.

움직일 때 전신이 사용된다는 것을 알려주기 위해 복서의 오른손 스트레이트 펀치를 예로 들었다. 복싱의 펀치는 대다수의 비전문가들이 생각하듯이 팔을 접었다가 폈다가 하면서 팔근육만 가지고 수행할 수 있는 것이 아니다. 복서는 전 체중에 가속을 실어서 펀치를 날릴 뿐만 아니라 팔 근육만이 아닌 팔, 몸통, 하체에 있는 강력한 근육들이 펀치에 사용된다. 경량급 경기에서는 복서들이 상대방을 향해 마치 점프하듯이 펀치를 날리는 것을 볼 수 있는데 이런 움직임은 펜싱 종목에서도 종종 볼 수 있다. 따라서 펀치가 빗나갈 경우 복서들은 중심을 잃을 수도 있다.

신전 슬링은 두 갈래로 나뉜다. 한 갈래는 대둔근에서 척추기립근을 타고 위로 올라가 후두골까지 연결되고 실제로 펀치를 내는 신전 슬링은 광배근과 대원근을 통해 오른쪽 상지로 연결돼서 주먹을 꽉 쥐고 있는 손가락으로 연결된다.

근육의 힘과 힘은 또한 육체적 수행에 필수적인 요소이다. 근육의 힘은 매우 빠른 기술 및 전술 활동을 성공적으로 수행하기 위한 중요한 전제 조건이다. 만약 우리가 두 용어를 정의하려고 노력한다면, "힘(strength)"은 근육의 근력을 발휘할 수 있는 능력을 나타내는 반면, **"파워(power)"**는 그 **근력을 폭발적으로 발휘하는** 성격을 의미한다.

근력과 파워는 복싱의 수행능력에 있어 필수적인 요소이다. 근파워는 빠른 빠른 기술 및 전술 활동을 수행하기 위한 전제조건이다. 근력과 파워를 정의하자면, 근력은

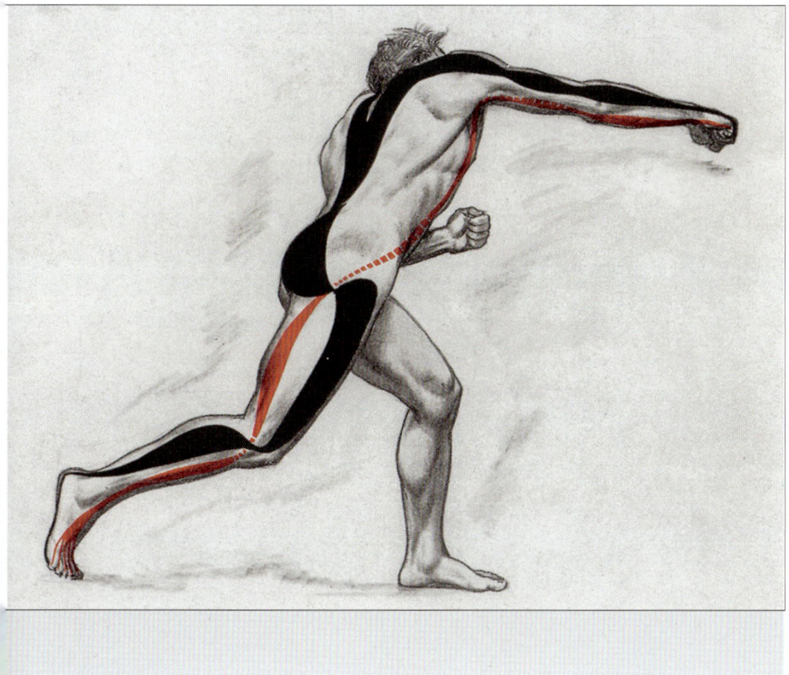

근육 그림. 39

33 대흉근
34 전거근
35 외복사근
39 승모근
40 극하근
41 대능형근
42 광배근
43 흉요근막
44 대원근
47 삼각근
48 상완삼두근
49 주근
50 상완이두근
51 상완근
52 오훼완근
55 상완요골근
56 장요측수근신근
57 단요측수근신근
59 척측수근굴근
60 지신근
78 대둔근
79 중둔근
86 대퇴근막장근
87 장경인대
88c 대내전근
89 박근
90 봉공근
91a 대퇴직근
91b 외측광근
91d 중간광근
94 대퇴이두근
95 반막양근
96 반건양근
97 거위발
99 비복근
100 가자미근
101 아킬레스건
102 전경골근
103 장지신근
104 단지신근
107 장비골근
108 단비골근

근육이 낼 수 있는 힘의 총량인데 반해 그 힘을 짧은 시간 내에 얼마나 폭발적으로 낼 수 있느냐로 파워를 정의할 수 있다.

근 파워를 내기 위해 중요한 요소

- 속근 섬유의 크기 증가(근비대),
- 근수축의 속도,
- 맞춤형 고중량 파워 트레이닝,
- 구조물들 간의 협응, 구조물들의 동원 순서, 움직임에 대한 정확한 인지, 균형, 리듬, 반응.
- 신체적인 조건 및 특성 등을 이야기할 수 있다 (**표 6**).

복서들은 레슬러와는 달리 몸통이 짧고 팔·다리가 긴 특성을 가지고 있다. 해당 종목에 따른 신체적 차이가 나타난다. 레슬러와 복서들은 운동 선수 평균보다 근육이 발달돼 있다.

표 6. 올림픽 레슬러와 복서의 신체 특징 비교

신체 특징	레슬러	복서
신장 (cm)	170.0	169.3
체중 (kg)	71.3	63.1
몸통 길이	52.2	51.3
팔 길이	56.9	57.3
다리길이	77.7	78.1
상대적인 몸통 길이 비율(%)	30.6	30.3
상대적인 팔 길이 비율(%)	33.4	33.8
상대적인 다리 길이 비율	45.7	46.3
체중 대비 신장 비율 cm/g	12.44	12.91

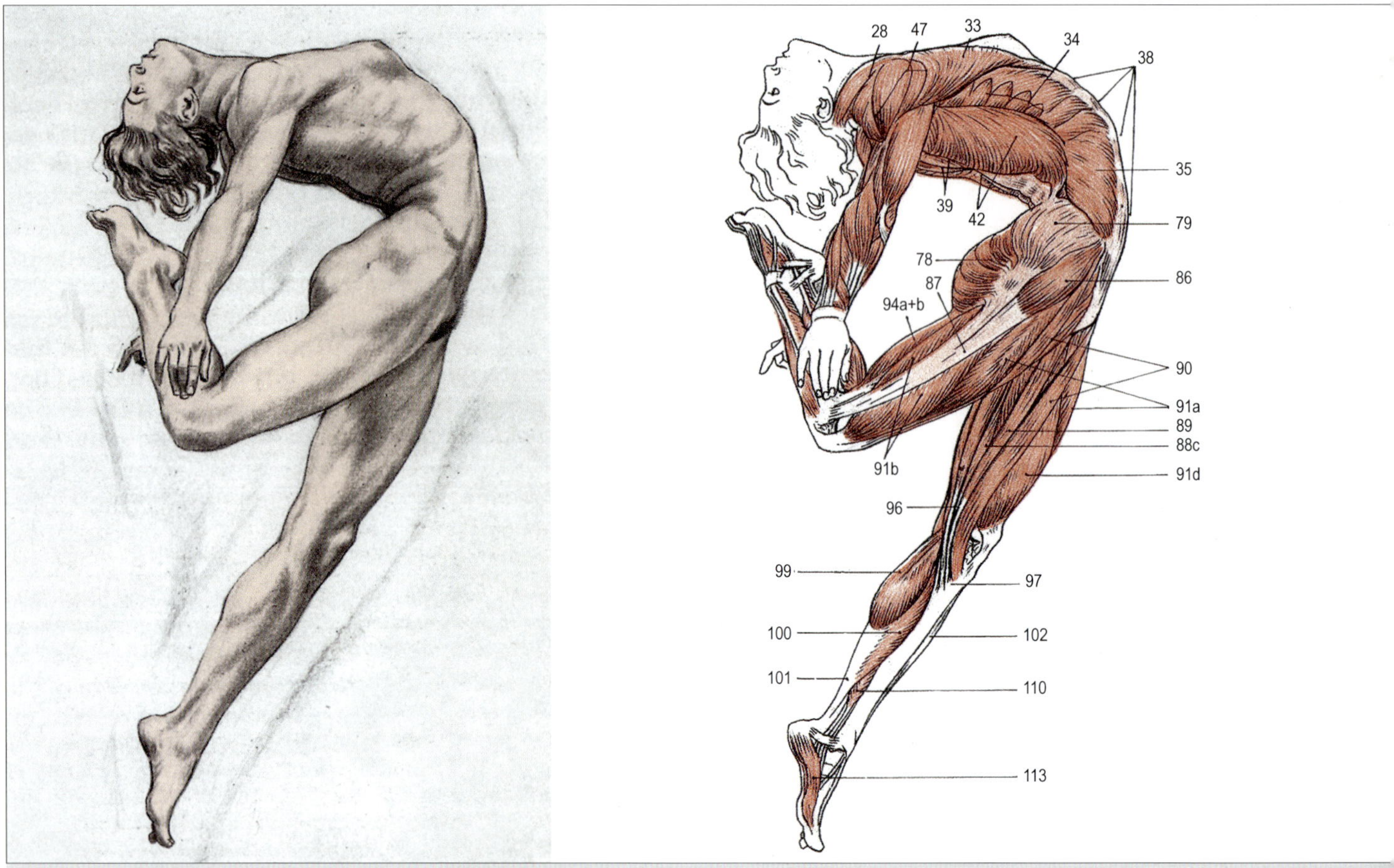

그림. 40 체조 선수의 전신에 걸친 신전 슬링을 볼 수 있다.

체조 선수

그림 40. 체조는 수준이 상향되면서 기술적인 요구도가 높아지고 있다. 스피드, 협응, 평형 감각 및 자세와 움직임을 인지할 수 있는 고유 수용성 감각 등이 뛰어나야 체조에서 나올 수 있는 멋진 동작들을 소화해낼 수 있다. 특히 전신을 빠르게 회전시키는 여러 동작을 잘 수행해내기 위해서는 이와 같은 능력을 필수적으로 갖춰야 한다. 체조 선수의 그림을 보면, 신전 슬링의 수축할 수 있는 힘 뿐만 아니라 길항작용을 하는 슬링이 잘 신장될 수 있어야 이런 종류의 움직임이 정확하고 정교하게 나올 수 있다는 것을 알 수 있다(체조 뿐만이 아니라 다이빙, 피겨 스케이팅이나 댄스와 같이 정교한 테크닉을 요구하는 여러 스포츠에서 중요하다).

체조 선수의 어깨, 고관절, 발목을 보면 운동성을 넘어서 **과운동성**을 볼 수 있고 **요추에서 천골로 넘어가는 부위에서는 척추의 과신전**이 일어난다. 이 체조 선수의 오른쪽 다리를 보면 대퇴 후면부에서 하지를 굴곡시키는 대퇴 이두근, 반건양근, 반막양근이 발목을 저측굴곡시키는 비복근, 가자미근과 하나의 슬링으로 연결되는 것을 볼 수 있다. 무릎 관절을 굴곡시키는 근육들이 어느 정도의 파워를 낼 수 있는지 **표 7**에 잘 정리되어 있다.

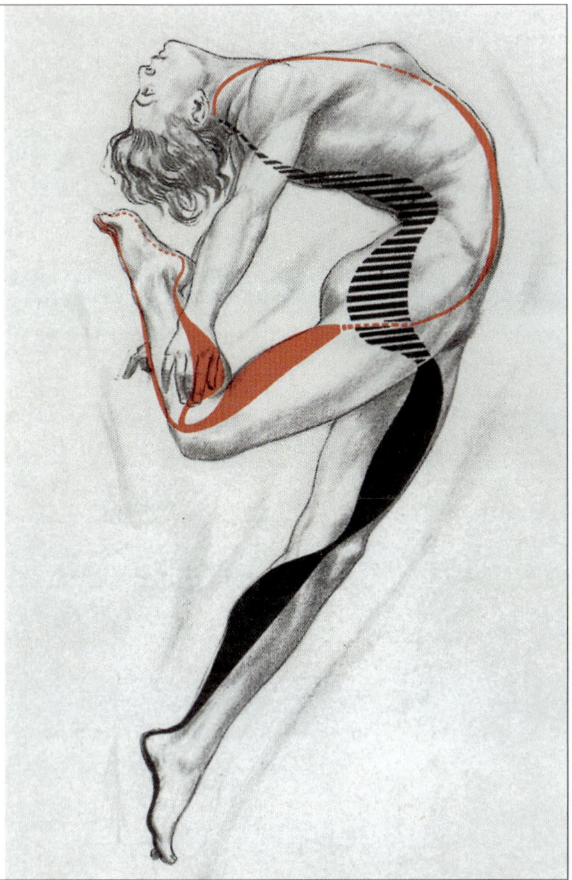

근육 그림. 40

28 흉쇄유돌근
33 대흉근
34 전거근
35 외복사근
38 복직근
39 승모근
42 광배근
47 삼각근
78 대둔근
79 중둔근
86 대퇴근막장근
87 장경인대
88c 대내전근
89 박근
90 봉공근
91a 대퇴직근
91b 외측광근
91d 중간광근
94a 대퇴이두근 장두
94b 대퇴이두근 단두
96 반건양근
97 거위발
99 비복근
100 가자미근
101 아킬레스건
102 전경골근
110 장지굴근
113 무지외전근

표 7. 무릎관절에서 굴곡근이 낼 수 있는 힘

	kg/m
봉공근	2.3
박근	3.1
반막양근	16.8
반건양근	13.2
대퇴이두근	10.3
총합	45.7

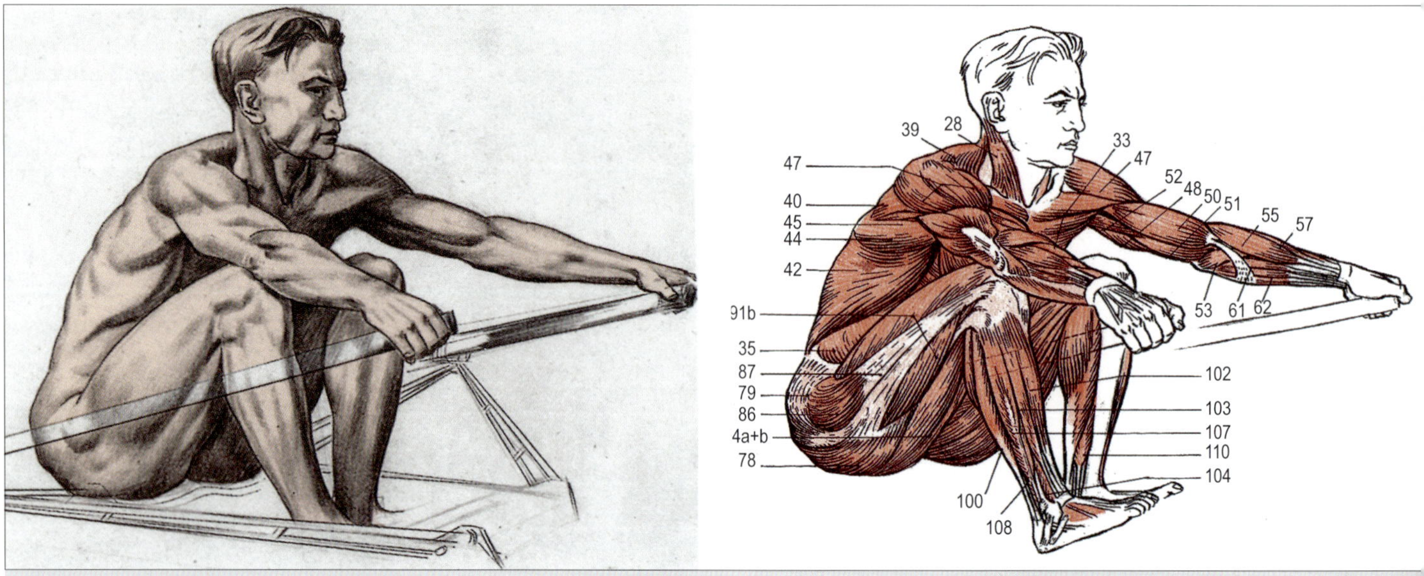

그림. 41 조정 선수의 전신에 걸친 신전 슬링을 볼 수 있다 (전면부).

조정 선수

같은 움직임이 주기적으로 반복되는 조정(**그림 41**과 42)은 신체적으로 부담해야 하는 부하가 매우 높은 종목이다. 노를 저을 때는 파워와 그 파워를 오랜 시간 지속시킬 수 있어야 하기에 날씬한 와중에 근육이 잘 발달돼 있어야 경쟁력이 있다. 뛰어난 조정 선수들의 경우 한번 노를 저을 때마다 490N의 파워를 평균적으로 내야한다. 조정 경기에서는 2000미터를 넘게 노를 저어야 하고 2000미터를 완주하기 위해 대략 200-240번 가량 노를 저어야 한다. 어떤 보트냐에 따라 날씨가 어떤가에 따라 차이가 있을 수 있지만 2000미터의 거리를 대략 5분 30초에서 7분 30초 사이에 들어오게 된다. 따라서 **유산소성 운동능력**도 중요하고 마지막 스퍼트 구간에서는 더 많은 힘을 내야 하기에 **무산소성 운동능력**까지 겸비해야 한다.

조정 선수도 마찬가지로 강력한 신전 슬링을 동원해야 한다. **그림 41**의 조정 선수 모습을 보면 하지의 신전 슬링이 명확하게 보인다.

- 대둔근,
- 대퇴사두근,
- 비복근,
- 가자미근.

뿐만 아니라 광배근과 대원근과 같은 등근육이 강하게 수축하면서 광배근은 앞쪽 경계에 그림자가 지면서 명백한 모습을 드러내고 있고 대원근 역시 불룩해지는 모습을 볼 수 있다.

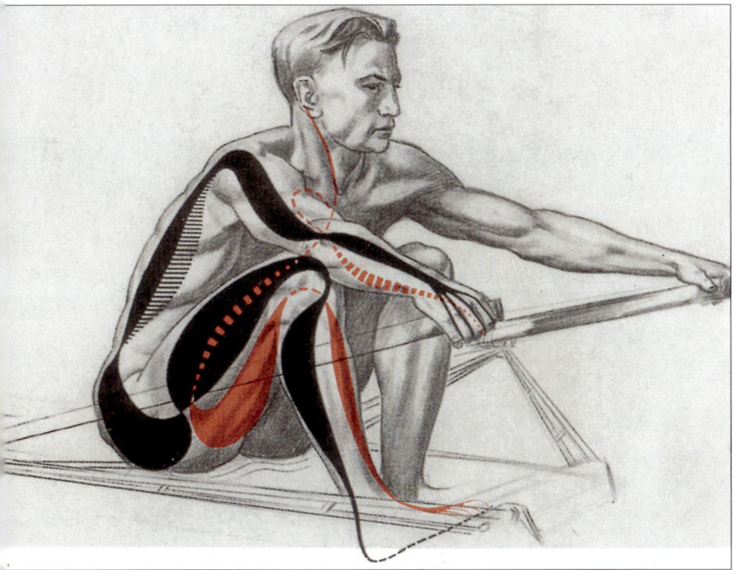

근육 그림. 41

28 흉쇄유돌근
33 대흉근
35 외복사근
39 승모근
40 극하근
42 광배근
44 대원근
45 소원근
47 삼각근
48 상완삼두근
50 상완이두근
51 상완근
52 오훼완근
53 원회내근
55 상완요골근
57 단요측수근신근
61 상완요골근
62 천지굴근
78 대둔근
79 중둔근
86 대퇴근막장근
87 장경인대
91b 외측광근
94a 대퇴이두근 장두
94b 대퇴이두근 단두
100 가자미근
102 전경골근
103 장지신근
104 단지신근
107 장비골근
108 단비골근
110 장지굴근

조정 선수 움직임에서 가장 중요한 근육이라 하면

- 주기적으로 상체가 앞으로 말리는 동작을 원활하게 하기 위한 복직근과 장요근,
- 몸통을 뒤로 젖힐 때 사용되는 척추기립근,
- 대둔근,
- 대퇴사두근,
- 비복근과 가자미근 등을 꼽을 수 있다.

노를 저을 때마다 일어나는 몸통과 하지를 젖힐 때 사용되는 근육들은 **수축 전에 강하게 신장**된다는 것을 생각해야 한다. 즉, 노를 젓기 전에 상체를 앞으로 수그리는 단계의 움직임이 이 신장된 상태라 할 수 있다. 카누와 같이 선수들의 시트가 고정되어 있을 수도 있지만 특정 종목의 경우, 시트가 고정되어 있지 않고 움직이는 보트도 존재한다. 이 경우 무릎 관절의 각도는 노를 젓기 전 60° 정도에서 노젓기의 막바지에는 150−160°까지 변한다. 이런 이유로 조정의 경우, 훈련이나 경기가 끝난 뒤에 상체보다 하체에서 피로도가 더 심하다.

따라서 조정에서의 주된 동력원은 하체의 근육들이다. 이는 1928년 암스테르담 올림픽 참가자들을 대상으로 한 Bethe와 Fischer의 파워 측정(손, 등과 팔의 근육들에 대한 파워 측정)에서 이미 증명되었다. 1928년 연구에서 나왔던 결과는 1982년 Daireaux와 Pottier의 실험에서 한번 더 확인되었다. 이 당시 근전도 검사를 통해 여러 근육들의 활성화 정도를 측정했으며 결과는 역시 하체에서 신전을 만드는 근육들이 가장 활성화가 되는 것으로 나왔다.

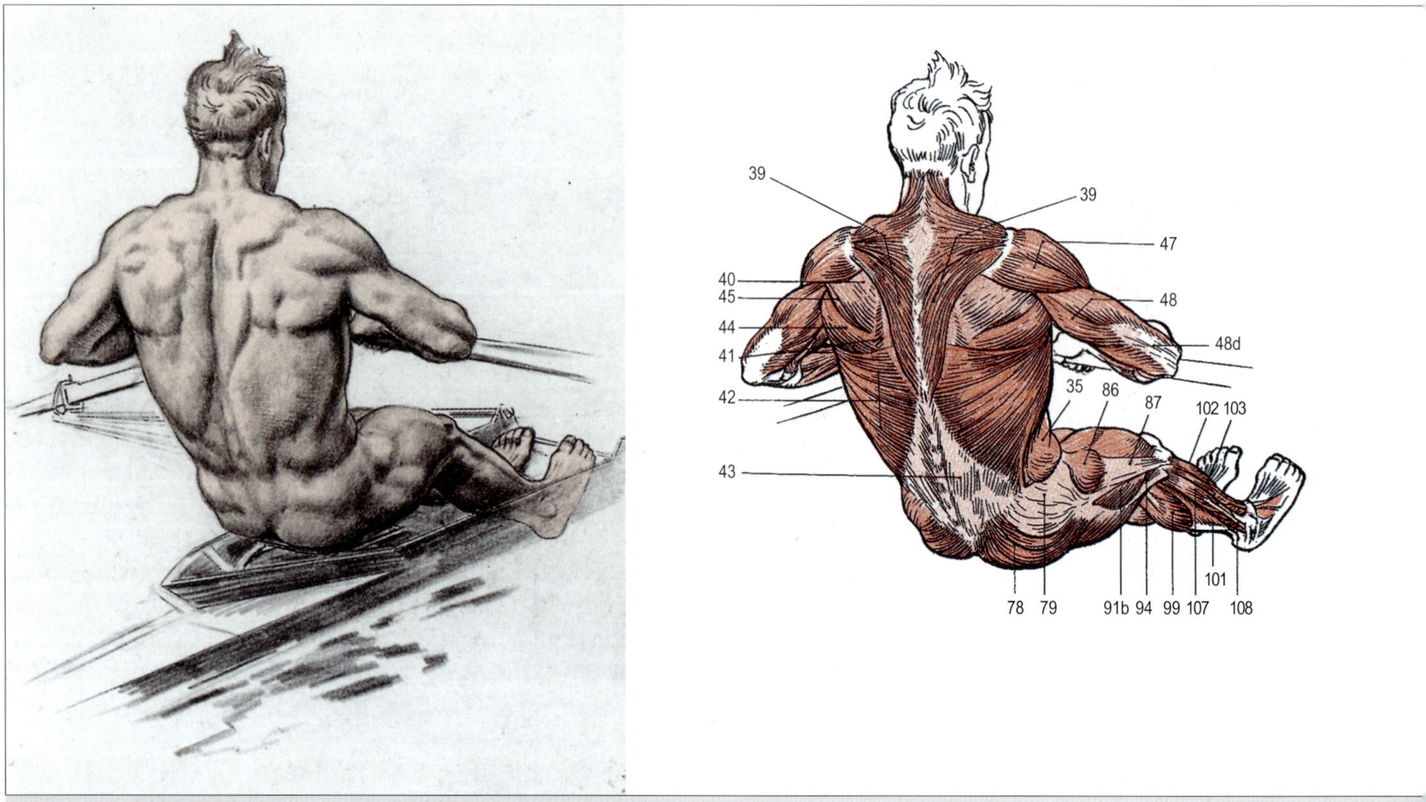

그림. 42 조정 선수의 전신에 걸친 신전 슬링을 볼 수 있다 (후면부).

그림 42의 두 번째 그림을 보면 조정 선수의 잘 발달된 등근육이 강하게 수축하는 것을 확인할 수 있다. 등근육 중 다음 근육들의 작용이 가장 활발하다.

- 노를 저을 때 승모근,
- 광배근,
- 대원근.

이 그림에서는 하체의 신전 슬링이 잘 발달된 것을 특히 확인할 수 있다.

장요근의 상호작용은 명확하게 표현하기 힘들기에 **그림 41**과 **42**에서는 생략됐고 **그림 43**에서 이를 표현하고 있다. 장요근은 복직근과 함께 노를 젓는 막바지에 신장됐다가 이후 상체를 앞으로 구부리는 작용을 한다. 이를 통해 물에서 빠져나온 노가 등 뒤로 이동한다. 장요근과 복직근의 작용은 머리부터 발끝까지 연결되어 있는 신전 슬링을 신장시키게 되고 이 신전 슬링은 골반을 앞으로 밀어내고 척추를 바르게 만들면서 전신을 신전시킨다.

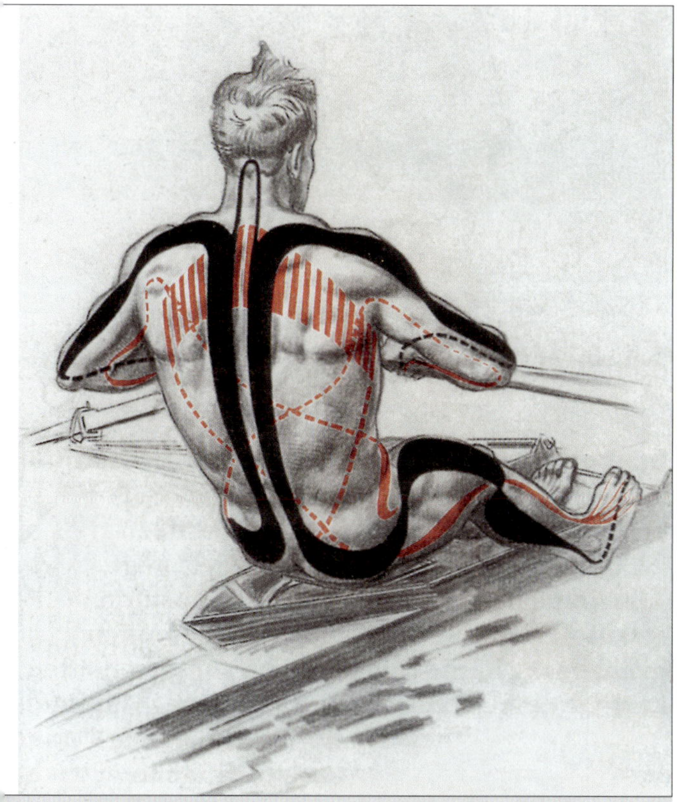

근육 그림. 42

35 외복사근
39 승모근
40 극하근
41 대능형근
42 광배근
43 흉요근막
44 대원근
45 소원근
47 삼각근
48 상완삼두근
48d 상완삼두근의 건
78 대둔근
79 중둔근
86 대퇴근막장근
87 장경인대
91b 외측광근
94 대퇴이두근
99 비복근
101 아킬레스건
102 전경골근
103 장지신근
107 장비골근
108 단비골근

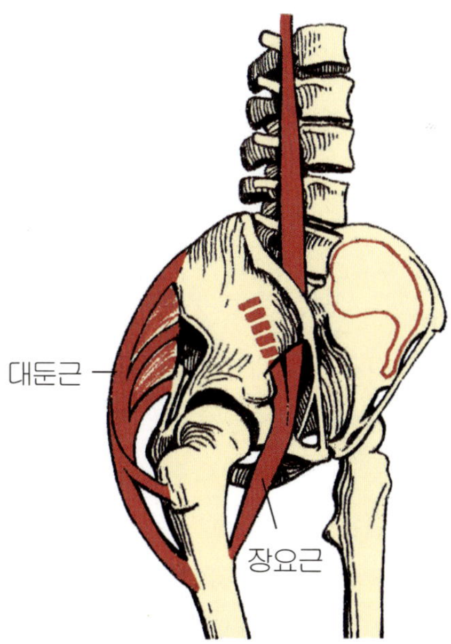

그림. 43 대둔근과 장요근의 상호작용을 볼 수 있다. 이와 같은 상호작용은 스포츠에서만 중요한 것이 아니라 계단을 올라갈 때와 같은 일상 생활에서도 중요하다. 이 두 근육의 상호작용 없이는 일상 생활에서의 고관절 움직임이 상당히 힘들어질 것이다.

문제가 생기기 쉬운 요천추부

근력을 발휘하는 퍼포먼스를 좋게 하기 위해 중요한 것 중 하나는 점진적으로 부하를 증가시키는 체계적인 근력운동이다. 부하를 증가시킬 때 척추에 가해질 수 있는 부담이 증가할 수 있기에 스포츠 의학 전문가나 트레이너들은 언제 스트레스가 증가하고 감소할 수 있는지 예의주시한다. 특히 요천추부는 문제가 생기기 쉽기에 더더욱 주목을 받는 부위이다. **그림 44**를 보면 요추와 천골이 이루는 각도는 남자의 경우 142° 여자의 경우 144°를 이루며 척추에서 일어나는 신전의 70–75%가 이 범위에서 일어날 뿐만 아니라 과신전도 잘 일어난다. 따라서 이 요천추부는 **안정성을 유지하면서** 가동성까지 부담해야 한다.

따라서 요천추가 부하를 견디거나 다른 신체 부위로 부하를 전달할 수 있는 능력은 매우 중요하다. 특히 요천추부가 정적인 안정, 역학적인 스트레스, 신경학적인 역할을 떠맡아야 할 때 특히 그렇다. 이 부위에서 **가동성을 필요로 하는 움직임이 일어날 때 안정성을 어느 정도 포기**해야 한다. 선수와 선수를 케어하는 전문가들이 매일 맞닥뜨리는 이런 문제는 스포츠의 다양한 움직임을 기능 해부학적 관점에서 분석함으로써 설명될 수 있다.

직립자세에서 또는 점프를 할 때 아니면 무거운 중량을 들어올릴 때 요천추부에 큰 스트레스가 가해지게 되며 다양한 구조물들이 이 스트레스에 대항할 수 있게 된다. 천골의 관절돌기를 보면 시상면이 아닌 관상면을 향한 상태에서 5번 요추와 맞닿게 된다. 이 요천관절을 텔레스코프에 비유하기도 한다. 텔레스코프가 눌리면서 압착되기도 하고 반대로 당겨지면서 전달력이 생기듯이 요천관절도 유사한 방식으로 스트레스를 받게 된다. **이 관절돌기는 요추부위가 전방으로 밀려나가지 않게 해주며 추가적으로 측굴이나 회전도 제한할 수 있는 구조를 가지고 있다.**

관절의 구조만이 아닌 인대와 근육이 요천추부에 중대한 영향력을 갖는다. **그림 45**를 보면, 위에서 아래로 부하가 가해질 때 몸통에서 요천추부 → 천장관절 → 골반 → 고관절로 연결되며 이 때 부하가 가해지는 방향을 따라 부착돼 있는 인대에 강한 스트레스가 가해진다.

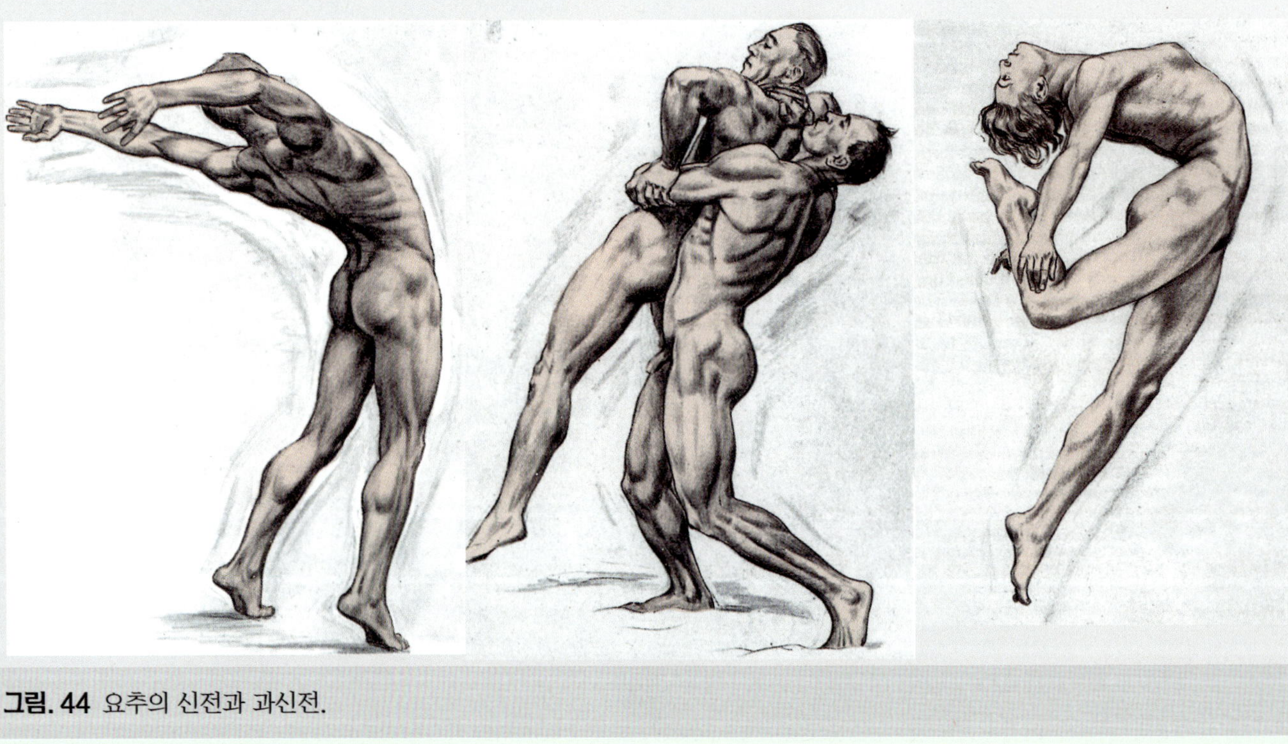

그림. 44 요추의 신전과 과신전.

- **장골대퇴인대**는 인체에서 가장 강한 인대 중 하나이다. 이 인대는 대퇴직근이 보강해 주며 골반이 15-18° 이상 지나치게 후방 경사되는 것을 방지해 주는 역할을 한다. 후방경사가 된 포지션에서 몸통의 부하가 대부분 장골대퇴인대에 실리며 자세를 유지하기 위해 근육들이 과하게 수축할 필요가 없기에 이 포지션에서 **안정적이면서 편안한 자세**를 취할 수 있다.
- 그 밖에도 **그림 45**에서 볼 수 있는 **천결절 인대**와 **천극인대**가 중량이 실릴 때, 천골이 후방으로 빠지는 것을 방지해 준다.
- **장요인대**는 하부 요추가 측면으로 빠지는 것을 막아준다.

이런 인대 시스템은 척추와 복부의 근육들과 밀접하게 협력할 뿐만 아니라, 고관절에서 움직임을 만드는 근육과도 협응해서 요 천추부가 지나치게 불안정해지 않도록 해준다. 또한 뼈만이 아닌 관절 연골과 **요추와 천골 사이에 껴있는 추간판 역시 보호해 준다.**

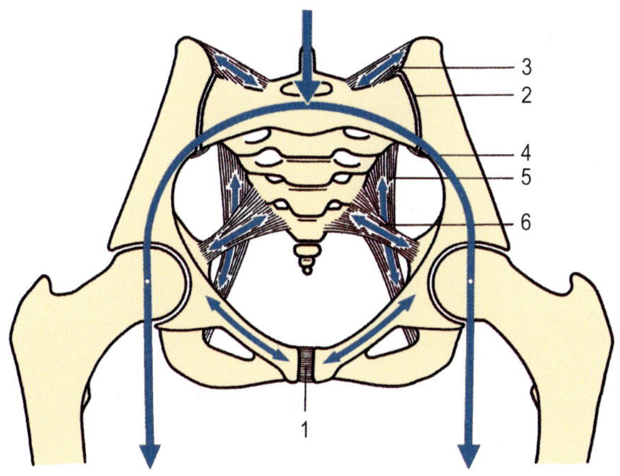

1 치골결합
2 천장관절
3 후천장인대 및 골간인대
4 전천장인대
5 천결절인대
6 천극인대

그림. 45 요추에 가해지는 부하가 천골을 통해 천장관절에서 관골구로 전달되는 모습을 보여주고 있다. 가장 위에 위치한 화살표 = 수직으로 가해지는 부하; 휘어지면서 아래로 내려오는 화살표 = 천장관절을 통해 고관절로 이어지는 부하의 전달 경로; 나머지 화살표 = 인대나 뼈에 가해지는 부하.

앞에서 언급한 장골대퇴인대가 골반과 고관절을 어떻게 안정시키고 골반이 더 뒤로 기울지 않게 하는지를 이해한다면, 요천추부와 골반이 서로 어떻게 영향을 주고 받는지 그 관계가 잘 그려질 것이다. 골반의 전방경사시 이를 제한하는 구조물은 다양하지만 골반이 후방경사될 경우 장골대퇴인대가 지배적으로 이 움직임을 제한한다. 골반의 움직임은 요천추부의 움직임을 동반한다.
예를 들어, 골반이 전방으로 기울면 요천추부에서의 전만각은 증가하게 된다. 이런 식으로 척추는 골반 움직임에 맞춰서 재정렬을 하며 다양한 인대와 근육이 이 움직임을 보조해 준다. 그 과정에서 체중 이동이 살짝씩 동반된다.

- 장요근, 봉공근, 대퇴직근은 골반을 **전방경사** 시키며 그 과정에서 요추의 전만 커브는 더 심해진다.
- 대둔근, 대퇴이두근, 반건양근과 반막양근은 골반의 **후방경사**를 만들며 그 과정에서 요추의 전만 커브는 감소하게 된다.

요천추부만이 아닌 다른 척추 부위도 요천추부 움직임에 맞춰 적절한 포지션을 잡게 된다. 이런 모든 현상이 시작되는 요천추부는 불안정한 움직임 속에서 균형을 잡는 역할을 한다.

생체역학적인 분석에 따르면 몸통의 질량이 60킬로인 사람이 25킬로의 중량을 들고 있는 상태에서 다리를 피고 몸통을 앞으로 구부릴 경우 척추로 가는 부하는 480킬로가 되며 200킬로의 중량을 들 경우 척추로 가는 부하는 1090킬로에 달한다. 이런 이유로 중량을 쥐고 있는 팔을 최대한 신체 무게 중심에 가깝게 위치시켜 지렛대를 짧게 만들어 척추에 가는 부담을 줄이는 식으로 리프팅을 지도받는다. **그림 46**에 나오는 것처럼 **척추를 곧게 피고 바벨이 몸통에 최대한 가깝게** 만드는 리프팅 방식이다.

이 방식의 리프팅 기법은 초반에 제대로 배워야 한다. 이 방식을 통해 중량을 몸에 밀착시키게 되면 지렛대를 짧게 할 수 있을 뿐만 아니라 척추에 가해지는 압박력이 추체와 추간판에 고르게 분배될 수 있다. 이를 통해 요천추부에 가해지는 압박력을 줄일 수 있기에 중량 운동에서 이런 장점을 잘 접목해야 한다.

그림 46과 **47**에서 볼 수 있듯이 이 리프팅 테크닉을 위해서 하지의 신전 슬링을 강하게 단련할 필요가 있다. 강한 하지의 신전 슬링은 그림에서 보는 것처럼 앞으로 숙인 상태에서 중량을 들고 일어날 수 있게 해준다.

숨을 깊게 들이마신 뒤 공기가 이동할 수 있는 기도의 성문을 닫고 복부의 코어 근육을 강하게 잠그면 짧은 시간 동안 복부내압을 상승시킨 상태에서 중량을 들어올릴 수 있고 **그림 46**에서처럼 역도의 스내치 동작을 좀 더 용이하게 해준다. 이런 식으로 복부 내압을 상승시킬 경우, 추간판에 가해지는 압력은 일시적으로 60% 가량 떨어지게 된다.

역도 선수, 창 던지기 선수, 원반 던지기 선수, 투포환 선수들은 복부에서 등까지 허리를 둘러싸면서 복압을 높여주는 중량 벨트를 활용한다. 척추에 부담이 되는 동작을 할 때 뒤쪽을 좀더 넓게 받쳐주면서 복압을 높여줄 수 있는 중량벨트를 적극적으로 활용한다.

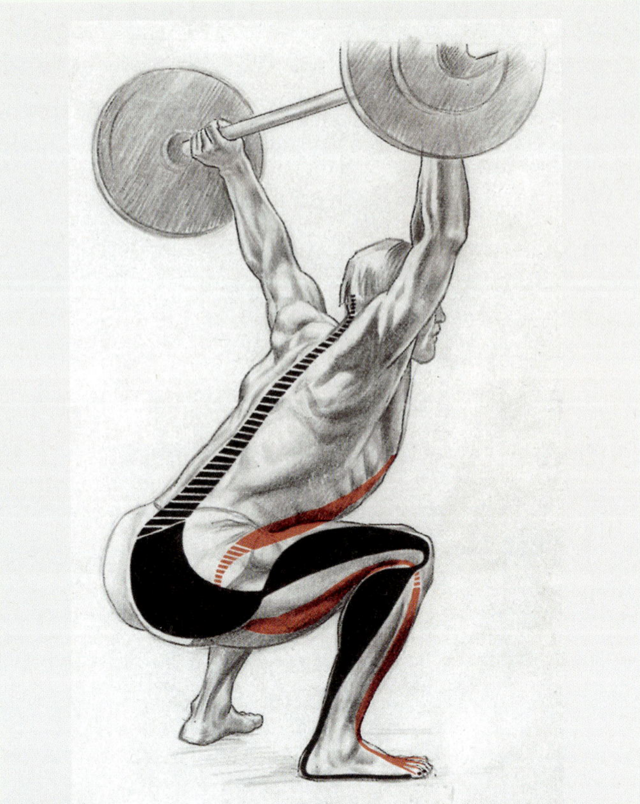

그림. 46 역도에서 신전된 척추의 모습과 강력한 신전근들의 모습을 보여주고 있다.

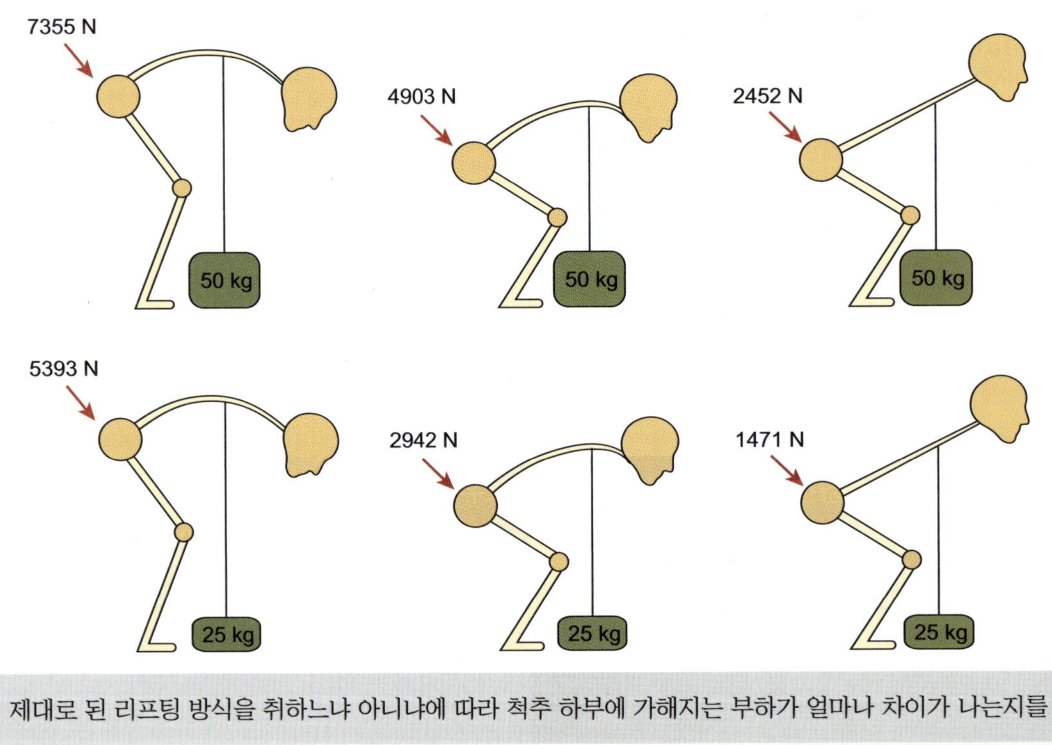

그림. 47 제대로 된 리프팅 방식을 취하느냐 아니냐에 따라 척추 하부에 가해지는 부하가 얼마나 차이가 나는지를 보여주고 있다.

역도 선수

그림 46과 **47**에서 가볍게 다뤘던 역도 동작에서 스내치가 일어나는 과정을 분석해 보도록 할 것이다. **스내치는 두 단계를 거쳐서 이뤄진다.** 지면에 놓인 바벨을 넓은 간격으로 잡는다. 이 바벨을 끌어당겨 지면에서 들어올린 뒤 흉곽을 지나 어깨 높이까지 들어올린다(**당기는 구간**). 이 단계부터 어깨는 당기는 역할이 아닌 바벨을 받쳐주는 역할로 바뀐다. 무릎 각도가 40° 정도가 될 때까지 무릎을 구부려서 몸을 빠르게 낮추게 되며 무릎과 고관절의 신전근 및 팔꿈치 신전근까지 동원해서 바벨이 아래로 떨어지지 않게 버텨준다(**감속 구간**). 이렇게 바벨을 받아내는 단계에서는 완벽한 풀스쿼트 상태를 유지할 수 있어야 하기에 관절과 발목 관절의 가동성뿐만 아니라 그 상태에서 완벽한 균형을 잡을 수 있는 능력 역시 중요해진다. 스쿼트 자세에서 위에서 언급한 여러 근육들이 내야 하는 힘이 바벨 중량의 1.7배에 달하며 발목, 무릎, 고관절을 신전시키는 근육들이 최대 파워를 내야 스쿼트 자세에서 완전히 일어날 수 있다(**표 8–10**).
그러므로 스내치의 두 단계를 잘 수행하기 위해서는 바벨을 들어올리고 고정하고 버터내는 힘이 필요하다.

- 지면에서 바벨을 들어올리는 힘,
- 바벨을 받아낼 수 있는 힘,
- 순간적으로 낼 수 있는 파워.

위에서 이야기한 요소들을 잘 수행해내기 위해서는 감각 신경계를 조절하는 능력과 짧은 시간에 큰 파워를 내면서 최대한 많은 운동 단위를 동원할 수 있는 능력이 갖춰져야 한다

역도 선수는 양발과 하퇴를 넓게 벌려서 기저면을 넓게 만들고 무릎과 고관절을 굴곡해서 무게 중심과 지면과의 거리를 당기는 식으로 안정성을 확보 및 자세 조절을 용이하게 만든다.

그림 48을 보면, 역도 선수의 강력한 신전 슬링이 수축해서 모습을 드러내고 있다. 대퇴 근막 장근이 둥글게 튀어나와 있다. **표 8–10**에서 볼 수 있는 대퇴사두근이 스쿼트 자세에서 전신을 신전시키면서 일어나는 단계의 초반에 주된 역할을 한다. 스쿼트 자세에서는 골반이 뒤로 밀리지 않게 앞으로 잘 이동시키고 체간을 중력에 대항해서 들어올릴 때 대둔근, 중둔근, 다리 뒤쪽의 햄스트링, 정강이 앞쪽의 근육들 복근들이 강력하게 수축하며 이 과정에서 비복근과 가자미근이 자세를 유지할 수 있게 보조해 준다.

표 8. 고관절 신전근이 낼 수 있는 힘

	kg/m
대둔근이 대퇴근막을 통해 낼 수 있는 힘	20.3
단내전근	1.4
대내전근	22.2
박근	1.0
반막양근	18.7
반건양근	7.7
대퇴이두근 장두	5.6
대둔근	43.3
중둔근	11.7
소둔근	2.1
이상근	1.0
총합(외폐쇄근과 대퇴 방형근을 포함)	**135.0**

표 9. 무릎관절 신전근이 낼 수 있는 힘

	kg/m
대퇴직근	23.4
외측광근 내측광근 중간광근	118.6
대퇴근막장근	0.8
총합	**142.8**

표 10. 발목관절 저측 굴곡근이 낼 수 있는 힘

	kg/m
비복근	9.0
가자미근	7.4
장지굴근	0.4
후경골근	0.4
장비골근	0.4
단비골근	0.3
장무지굴근	0.9
총합	**18.8**

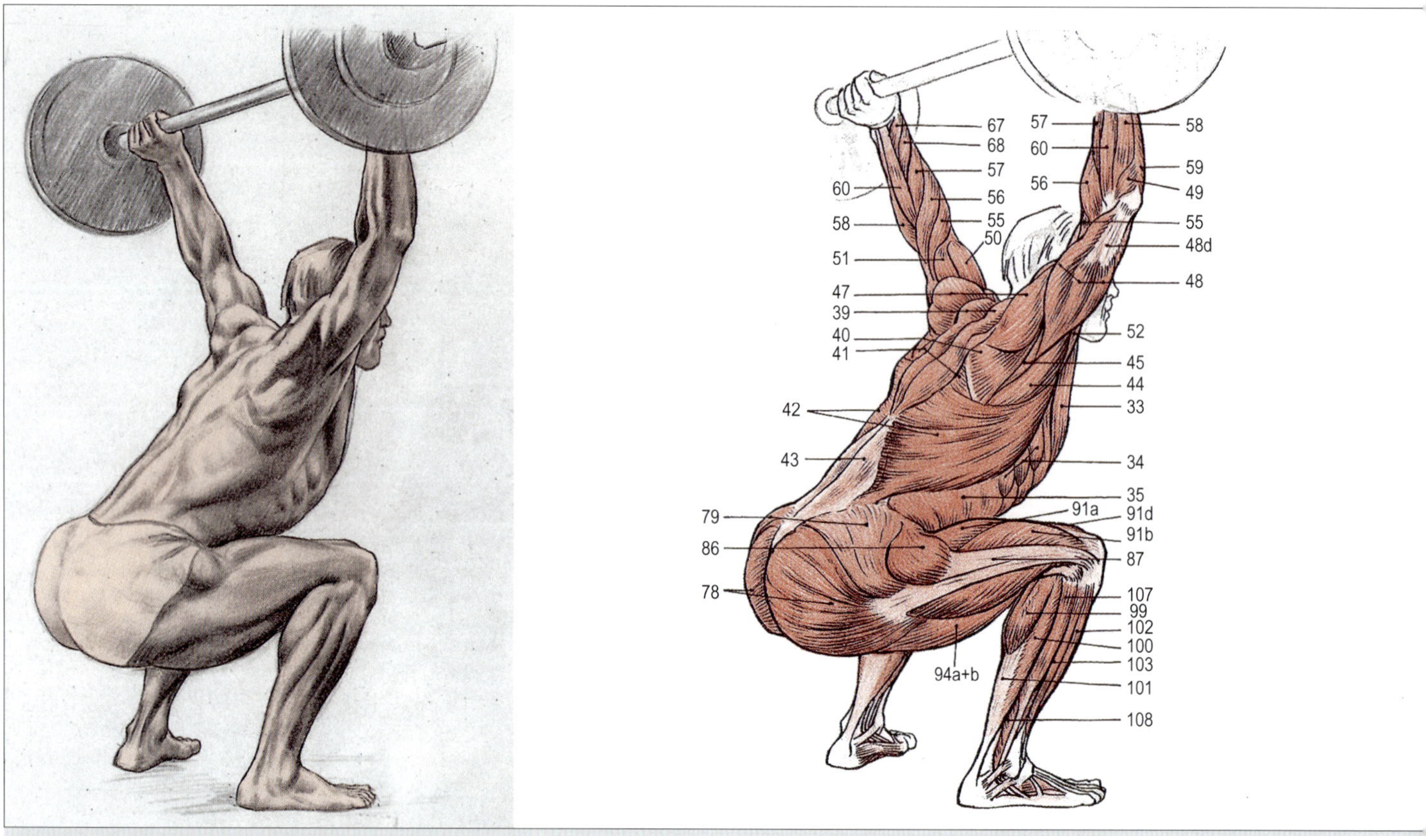

그림. 48 역도 선수의 전신에 걸친 신전 슬링을 보여주고 있다.

스쿼트 자세에서 일어나기 바로 직전에 신전 슬링의 움직임에 반하는 길항근들이 순간적으로 길항작용을 하지 않고 신전 슬링을 보조해 주는 역할을 할 수 있다. 조정이나 사이클과 같이 골반, 발이 고정될 경우 이런 경향을 보이는데 역도의 스쿼트에서도 발이 지면에 고정됐기에 볼 수 있는 현상이다.

허벅지 뒤편으로 지나가는 햄스트링 근육은 무릎 관절을 지나간다. 햄스트링의 기시부에서 정지부로 연결된 것을 보면 무릎 관절 뒤편으로 지나가기에 무릎을 구부리는 근육이다. 하지만 **발이 고정된 상태에서는** 스쿼트 자세에서 다리를 굴곡 시키기보다는 **다리를 신전시키는 신전 근육 슬링과 함께 스쿼트 자세를 보조해 준다**. 이와 같은 경우가 근육이 미리 정해져 있는 역할만을 하지 않고 순간 순간 변할 수 있다는 것을 보여주는 대표적인 예이다.

표현 근전도 검사를 통해 스내치 움직임을 할 때 특정 근육이 얼마만큼 많이 활성화되고 얼마만큼 오래 작용하고 있는지에 대한 정보를 얻을 수 있다. 역도의 스내치 동작 중 바벨을 위로 당기고 받을 때 **비복근**과 **장늑근**이 높은 활성도를 보이는 반면, 보폭을 넓힌 상태에서 균형을 잡고 바벨을 위로 들어올리는 타이밍에는 대퇴사두근, **장늑근**, **승모근** 및 **삼각근**이 매우 높은 활성도를 보인다. 이 중 삼각근의 비중은 절대 낮지 않은데 간과되는 경우가 존재한다.

그림 49에서 보듯이 **삼각근**이 강하게 수축하지 않으면 바벨을 머리 위로 들고 있는 자세 자체가 불가능하다. 삼각근이 제대로 수축하지 않을 경우 바벨이 무게 중심에서 멀어지게 될 것이고 그렇게 되면 역도 동작을 수행할 때 같은 중량을 더 무겁게 비효율적으로 들어야 할 수밖에 없다.

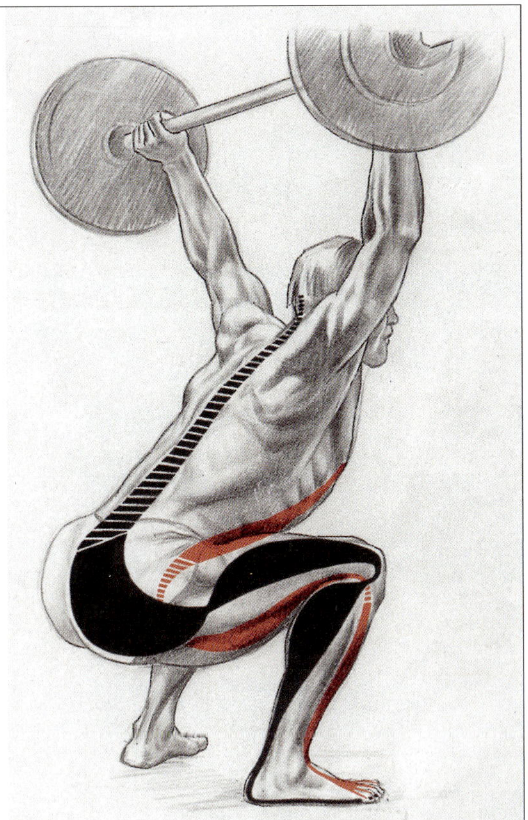

근육 그림. 48

33 대흉근
34 전거근
35 외복사근
39 승모근
40 극하근
41 대능형근
42 광배근
43 흉요근막
44 대원근
45 소원근
47 삼각근
48 상완삼두근
48d 상완삼두근의 건
49 주근
50 상완이두근
51 상완근
52 오훼완근
55 상완요골근
56 장요측수근신근
57 단요측수근신근
58 척측수근신근
59 척측수근굴근
60 지신근
67 단무지신근
68 장무지외전근
78 대둔근
79 중둔근
86 대퇴근막장근
87 장경인대
91a 대퇴직근
91b 외측광근
91d 중간광근
94a 대퇴이두근 장두
94b 대퇴이두근 단두
99 비복근
100 가자미근
101 아킬레스건
102 전경골근
103 장지신근
107 장비골근
108 단비골근

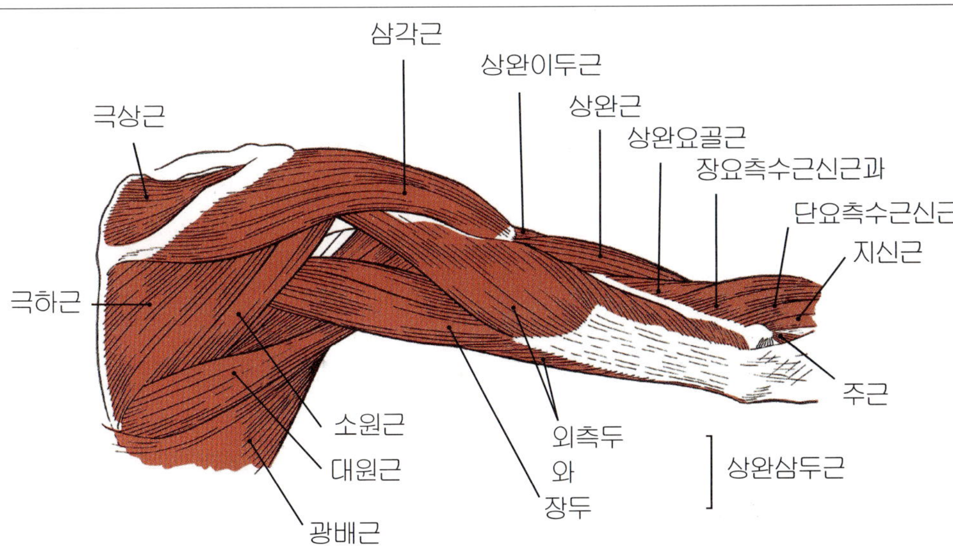

그림. 49 견관절과 상지의 근육들.
그림 48에 서는 자세를 안정시키는 근육보다는 역동적인 움직임을 만들어내는 근육에 더 초점을 맞췄다. 자세를 안정시키는 근육은 이어지는 챕터에서 다룬다.

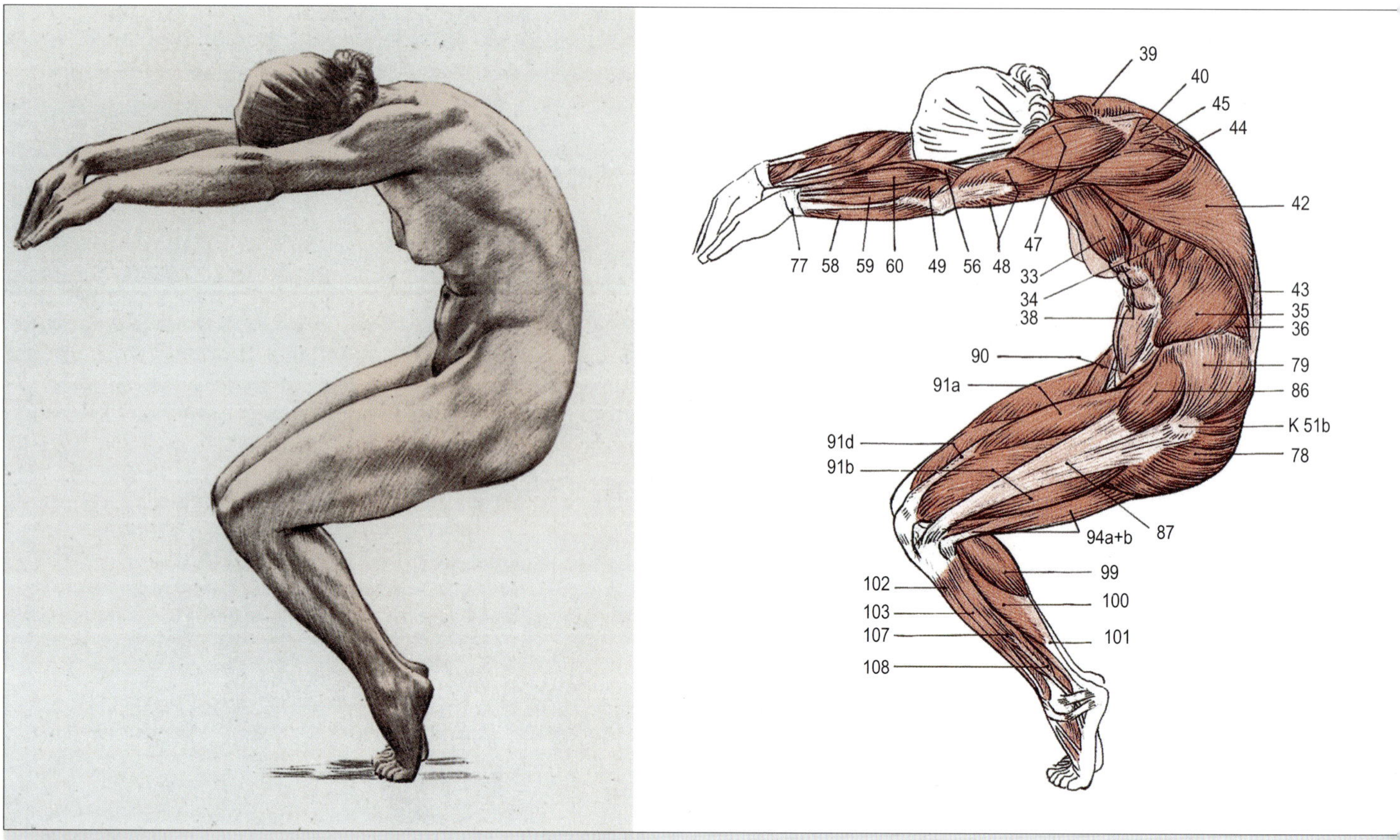

그림. 50 브레이크로서 작동하는 신전 슬링.

신전 슬링의 브레이크 역할

신전 슬링은 앞에서 설명한 역도 동작에서 몸을 일으키는 신전 동작에서만 사용되지 않고 **그림 50**에서 보는 것처럼 발끝으로 서서 무릎을 살짝 구부린 상태에서 이 자세가 무너지지 않고 잘 유지할 수 있게 해 주는 **브레이크로서 작용하기도 한다**. 그림을 보면 몸통이 상당히 뒤로 빠져서 무게 중심보다 뒤에 위치하게 된다. 이 상황에서 중력은 몸통을 계속 굴곡시키려 할 것이다.

"무릎 관절의 회전축이 무게 중심에서 멀어질수록 중력이 무릎을 굴곡시키려 하는 힘은 증가할 것이고 이 경우, 대퇴사두근이 무릎을 안정시키기 위해 강하게 수축해야 한다. 대퇴사두근이 수축하지 않을 경우, 중력의 영향을 받을 수밖에 없는 서 있는 자세에서 중력에 대항해서 무릎을 구부리는 것은 불가능하다. 허벅지가 지면과 수평이 될 때까지 굴곡되면, 무릎 관절의 회전축과 무게 중심 간의 거리가 가장 멀어지게 되며, 이 무릎 각도에서 더 많은 영향력을 행사하는 중력을 극복하기 위해 근육은 그만큼 더 큰 힘을 내야 한다. 이런 이유로 중력을 극복해야 하는 신전근이 굴곡근보다 더 강해야 한다는 것을 상식적으로 이해할 수 있다." (Benninghoff, 1931).

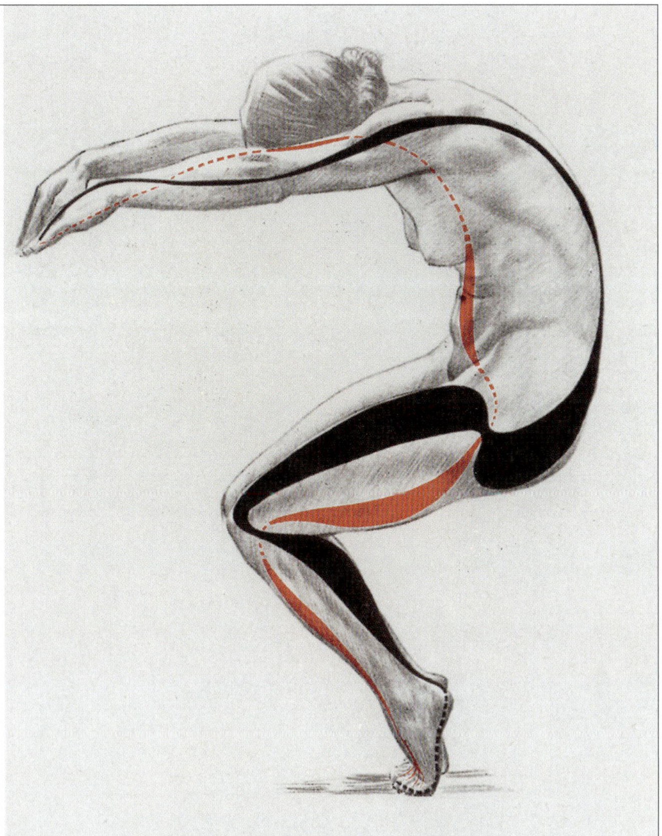

근육 그림. 50

33 대흉근
34 전거근
35 외복사근
36 내복사근
38 복직근
39 승모근
40 극하근
42 광배근
43 흉요근막
44 대원근
45 소원근
47 삼각근
48 상완삼두근
49 주근
56 장요측수근신근
58 척측수근신근
59 척측수근굴근
60 지신근
77 수근중수인대
78 대둔근
79 중둔근
86 대퇴근막장근
87 장경인대
90 봉공근
91a 대퇴직근
91b 외측광근
91d 중간광근
94a 대퇴이두근 장두
94b 대퇴이두근 단두
99 비복근
100 가자미근
101 아킬레스건
102 전경골근
103 장지신근
107 장비골근
108 단비골근

K51b 대전자

신전 슬링이 브레이크 능력은 스포츠의 여러 움직임에서 중요한 역할을 한다. 핸드볼, 배구, 멀리뛰기, 3단 뛰기, 스키 점프 및 체조 경기에서 볼 수 있는 다양한 기구에서 지면으로의 착지할 때 신전 슬링의 역할을 볼 수 있다. 스키에서의 경우 눈으로 착지하게 되며 체조의 경우 매트로 착지하게 된다. 이 때 얼마나 안정적으로 착지할 수 있는가는 심판들이 선수들에게 부여하는 점수에 지대한 영향을 끼친다.

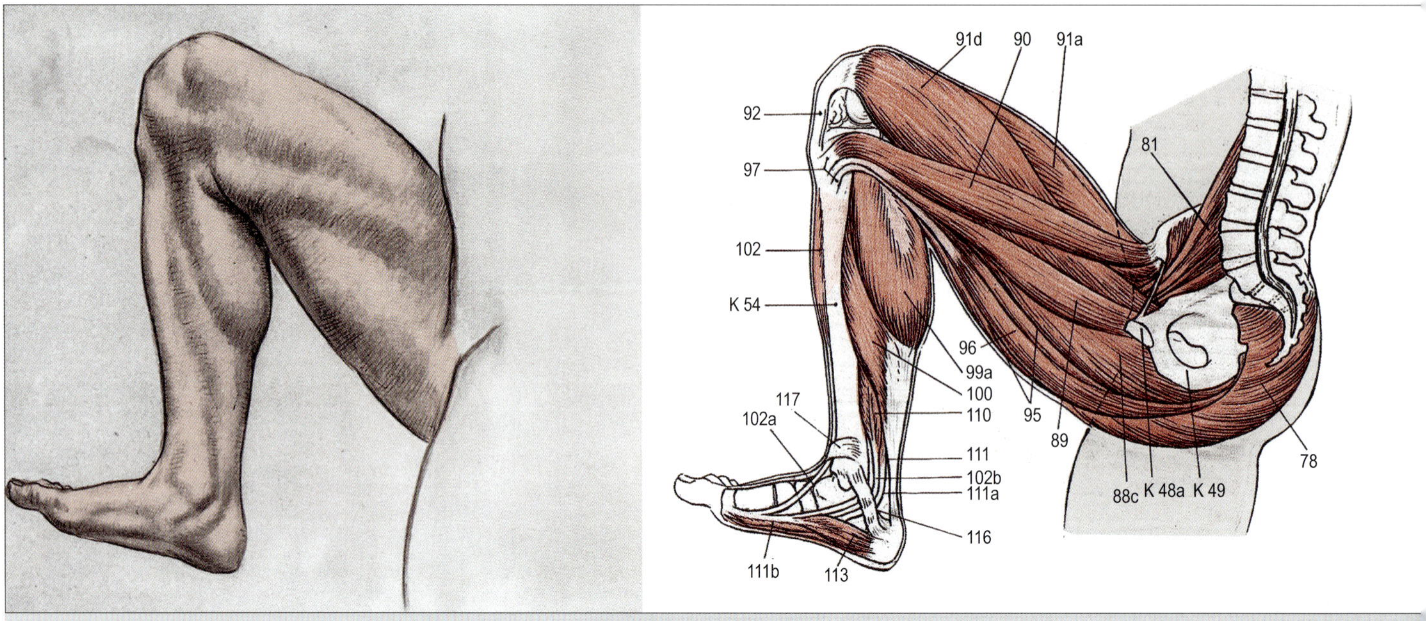

그림. 51 하지의 굴곡 슬링이 작동하는 모습.

2.3 하지의 굴곡 슬링

기본적인 움직임

이번 움직임에서는 **그림 51**에서 보는 것처럼 다리를 위로 들어올릴 때 사용되는 근육 슬링을 다뤄볼 것이다. **이와 같은 움직임에서 가장 중요한 근육이라 하면 그림 52에서 볼 수 있는 장요근을 꼽을 수 있다.**

장요근은 **대요근**과 **장골근**으로 구성된다. 이 중 대요근 흉추 12번에서 요추 4번까지 이어지는 추체와 횡돌기에서 기시하고 장골근은 장골의 내측에서 기시한다.

소요근은 작고 얇은 근육인데 소요근이 있는 경우는 30 퍼센트 정도에 불과하다. 대요근과 장골근으로 구성된 장요근의 건은 서혜인대 아래로 내려와 대퇴골의 소전자에 부착된다. 이런 식으로 장요근의 고관절 회전축의 전면부로 내려와 아래로 감싸면서 내려간다.

장요근의 기시 부위는 척추를 따라 상당히 위에 위치한 흉추까지 연결된다. 이런 이유로 **장요근은 여러 관절을 지나가면서 여러 관절을 움직일 수 있는 중요한 근육이다.** 장요근이 수축할 경우 다리를 굴곡시키는 역할을 하지만, 그 외에도 하지가 고정되어 있을 경우 골반을 앞으로 기울게 만들고 허리를 앞으로 이동할 수 있게 해준다. 또한 누워 있는 상태에서 윗몸 일으키기를 하듯이 몸통을 들어올리는 역할도 수행할 수 있다. 장요근은 신전된 상태로 뒤에 위치한 다리를 강하게 앞으로 이동시켜주는

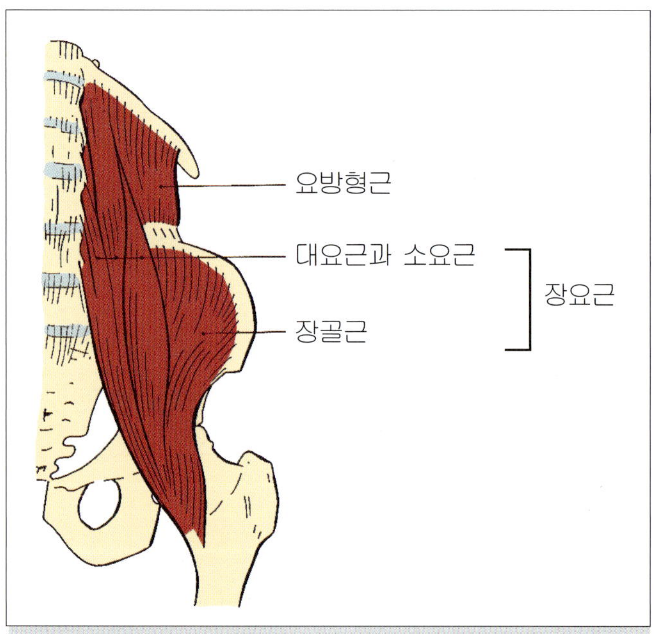

그림. 52 고관절 / 골반 내측의 근육들.

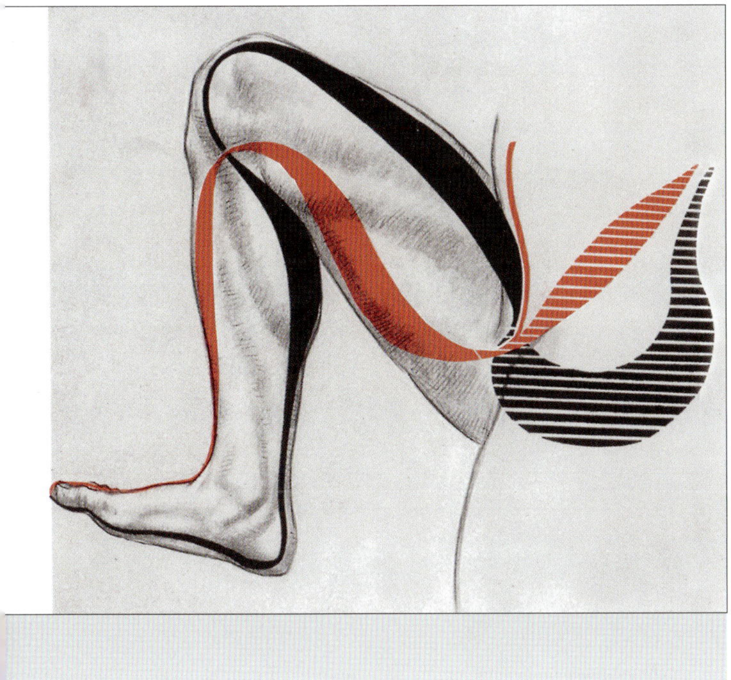

근육 그림. 51

- **78** 대둔근
- **81** 장요근
- **88c** 대내전근
- **89** 박근
- **90** 봉공근
- **91a** 대퇴직근
- **91d** 중간광근
- **92** 슬개인대
- **95** 반막양근
- **96** 반건양근
- **97** 거위발
- **99a** 비복근 내측두
- **100** 가자미근
- **102** 전경골근
- **102a** 전경골근건
- **102b** 장지굴근건
- **110** 장지굴근
- **111** 장무지굴근
- **111a** 장무지굴근의 건
- **111b** 단무지굴근
- **113** 무지외전근
- **116** 상신근지대
- **117** 하신근지대

- **K48a** 상완삼두근 외측두
- **K49** 주근
- **K54** 경골

역할을 한다. 따라서 **보행 시, 계단을 올라갈 때, 달리고 점프할 때 가장 많이 작용하는 근육**이기도 하다.

이런 **장요근과 고관절 뒤쪽에 위치한 대둔근과의 상호작용** 매우 중요하기에 강조할 필요가 있다. **그림 41**과 **42**에서 보듯이 조정 선수가 노를 저을 때나 일상 생활에서의 계단을 올라갈 때 이 두근육 간의 상호작용이 필요하다. 대둔근 뿐만 아니라 **장요근과 복근과의 상호작용**도 매우 중요한데 파워 트레이닝에서 이런 부분들이 간과되는 경향이 있다. 운동 선수들이 파워 트레이닝에서 전만 상태를 유지하면서 척추에 추가적인 스트레스를 주는 것을 가끔 볼 수 있다. 복근 강화를 통해 이런 상황을 방지할 수 있다.

! 복근 강화를 위해 복직근 및 복사근을 강하시켜야 한다. 무릎을 구부린 상태에서 윗몸 일으키기와 같은 동작으로 시작할 수 있고, 중량 조끼와 같은 것들을 통해 강도를 증가시킬 수 있다. 다른 방법으로는 철봉에 매달려 **다리를 굴곡시켜 높게 들어올리는** 행잉 레그 레이즈와 같은 동작으로 강도를 높일 수 있다.

그림 51에서 근육 슬링이 지나가는 코스는 움직임을 만들어내는 근육이 굴곡근들일 뿐 지금까지 봐왔던 근육 슬링의 코스와 크게 다를 것이 없다. 빨간색으로 연결되는 굴곡 슬링에서 장요근은 다른 굴곡근 슬링과는 다르게 표현되어 있다. 굴곡근 슬링은 다음 근육으로 구성되어 있다.

- **고관절에서의 굴곡근 :** 장요근, 대퇴직근, 대퇴근막장근, 봉공근, 소둔근, 장내전근, 단내전근
- **무릎 관절에서의 굴곡근 :** 반막양근, 반건양근, 대퇴 이두근의 장두와 단두
- **발목에서의 배측 굴곡근 :** 전경골근, 장무지신근, 장지신근.

굴곡 슬링은 여러 움직임을 통해 표현될 것이다. 어떤 스포츠냐에 따라 슬링이 지나가는 코스가 달라질 수도 있지만 대개 일정한 코스로 지나간다.

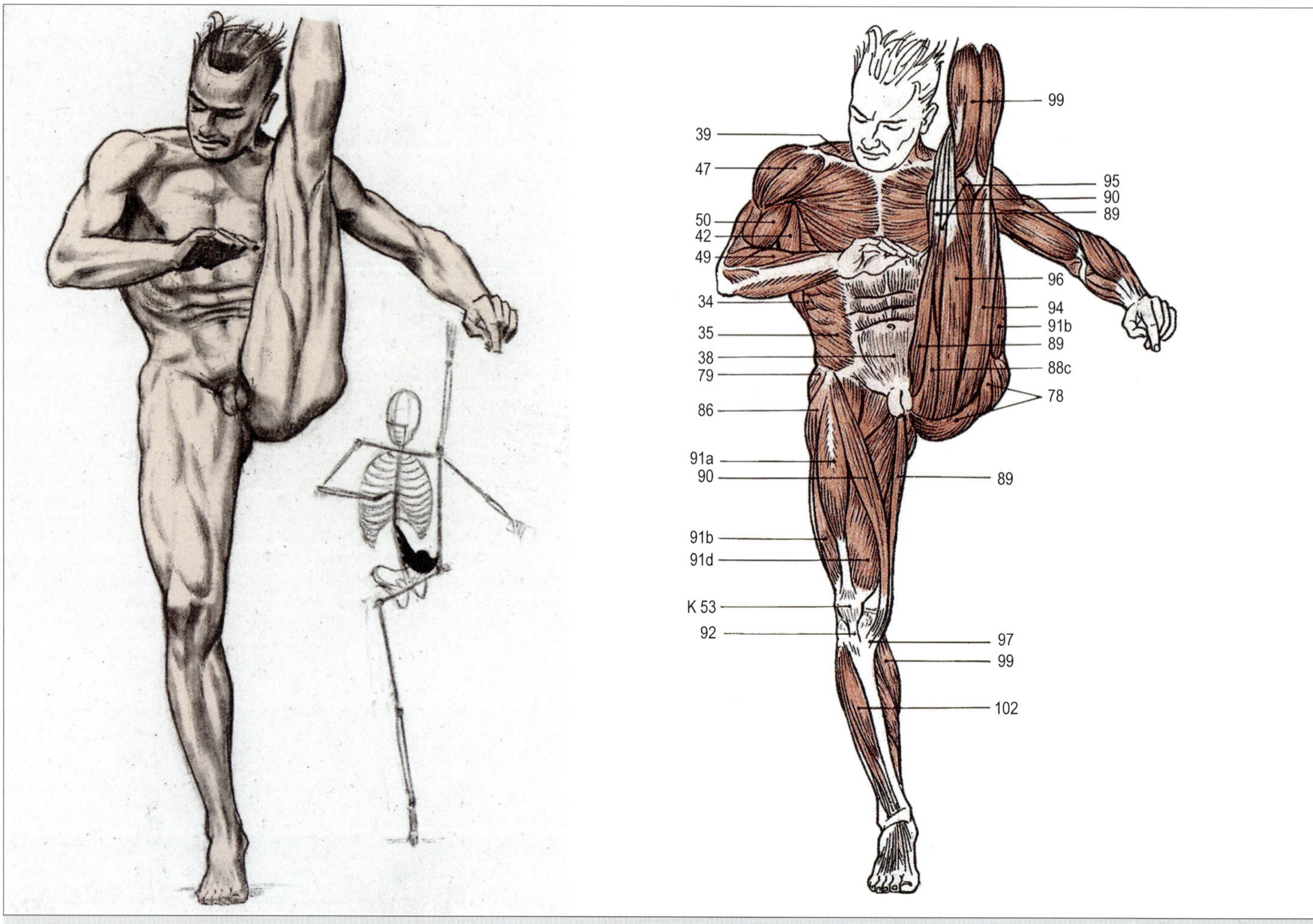

그림. 53 다리를 빠르게 들어올리는 모습. 왼쪽 다리 뒤편의 근육 위주로 분석해봤고 나머지는 독자들이 스스로 분석해 볼 것을 권한다.

빠르고 갑작스럽게 다리를 드는 동작

그림 53을 보면, 왼쪽 다리를 빠르고 강하게 차서 허벅지가 거의 배에 닿을 정도까지 들어올리는 모습을 볼 수 있다. 옆에 작게 그려진 골격 모형을 보면 장요근을 제외한 다른 근육들을 제거해서 장요근이 다리를 들어올린 상태에서 어떤 형태를 취하고 있는지 알 수 있다. **장요근**은 다리를 위로 높게 들어올릴 수 있는 능력을 가지고 있다. 이렇게까지 다리를 들기 위해 골반의 후방 경사는 필수적이고 골반이 후방 경사되면 그 위에 위치한 요추 역시 굴곡이 되어야 한다. 그림에서 배꼽 위 쪽으로 피부가 눌려서 접히는 모습을 보면 척추가 굴곡이 되었다는 것을 유추할 수 있다. 골반의 후방 경사를 위해서는 양측의 대둔근과 왼쪽의 내복사근과 오른쪽 외복사근이 조화롭게 활성화되어야 한다. 골반이 이렇게 후방 경사되면 어쩔 수 없이 몸의 중심이 이동하게 되고 중심을 잃어 뒤로 넘어질 수 있다. 이를 상쇄하기 위해 팔을 앞과 옆으로 뻗게 된다. 게다가 오른쪽 허벅지 근육들은 골반이 지나치게 뒤로 기울지 않게 방지해야 한다. 대표적으로 대퇴사두근과 대퇴근막장근이 강하게 수축하는 것을 볼 수 있다.

여기서 꼭 짚고 넘어가야 하는 근육이 바로 **중둔근과 소둔근**이다. 이 두 근육은 장골의 외측면에서 기시해서 대퇴골의 대전자에 정지한다. 기능을 보면 고관절에서

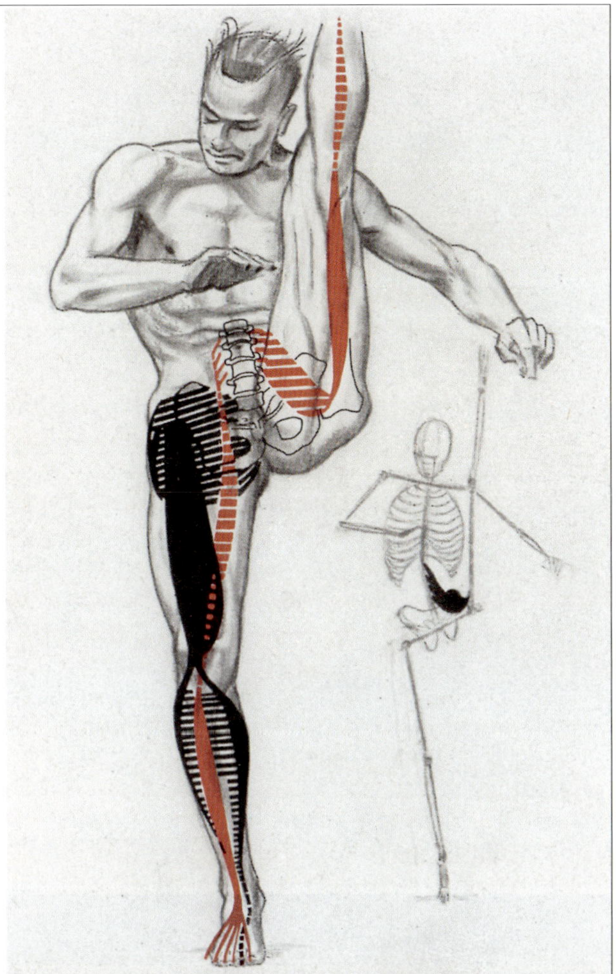

근육 그림. 53

34 전거근
35 외복사근
38 복직근
39 승모근
42 광배근
47 삼각근
49 주근
50 상완이두근
78 대둔근
79 중둔근
86 대퇴근막장근
88c 대내전근
89 박근
90 봉공근
91a 대퇴직근
91b 외측광근
91d 중간광근
92 슬개인대
94 대퇴이두근
95 반막양근
96 반건양근
97 거위발
99 비복근
102 전경골근

K53 원회내근

표 11. 고관절 내전근이 낼 수 있는 힘

	kg/m
장요근	5.8
치골근	3.7
단내전근	9.0
장내전근	12.2
대내전근	28.0
박근	2.9
반막양근	8.4
반건양근	3.9
대퇴이두근 장두	5.5
대둔근	12.5
비복근	3.2
외폐쇄근	3.7
대퇴방형근	2.2
총합	99.4

표 12. 고관절 외전근이 낼 수 있는 힘

	kg/m
대퇴직근	12.3
대퇴근막장근	18.5
봉공근	1.9
대둔근	14.0
중둔근	19.0
소둔근	9.2
이상근	1.8
총합	76.7

외전을 만들고 하지가 고정되어 있을 경우 골반을 잡아당겨서 반대쪽 골반이 올라가게 만든다. 한마디로, 체중을 딛고 있는 하지 쪽 중둔근과 소둔근이 수축하면 체중을 딛고 있지 않은 다리 쪽 골반을 위로 들어주기에 다리를 앞으로 더 세게 찰 수 있다.

즉, 한다리만 지면을 딛고 있을 경우 **중둔근과 소둔근은 골반이 아래로 하강되지 않도록 안정시킨다.** 이로 인해 상체 전체가 옆으로 기울지 않게 해준다. **표 11**과 **12**에 고관절에서 외전시키는 근육과 내전시키는 근육들을 볼 수 있다.

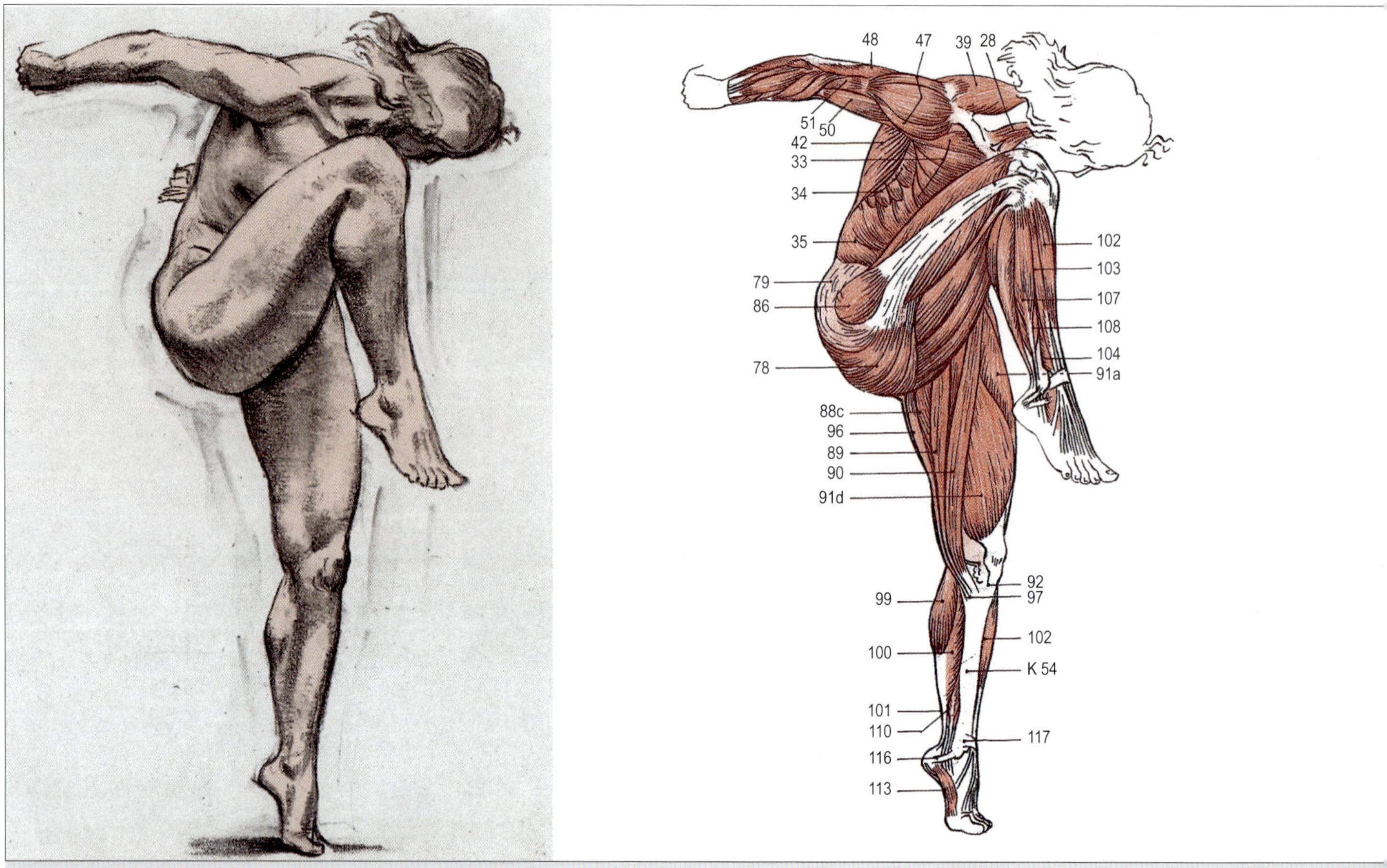

그림. 54 발레 댄서의 하지 굴곡 슬링.

발레 댄서

그림 54는 발레 댄서가 굴곡 슬링을 이용해서 다리를 드는 모습을 볼 수 있는데 이는 다리를 들어올리는 기본적인 모습을 묘사한 **그림 55**와 크게 다를 것이 없다는 것을 확인할 수 있다. 하지만 댄서의 오른쪽 발목은 저측굴곡되어 있기에 그림에는 잘 나와 있지 않지만 슬링이 비복근과 가자미근 쪽에서 점점 희미해지는 것을 볼 수 있다.

기술 및 구성 스포츠 분야에 속하는 발레의 동작 순서는 표준 볼룸댄스(월츠, 탱고, 느린 폭트로, 그리고)에서처럼 척추, 어깨, 팔꿈치, 손, 엉덩이, 무릎, 발목, 발가락 관절의 활동적인 이동성(**유연성**)에 어떤 큰 요구가 가해지는지를 보여준다. 퀵스텝)과 라틴 아메리카 댄스(삼바, 차차차, 루바, 파소더블)에서 볼 수 있다. 기본적인 발레 자세를 취하기 위해서, 다리가 고관절에서 60~70°의 각도로 바깥쪽으로 회전하는 것은 해부학적 조건이다.

발레는 테크닉과 안무가 중요하다고 할 수 있다. 발레에서의 움직임은 볼룸 댄스나 라틴 댄스에서와 마찬가지로 척추, 어깨, 팔꿈치, 손, 고관절, 무릎관절, 발목과 발가락의 가동성이 매우 중요하다. 예를 들어, 기본적인 발레 포지션인 발이 외측을 바라보는 자세를 취하기 위해서 고관절에서 60−70° 정도의 외회전이 일어나야 한다.

발레 동작은 엄청난 가동성을 필요로 하는데 종아리 근육, 고관절 굴곡근, 대퇴사두근, 척추기립근, 발목에서의 족저 굴곡근 등이 충분히 유연하지 않으면 움직임이 제한되는 경우가 꽤 있다. 이런 이유로 개별 근육의 특성을 잘 고려한 **스트레칭과 이완 기법**이 필요하다. 특히 근육이 비대칭적으로 발달했을 경우에 더 더욱 그렇다. 유연성을 얻기 위한 스트레칭법은 능동적 스트레칭과 수동적 스트레칭을 할 수 있는데 수동적 스트레칭의 경우

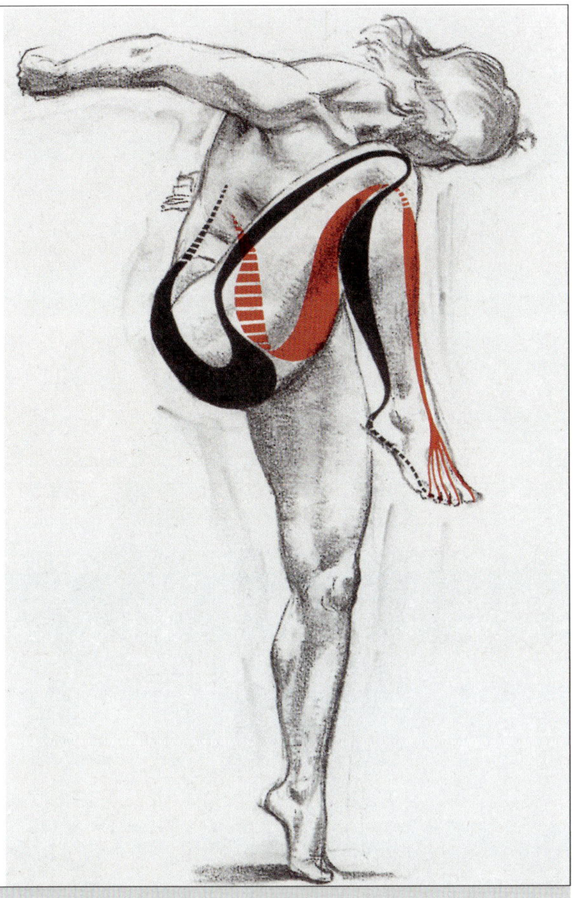

근육 그림. 54

28 흉쇄유돌근
33 대흉근
34 전거근
35 외복사근
39 승모근
42 광배근
47 삼각근
48 상완삼두근
50 상완이두근
51 상완근
78 대둔근
79 중둔근
86 대퇴근막장근
88c 대내전근
89 박근
90 봉공근
91a 대퇴직근
91d 중간광근
92 슬개인대
96 반건양근
97 거위발
99 비복근
100 가자미근
101 아킬레스건
102 전경골근
103 장지신근
104 단지신근
107 장비골근
108 단비골근
110 장지굴근
113 무지외전근
116 상신근지대
117 하신근지대

K54 경골

외부의 힘까지 동원할 수 있다. PNF 스트레칭의 경우 수축을 시킨 뒤 수축을 멈춘 상태에서 더 스트레칭을 시키는 방식으로 가동범위를 증진시키는 방식이며 이 스트레칭의 효과는 검증되어 있다. PNF 스트레칭은 세 단계에 걸쳐서 시행된다.

- 스트레칭 시키려는 근육을 최대한 이완시키면서 천천히 수동적으로 스트레칭시킨다.
- 최대한 스트레칭 시킨 상태에서 해당 근육의 등척성 수축.
- 수축 이후 근육을 다시 스트레칭 시키는네 이 때 길항관계에 있는 근육의 수축을 통해 더 큰 효과를 볼 수 있다.

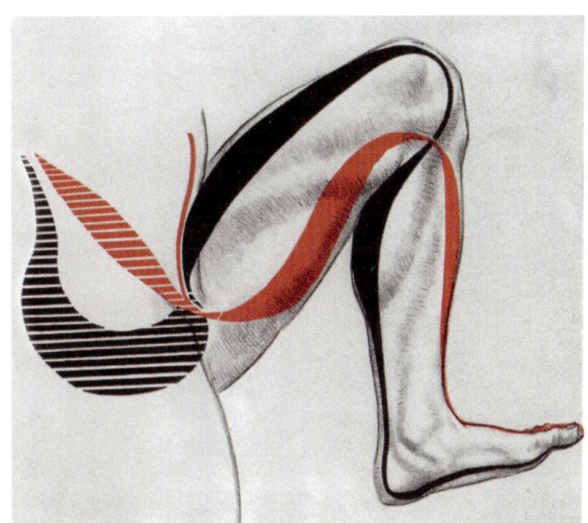

그림. 55 발레 댄서가 하지를 굴곡하는 기본석인 움식임에서 나타나는 근육 슬링들을 비교해 보자.

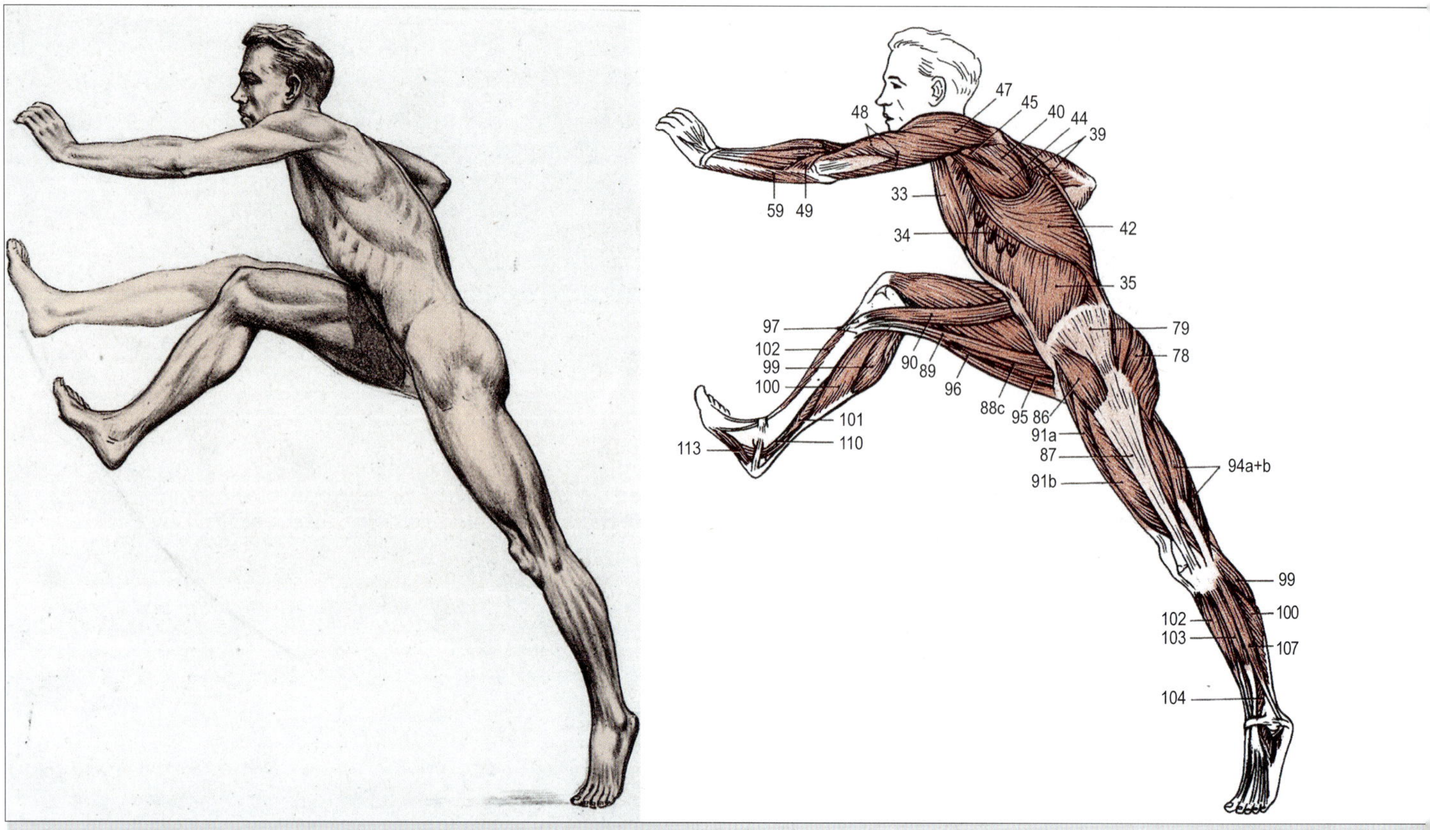

그림. 56 장애물 달리기 선수의 굴곡과 신전 슬링.

2.4 전신이 움직일 때 굴곡 / 신전 슬링

허들 경기 선수

그림 56에서 볼 수 있는 허들 경기 선수의 모습을 보면, 신전 슬링과 굴곡 슬링을 동시에 동원시키는 전형적인 장면이라 할 수 있다. 고관절, 무릎 관절, 발목 관절에서 동시에 움직임이 일어난다. 이런 육상 경기의 경우 스피드, 파워만이 아닌 전신의 협응이 중요하다. 고관절과 척추 하부에서 움직임이 일어나서 육상 선수는 허들을 최단거리로 넘어간 뒤 감속을 최소화 시킨 상태에서 경주를 이어나갈 수 있다. 허들 선수의 경우 상체와 다리가 길어야 유리하다. **그림 56**의 허들 넘는 장면을 보면 왼쪽 하지를 신전 시켜서 지면을 밀어내고 상체를 앞으로 숙이면서 오른다리를 위로 들면서 앞으로 뻗어서 허들을 넘으려 한다. 그 이후 하퇴 근육이 튀어오르면서 점프하게 되는데 그림에서는 이 단계까지 나오지 않았다.

넓이는 120cm에 달하고 높이는 106cm에 달하는 허들을 넘은 뒤 위로 들었던 오른쪽 다리를 아래로 내리면서 발의 앞꿈치로 착지한다. 착지와 동시에 무릎 관절을 신전시키고 상체를 살짝 앞으로 기울이면서 경주를 이어나간다.

육상 경기에서 선수들의 움직임을 보면 하체만이 아닌 **상체의 움직임**도 중요하다. **그림 57**에서 육상 선수가 크라우치 스타트 포지션에서 출발하는 것을 볼 수 있는데 여기서 상체의 움직임이 러닝 역학에 영향을 끼칠 것이라는 것을 확연히 예상할 수 있다. **주기적으로 팔을 앞·뒤로 흔들어서 고관절에서 다리가 움직일 때 그에 대한 보상으로 발생할 수 있는 원치 않는 회전을 방지한다.** 오른발을 앞으로 가져오기 바로 전에 왼손을 앞으로 휘두른다. 언덕 위를 올라갈 때는 팔을 많이 휘두르지 않지만 언덕을 내려갈 대는 팔을 더 크게 휘두르게 된다.

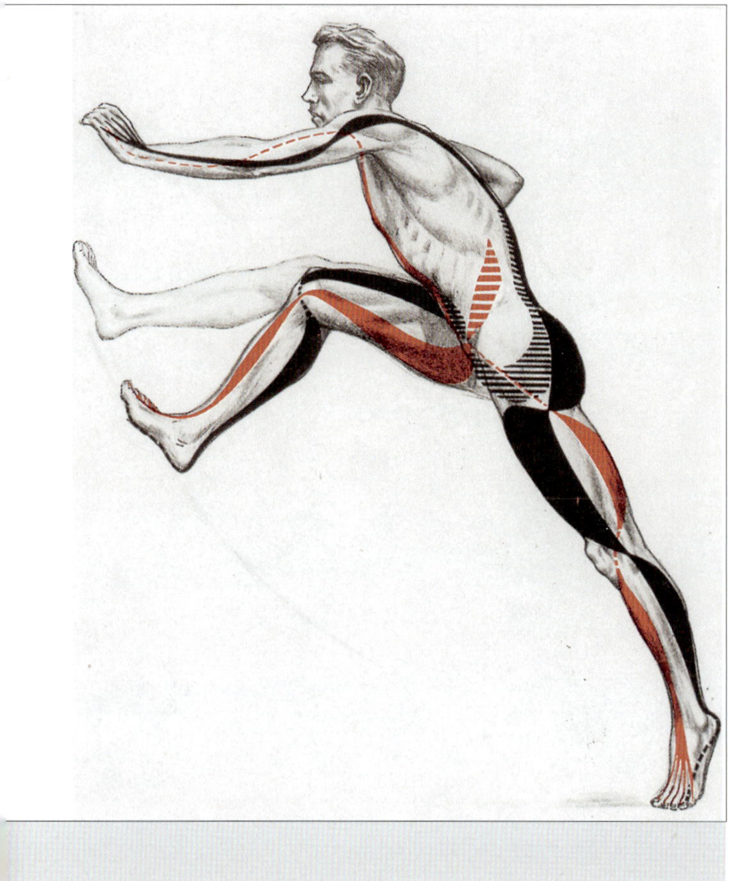

근육 그림. 56

33 대흉근
34 전거근
35 외복사근
39 승모근
40 극하근
42 광배근
44 대원근
45 소원근
47 삼각근
48 상완삼두근
49 주근
59 척측수근굴근
78 대둔근
79 중둔근
86 대퇴근막장근
87 장경인대
88c 대내전근
89 박근
90 봉공근
91a 대퇴직근
91b 외측광근
94a 대퇴이두근 장두
94b 대퇴이두근 단두
95 반막양근
96 반건양근
97 거위발
99 비복근
100 가자미근
101 아킬레스건
102 전경골근
103 장지신근
104 단지신근
107 장비골근
110 장지굴근
113 무지외전근

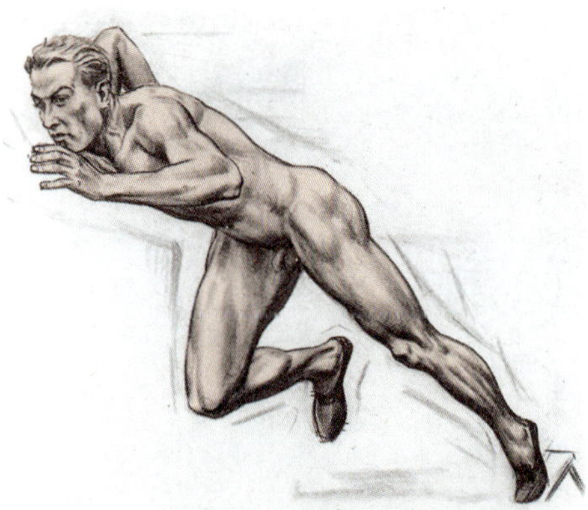

그림. 57 단거리 스프린터의 크라우치 포지션(상지의 움직임이 강하게 나타나는 것에 주목).

허들 경주, 높이 뛰기, 멀리 뛰기, 삼단 뛰기와 같이 육상 경기를 대표하는 여러 종목들에서 일어나는 현상을 보면, 발이 지면에 고정된 상태에서 팔을 위로 들어올리면 팔의 무게 중심은 위로 올라간다. 무게 중심이 옮겨가면서 선수의 몸이 새로운 무게 중심을 향해 당겨진다. 점프 이후 착지 시 팔을 위로 내밀어서 신체의 평형을 유지하기도 하는데 이와 같은 현상은 체조나 스키 점프에서도 볼 수 있다.

! 이것은 걸을 때 또는 뛸 때 상지의 움직임과 점프할 때의 상지 움직임은 다른 목적으로 사용된다는 것을 의미한다. 걷거나 뛸 때 상지는 양 팔을 번갈아 가면서 사용하고 점프할 때는 양 팔을 동시에 사용한다.

허들 경주 선수의 경우 상체가 앞으로 숙여지면서 오른쪽 무릎이 완전히 펴지지 않는 것을 볼 수 있다. 이런 현상은 왜 생기는 것일까? 고관절에서 대퇴부가 굴곡된 상태에서 무릎을 신전시킬 경우 허벅지 뒤쪽 근육인 햄스트링(반막양근, 반건양근)의 긴장도가 높아지면서 무릎을 온전히 피기가 어려워진다. 고관절에서 최대한 굴곡됐다가 다시 원래 상태로 돌아가면서 햄스트링 근육의 긴장도가 낮아지면서 무릎을 완전히 필 수 있게 된다. 무릎을 완전 신전시킬 경우 고관절에서 굴곡 각도는 제한된다. 고관절에서의 굴곡 각도가 많이 나오기 위해서는 무릎에서 신전 각도가 줄어야 가능해진다.

신선에 관여하는 근육 슬링을 보면 왼발바닥에서 시삭해서 전신을 거쳐서 같은 편의 손까지 연결된다. 한편 굴곡에 관여하는 근육 슬링은 오른쪽 하지에서 움직임을 만드는 장요근을 포함한 여러 굴곡근으로 구성되어 있다.

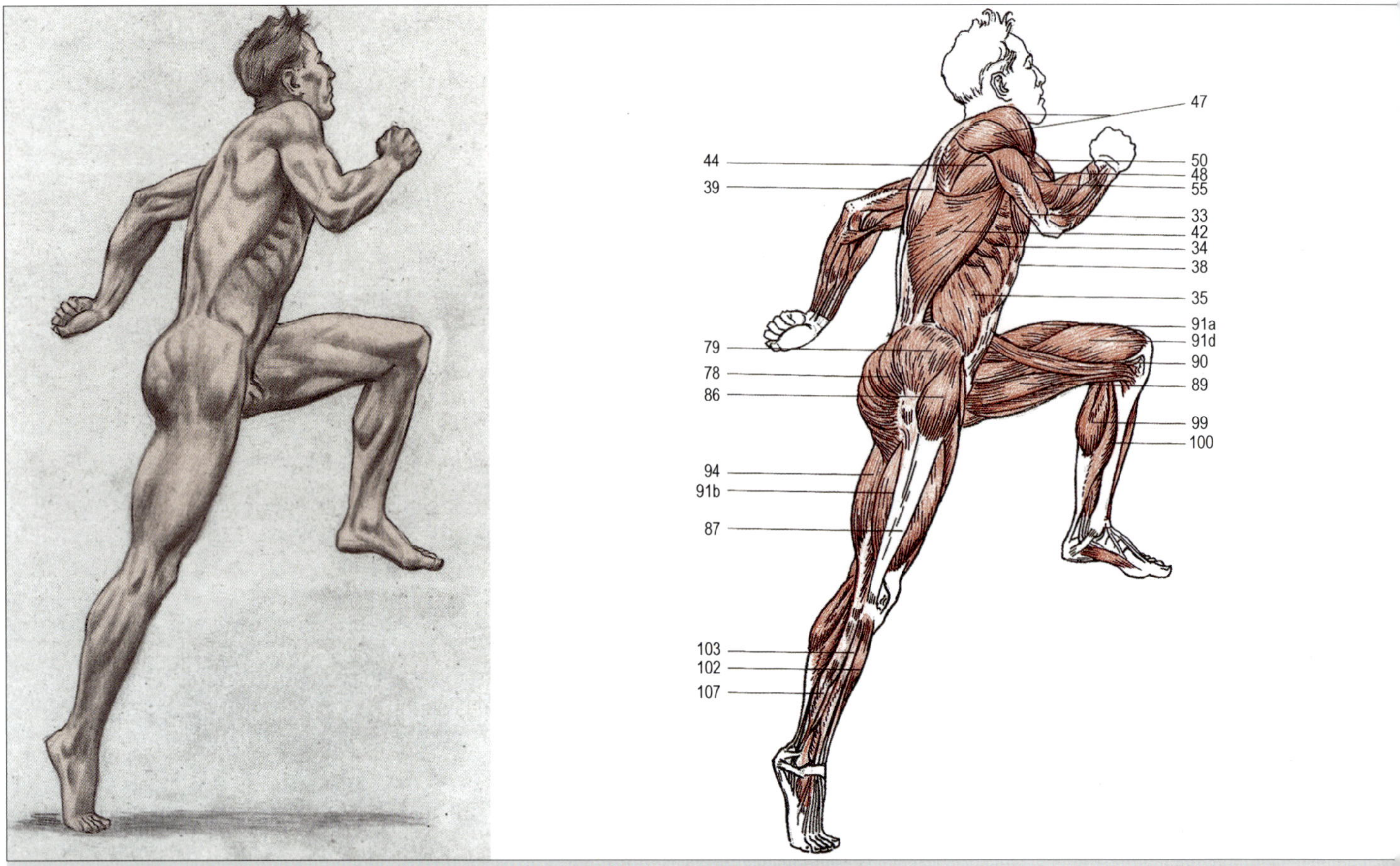

그림. 58 멀리 뛰기 선수의 굴곡과 신전 슬링.

멀리뛰기

멀리뛰기에서는 35–45 미터에 달하는 가속 구간에서는 비슷한 움직임 **패턴**이 반복되는데 반해 점프, 공중 동작 및 착지 구간에서는 그 구간에서만 볼 수 있는 독특한 움직임으로 구성되어 있고 이와 같은 패턴은 멀리뛰기만이 아닌 높이뛰기 및 장대 높이뛰기에서도 볼 수 있다. 공중 동작은 멀리뛰기, 높이뛰기, 장대높이뛰기가 다른 패턴을 보인다. 멀리뛰기의 경우 가속에 있어서 빠른 스피드와 정교함을 요하며 도움 닫기 시 최적의 스텝을 밟아야 한다. 또한 착지 시 고관절과 척추의 유연함과 빠르고 강력한 신전 슬링을 필요로 한다.

그림 59를 보면, 점프를 위해 지면을 강력하게 밀어내는 발이 먼저 땅을 딛게 된다. 점프를 위한 도약 타이밍에는 발목부터 무릎, 고관절을 신전시키는 강력한 신전 슬링이 관여하게 된다. 반면 점프 시 지면을 밀어내지 않는 발의 경우 무릎을 구부리면서 앞으로 이동하게 된다.

공중에 떠있는 구간에서 멀리뛰기 선수는 착지를 준비해야 하며 양다리를 최대한 앞으로 보낸 상태에서 상체와 팔을 앞으로 보내서 무게 중심이 앞으로 이동되게 한다. 이와 같은 자세를 통해 안전하게 착지하면서 동시에 더 나은 기록을 얻을 수 있게 되며 간혹가다 세계 기록이 나오기도 한다.

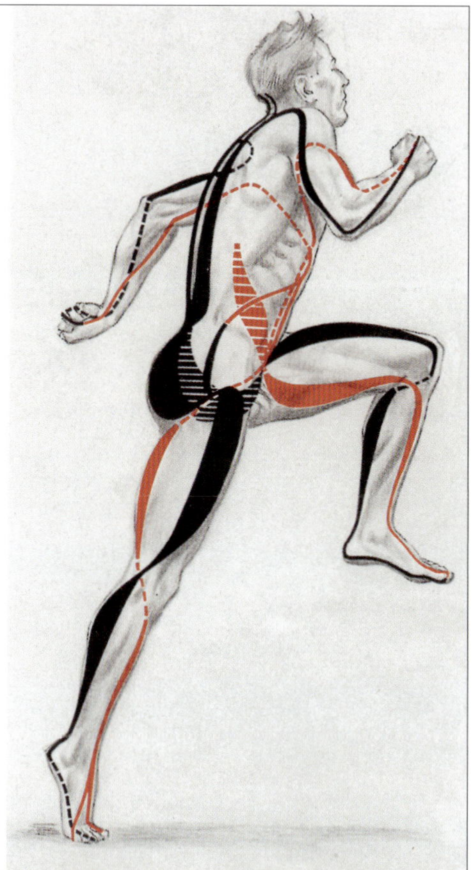

근육 그림. 58

33 대흉근
34 전거근
35 외복사근
38 복직근
39 승모근
42 광배근
44 대원근
47 삼각근
48 상완삼두근
50 상완이두근
55 상완요골근
78 대둔근
79 중둔근
86 대퇴근막장근
87 장경인대
89 박근
90 봉공근
91a 대퇴직근
91b 외측광근
91d 중간광근
94 대퇴이두근
99 비복근
100 가자미근
102 전경골근
103 장지신근
107 장비골근

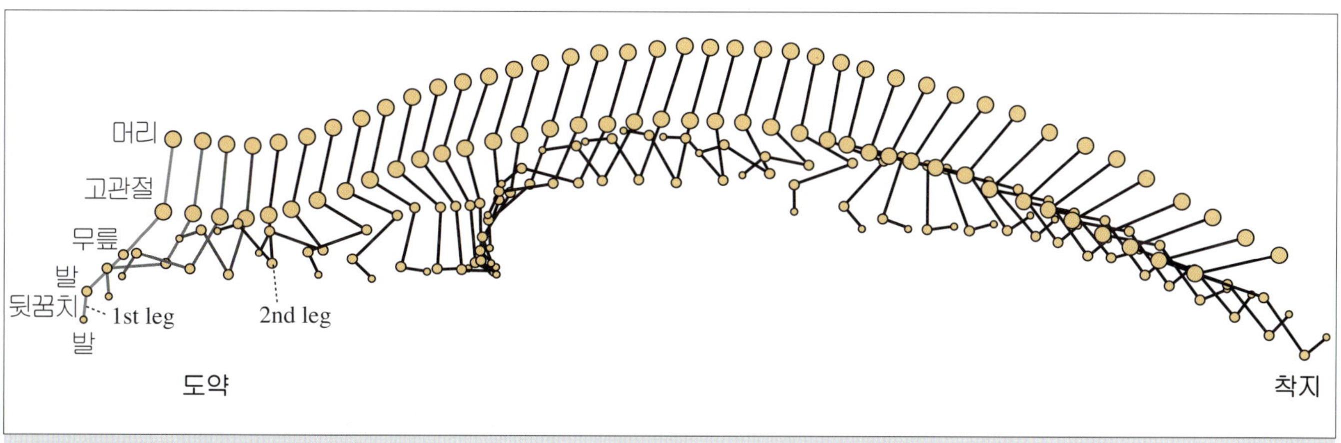

그림. 59 멀리 뛰기 선수의 도움닫기를 통해 얻은 강력한 에너지가 전신을 강하게 움직이는 에너지로 전환되는 모습을 연속으로 그려본 모습이다.

1866년도의 남자 멀리뛰기 세계 기록은 6.00미터인데 반해, 1964년도의 남자 멀리뛰기 세계 기록은 8.35미터로 상당히 많은 발전이 있었다. 물론 이와 같은 발전이 꾸준히 일어난 것은 아니다. 1935년도에 **Jesse Owens**가 8.13미터라는 엄청난 기록을 세웠고 이와 같은 대기록은 향후 29년 간 깨지지 않았다. 1968년 올림픽은 멕시코 시티에서 열렸는데 멕시코 시티의 해발고도는 2400미터에 달한다. 그 당시 육상 경기에서의 기록들이 대폭 향상됐는데 아마도 멕시코 시티의 해발고도와 관련이 있지 않을까 하는 의문이 제기되고 있다.

그렇다면 누가 이런 기록을 낼 수 있는 것일까?

미국의 **Bob Beamon**은 멀리뛰기에서 8.90미터라는 기록을 달성했다. 이를 통해 23년간 깨지지 않던 세계기록을 갈아치웠다. 1991년 Powel은 도쿄에서 8.95미터를 달성해 또 다른 세계기록을 달성했다. Beamon의 경우 그 당시에는 불가능할거라 여겨졌던 기술적인 움직임을 멀리뛰기에 적용해 가속과 점핑 파워를 향상시켰다. 저자의 경우 그 당시 경기에 주치의로 참가했기에 현장을 직접 볼 수 있다. Beamon은 그의 신체적 특징을 잘 활용했다. 191cm의 키, 체중은 70kg이기에 신체적으로 긴 지렛대를 활용할 수 있으면서 공기저항은 적었기에 가속구간에서 더 빨리 달릴 수 있었다. 가속구간에서 얻은 거대한 에너지가 점프가 일어나는 순간에 분출되는 장면을 **그림 60**에서 볼 수 있다.

Beamon의 환상적인 퍼포먼스는 보는 사람들로 하여금 전율을 느끼게 했으며 오늘날까지 역대 가장 주목할 만한 기법 중 하나로 꼽히고 있다. 음향 장비의 문제로 인해 Beamon이 어느 정도의 기록을 냈는지 장내 아나운서가 알리는 데까지 5분 이상 걸렸다. 음향 장비의 문제가 해결되고 Beamon 그 자신이 8.90미터의 기록을 냈다는 보도에 크게 영향을 받을 것처럼 보이진 않았다.

그러나, Beamon은 자신이 8.90미터의 기록을 세웠다는 소식을 듣자 번개에 맞은 것처럼 땅에 쓰러졌다. 왜 그랬는지는 모르겠지만 전신 근육에 대한 컨트롤을 잃은 상태로 50초 이상을 움직이지 못했다. 지나치게 기쁘거나 슬플 때와 같이 감정적인 동요가 심하면 다리에 힘이 풀리는 듯한 현상을 목격했다. 지난 기록보다 50cm나 증가했기에 Beamon은 놀라지 않을 수 없었다. 이와 같은 신기록은 운동 과학, 운동 역학, 기능 해부학과 같은 여러 분야에서의 연구를 촉발시켰고 그 결과 멀리 뛰기와 높이 뛰기 종목과 관련된 많은 정보를 얻을 수 있게 되었다.

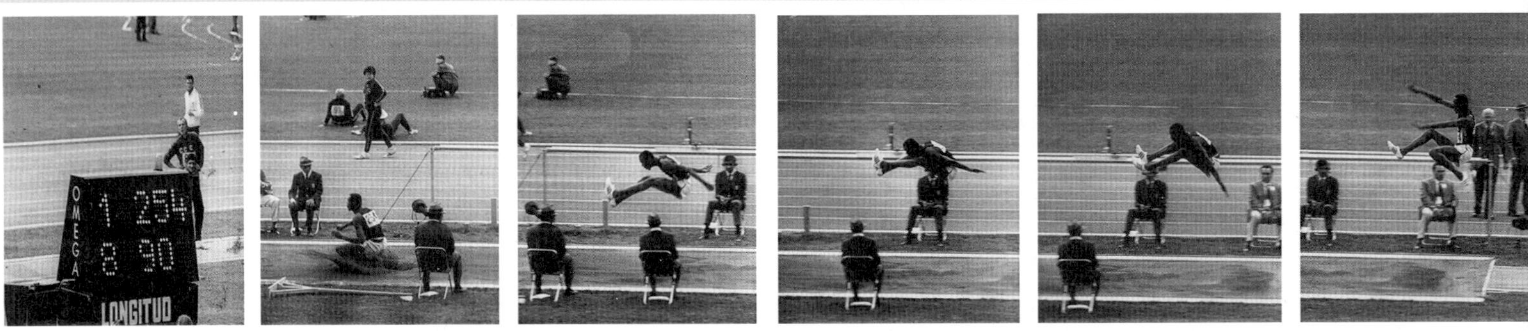

그림. 60 Beamon의 역사적인 멀리뛰기. 12개의 연속되는 사진을 오른쪽에서 왼쪽 순으로 봐야 한다.

높고 멀리 점프하기 위해 발판을 딛고 하지를 신전시켜 도약하는 순간 **러닝 속도가** 초속 9.35미터에서 8.05미터로 **감속되어야 한다**. 직후 **신전 슬링**의 신장성 수축을 통한 브레이크 작용을 통해 선수의 몸 전체가 앞으로 튀어 나가게 만든다. **순간 속도는** 초속 8.05미터에서 8.36미터로 **증가한다**. 이렇게 점프의 초기 구간은 **브레이크 구간과 가속 구간**으로 더 세분화시킬 수 있다. 이 두 구간에서 좋은 움직임을 보이기 위해서는 큰 파워를 필요로 하며 뛰어올라가는 순간 팔을 휘두르는 움직임을 통해 추가적인 동력을 얻어낼 수 있어야 한다.

멀리 뛰기에서의 착지는 **굴곡 슬링**이 주된 역할을 하게 된다. 특히 고관절에서 상당한 굴곡이 일어나게 되며 이 과정에서 **복근**의 기능이 중요해진다. 앞서 언급했듯이 Bob Beamon은 특수한 신체 조건을 가지고 있으며 이런 그의 특징이 멀리뛰기에서 중요한 여러 구간에서 다양한 역할을 할 수 있다. 점프 중 신전 슬링에 대한 연구에 따르면 뛰어오르는 순간 대략 4950–5900 뉴튼에 달하는 힘이 필요하다. 이 중 멀리뛰기의 경우 점프 능력의 60% 그리고 높이뛰기의 경우 70%에 달하는 힘이 근육의 단축성 조절만이 아닌 신장성 조절에서 나온다는 것이다. 즉, 수축 전에 근육이 잘 신장되어야 직후 근육이 낼 수 있는 힘도 더 커진다는 것이다.

"근육이 외부 요인에 의해 신장될 경우,
연결되어 있는 결합조직 또한 늘어나게 되며,
이 경우 다시 원상태로 돌아가려 하는 탄성에 의해
잠재적인 에너지가 발생하게 된다.
이는 신장성 조절 직후, 근육의 능동적 수축이
연결되는 과정에서 추가적인 운동 에너지로
활용 가능하다.
근육 수축을 위해 필요로 하는 생화학 작용 없이도
이런 퍼포먼스를 낼 수 있다.
이런 이유로 여러 작업을 수행하는 데 있어
근육의 탄성 요소는 매우 중요한 역할을 한다.
"(Komi, 1975)

이런 요소들은 적절한 타이밍에 단축성 조절과 신장성 조절 사이를 잘 넘나들어야 하는 멀리뛰기 높이뛰기 선수들의 파워 트레이닝에 있어 필수적인 부분이 되었다.

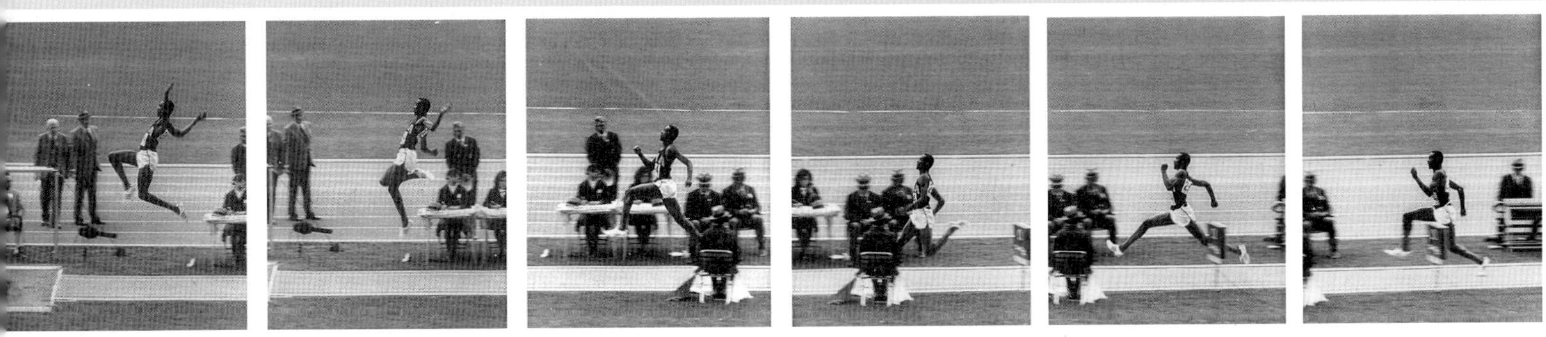

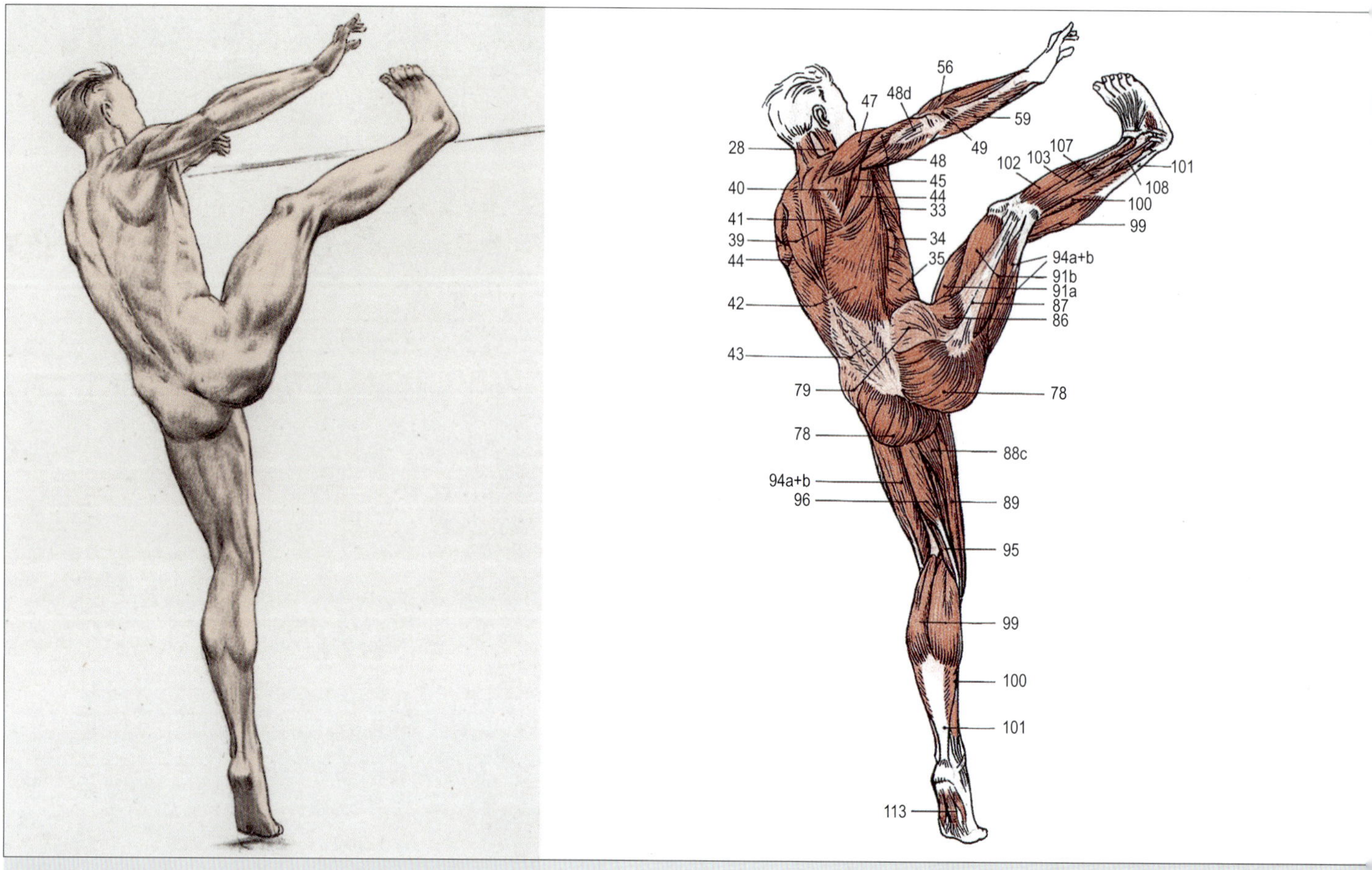

그림. 61 높이뛰기 선수의 굴곡과 신전 슬링.

높이뛰기

다음 움직임은 **그림 61**에서 볼 수 있는 높이 뛰기 방식인 스트래들 높이 뛰기로서 현재 배면뛰기로 대체돼서 더 이상 사용되지 않는 방식이다. 스트래들 높이 뛰기 방식에서는 점프를 뛰는 왼쪽 고관절이 신전되고 반대로 자유롭게 움직일 수 있는 오른쪽 고관절이 굴곡된다. 이 점프 방식의 특징이라 하면 도약의 효과는 증진시키면서 도약 시간을 단축시키는 것이고 이를 달성하기 위해서는 도약을 시작할 때 도움닫기 속도를 초속 6.5-7.5 미터 정도로 빠르게 가져가면서 도약하는 순간 팔을 위로 뻗으면서 점프하는 다리를 신전시키는 협응이 잘 이루어져야 한다. 멀리 뛰기에서 설명했듯이 도약 직전 속도가 살짝 줄어드는 브레이크 시 점프가 이루어지는 무릎 관절을 구부려서 하지의 신전근이 수축 전 신장이 되는 상황이 만들어진다. 이 때 도움닫기에서 발생하는 운동 에너지가 점프로 연결된다. **그림 62**에서 볼 수 있듯이 대둔근과 대둔근의 길항근인 장요근을 통해 **요천부에서의 안정성** 및 골반의 움직임을 조절한다. **대둔근**은 복직근과 함께 골반의 전방 경사의 정도를 감소시키는 데 반해 **장요근**은 골반을 전방 경사시키면서 복직근을 신장시킨다.

"… 골반과 흉곽의 늑골궁 사이의 거리가 멀어질 때 복직근이 수축하면, 이와 같은 현상이 나타나지 않게 할 수 있다. 이는 대둔근과 복직근의 수축에 의해 대퇴골두 위에서 골반이 뒤로 기울게 만들어 줄 수 있다. 이 과정에서 척추 움직임도 동반되어 나타나지만 대둔근은 천골을 통해 연결되고 여기서 흉요건막을 통해 척추로 연결되기에 척추는 결국 골반의 움직임을 따라갈

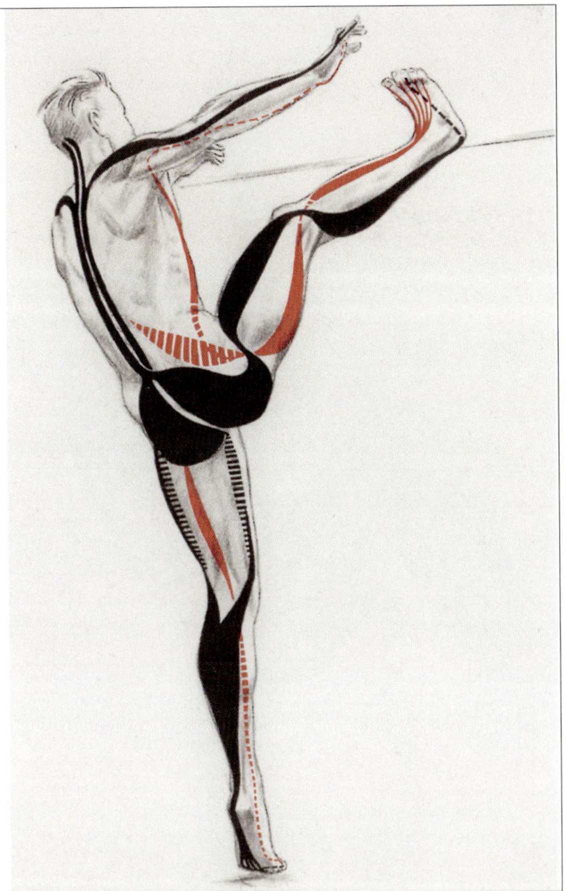

근육 그림. 61

28 흉쇄유돌근
33 대흉근
34 전거근
35 외복사근
39 승모근
40 극하근
41 대능형근
42 광배근
43 흉요근막
44 대원근
45 소원근
47 삼각근
48 상완삼두근
48d 상완삼두근의 건
49 주근
56 장요측수근신근
59 척측수근굴근
78 대둔근
79 중둔근
86 대퇴근막장근
87 장경인대
88c 대내전근
89 박근
91a 대퇴직근
91b 외측광근
94a 대퇴이두근 장두
94b 대퇴이두근 단두
95 반막양근
96 반건양근
99 비복근
100 가자미근
101 아킬레스건
102 전경골근
103 장지신근
107 장비골근
108 단비골근
113 무지외전근

수밖에 없다." (Hoepke, 1971)

이처럼 대둔근과 복직근의 강력한 수축은 높이 뛰기 움직임에 있어서 중요한 역할을 하기에 간과해서는 안된다. 이 두 근육에 의한 골반의 움직임 조절을 보조해 주는 **강력한 인대들**이 존재하며 이 인대들은 골반이 과도하게 흔들리는 것을 방지하는 기능을 갖는데 이는 높이 뛰기에서의 좋은 성적을 위해 매우 중요하다.

여기서 잊지 말아야 할 것은 **중둔근**의 기능이 매우 중요하다는 것이다. 이 근육은 다리를 앞 뒤로 굴곡 신전하는 움직임에서도 사용될 뿐만 아니라, 한 다리로 서 있을 때 지면을 딛고 있지 않은 쪽으로 골반이 기우는 것을 방지하는 기능까지 가지고 있다.

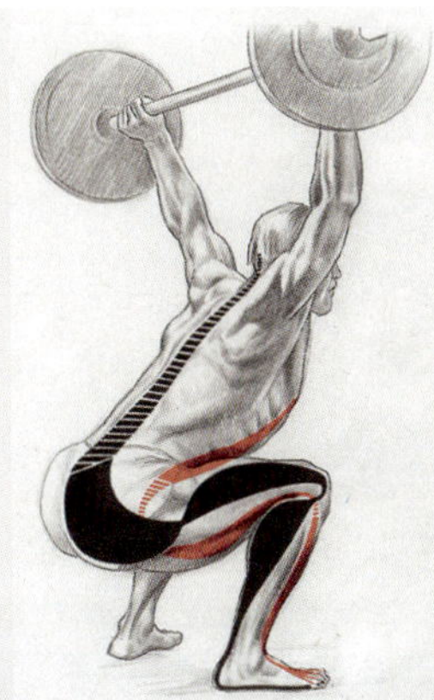

그림. 62 역도 선수의 선신에 걸친 근육 슬링을 보여주고 있다.

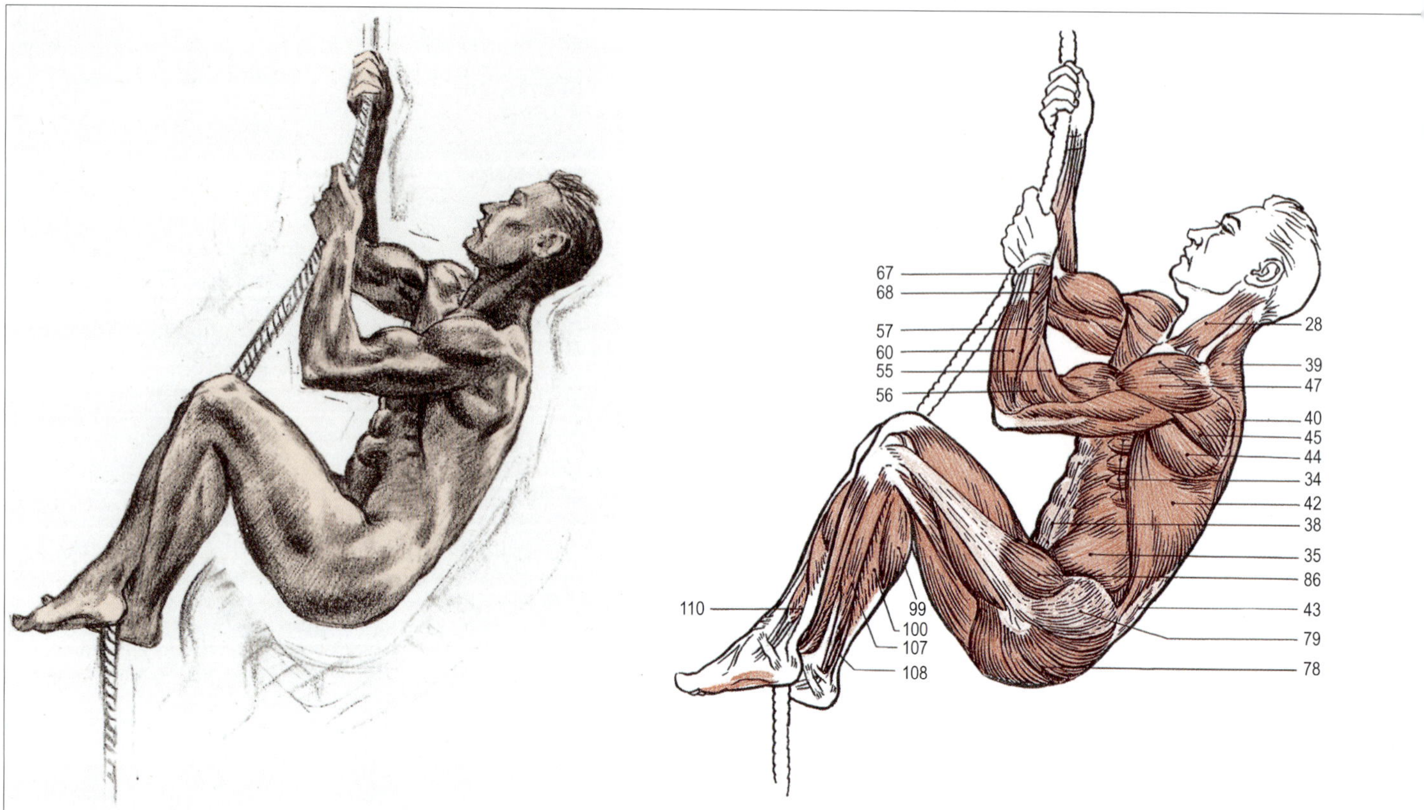

그림. 63 로프를 타고 올라갈 때, 전신의 굴곡과 신전 슬링을 볼 수 있다.

밧줄타기

그림 63의 마지막 그림을 보면, 굴곡 슬링과 신전 슬링이 서로 상호작용을 하는 것을 볼 수 있다. 그 중 대표적인 **대둔근과 장요근의 상호작용**을 볼 수 있다. 장요근이 수축하면 그만큼 대둔근이 신장된다. 대둔근의 주행방향을 고려했을 때 대둔근은 골반을 위로 그리고 앞으로 밀어낼 수 있다. 이를 통해 **몸통을 중력의 반대 방향으로 들어올릴 수 있다**. 이와 같은 기능은 계단을 오를 때도 중요한 기능이다.

벽 타기

그림 64에서 볼 수 있는 실내 암벽 등반에서도 사실상 비슷한 굴곡 슬링과 신전 슬링이 손과 손가락의 길고 짧은 여러 굴곡근들과 결합해서 사용된다. 여러 슬링이 체간을 안정시키고 이로 인해 클라이머가 매달려 있고 위로 올라가는 와중에도 최적의 포지션에 있을 수 있게 해준다. 실내 암벽 등반은 모든 연령대를 위한 레크리에이션으로서 또는 부상 이후 재활의 방식으로 지난 25년간 발전해 왔다.

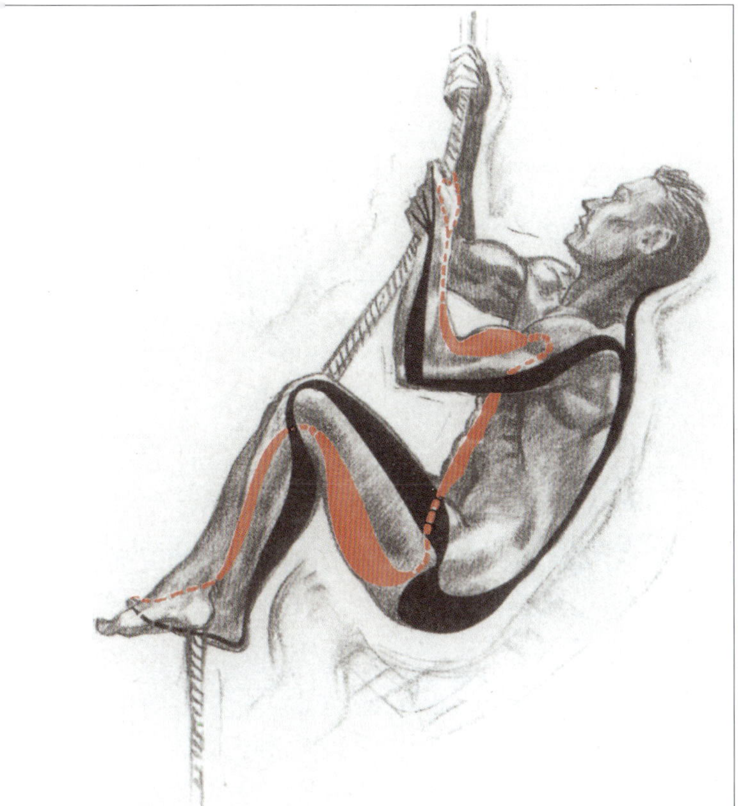

근육 그림. 63, 64

28 흉쇄유돌근	**58** 척측수근신근
33 대흉근	**59** 척측수근굴근
34 전거근	**60** 지신근
35 외복사근	**67** 단무지신근
38 복직근	**68** 장무지외전근
39 승모근	**78** 대둔근
40 극하근	**79** 중둔근
42 광배근	**86** 대퇴근막장근
43 흉요근막	**89** 박근
44 대원근	**90** 봉공근
45 소원근	**91** 대퇴사두근
47 삼각근	**99** 비복근
48 상완삼두근	**100** 가자미근
50 상완이두근	**102** 전경골근
55 상완요골근	**107** 장비골근
56 장요측수근신근	**108** 단비골근
57 단요측수근신근	**110** 장지굴근

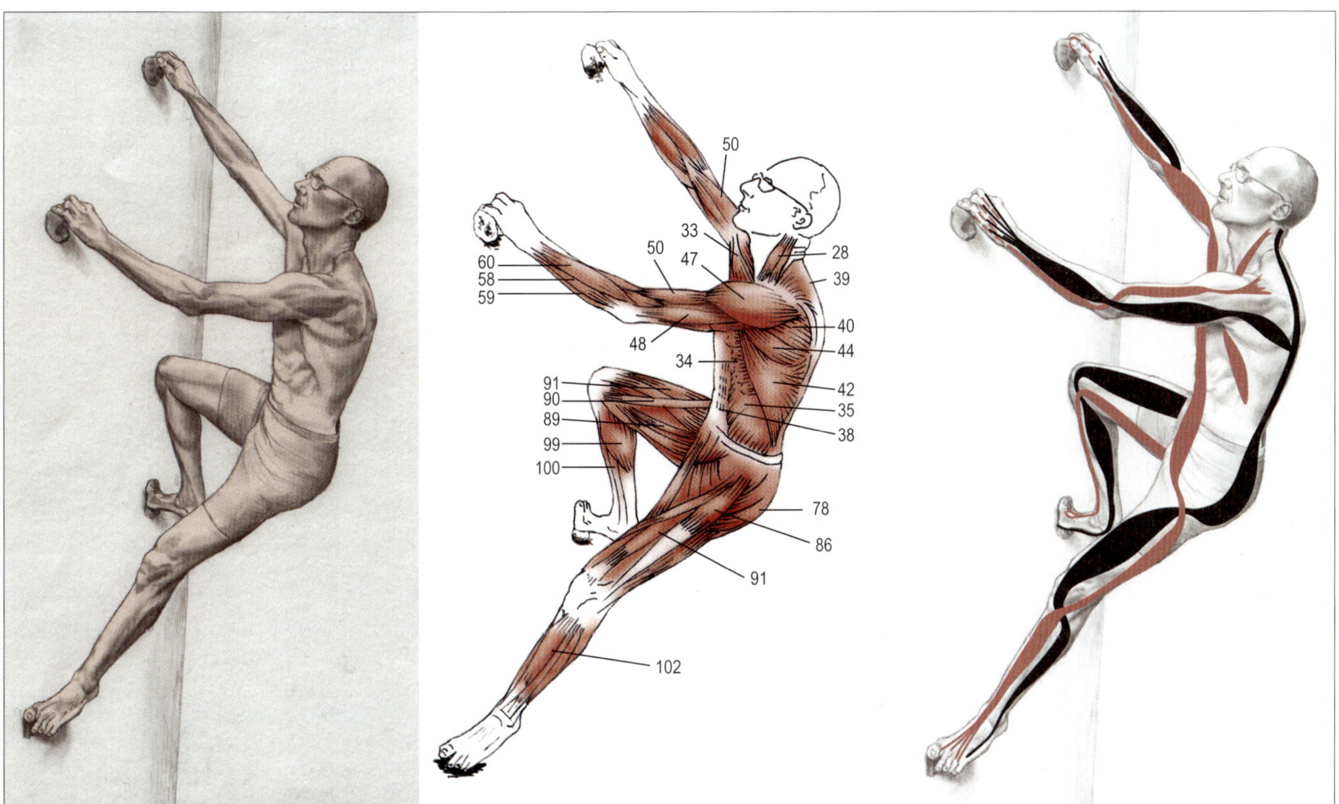

그림. 64 암벽을 탈 때 근육 슬링을 볼 수 있다.

체조 선수들의 몸통과 견갑대 근육

지금까지 다뤘던 순수한 동적인 움직임들을 통해 하지에서 체간을 통해 상지로 몇몇 근육들의 조합을 통해 힘이 전달될 수 있는지 배웠다.

이제부터는 스포츠의 움직임에서 체간이 코르셋 근육을 통해 특정 자세를 유지하고 안정성을 확보하는 **정적인 기능**과 걷거나 점프를 할 때 생기는 가벼운 충격을 흡수하고 전달하는 **동적인 기능** 및 흉강과 복강의 내장기를 보조하면서 신체 일부 또는 전신의 움직임과 어떻게 복잡하게 연결되어 있는지 집중적으로 알아볼 것이다. 기시에 비해 정지 부위가 더 고정되어 있을 경우 체간에서 흉곽으로 흉곽에서 **견갑대 및 상지**로 연결된 근육 슬링은 전신을 들어올릴 수 있다.

이 슬링을 분석해 보면,

- 광배근(**그림 65**),
- 대흉근 하부 섬유(**그림 66**),
- 소흉근(**그림 67**),
- 전거근 하부 섬유(**그림 68**),
- 능형근과 승모근(**그림 69**).

이 근육들은 대부분 대각선으로 주행해서 상부 방향으로 올라가기에 수평 방향 또는 하부 방향으로 내려가는 식으로 주행하는 근육보다 더 강하게 잘 발달되어 있다. 상부 방향으로 주행하는 근섬유는 견관절에서 팔의 다양한 방향으로 움직일 수 있게도 해 주지만 손이 고정된 상태에서는 몸 전체를 움직일 수 있게 해준다.

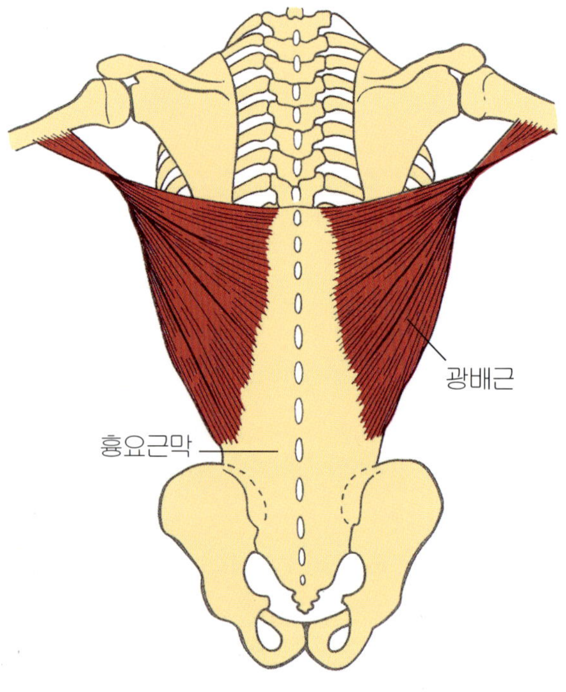

그림. 65 뒤에 넓게 퍼져 있는 근육 : 광배근.

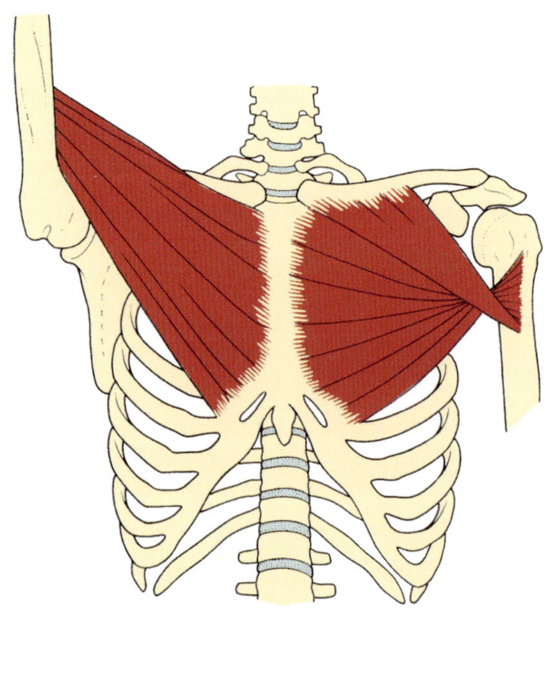

그림. 66 대흉근: 평상시에는 꼬여있다가 팔을 들어올리면 꼬인 타래가 풀리는 것을 볼 수 있다.

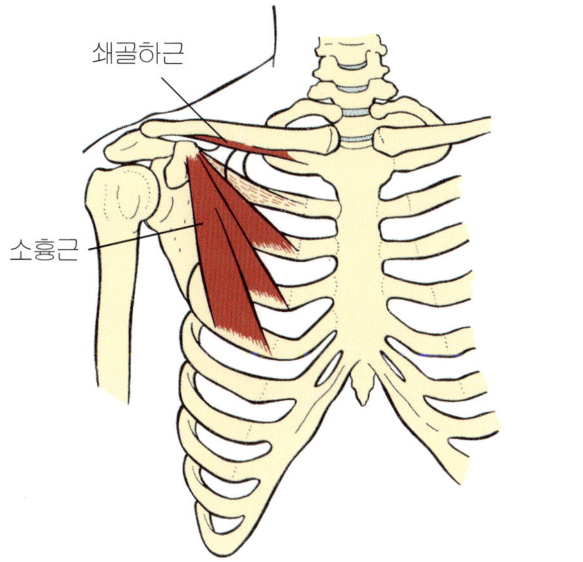

그림. 67 견갑대의 앞쪽 근육 : 소흉근과 쇄골하근.

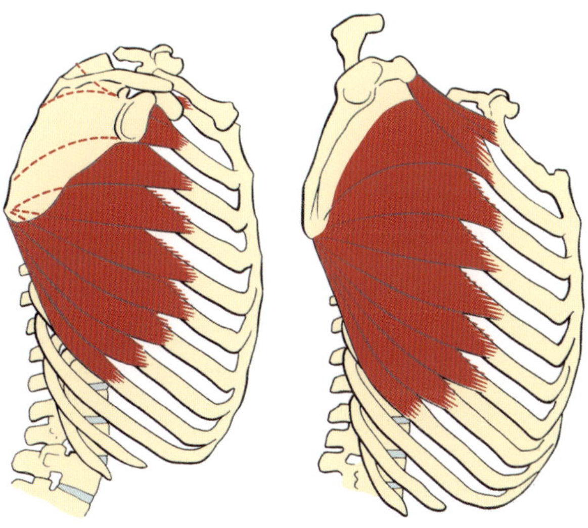

그림. 68 전거근. (좌)평상 시의 견갑골의 포지션 (우)견갑골이 뒤로 젖혀진 모습.

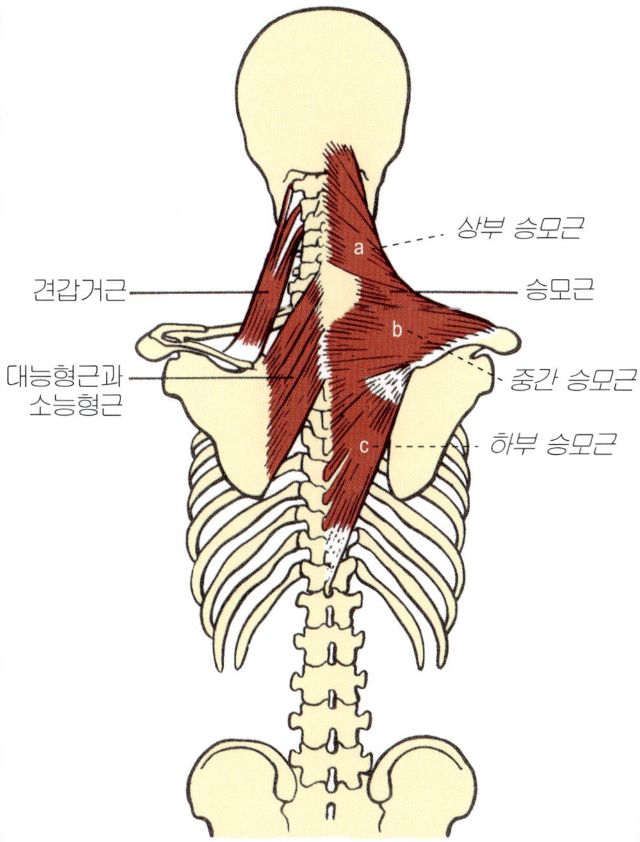

그림. 69 견갑대의 후면부 근육.

이럴 경우 서로 **길항관계**에 있는 근육 슬링이 동시에 **작용한다는** 것을 확인할 수 있다. 이 근육들의 대부분은 서로 반대 방향에서 견갑골의 움직임을 조절하거나 위치를 조정하여 견갑대 전체의 움직임을 좌우할 수 있는 능력을 가지고 있기에 매우 중요하다.

이런 근육 슬링에는 다음과 같은 근육들이 포함된다.

- 능형근,
- 견갑거근, 승모근,
- 승모근, 흉근,
- 승모근, 전거근.

이 중 능형근에서 전거근으로 연결되는 슬링을 보면 견갑골 내측으로 길게 이어지는 내측연 및 흉곽 주변을 둘러싸면서 **대각선**으로 주행하는 긴 근육 슬링이다.

- 능형근이 수축하면 전거근은 동시에 신장되면서 견갑골은 척추를 향해 당겨진다.
- 반대로 전거근이 수축하면 능형근은 신장되면서 견갑골은 척추에서 멀어진다.
- 두 근육이 동시에 수축할 경우 견갑골은 중간 정도의 위치에 고정될 것이고 상지에 전신의 무게를 실은 상태에서 운동을 수행하는 경우와 같이 높은 안정성을 요하는 움직임이 가능해진다.

견갑거근과 **승모근**의 상부 섬유의 근육 슬링은 기능적으로 봤을 때 서로 협력한다. 예를 들어, 무거운 물체를들 경우 견갑골이 하부로 지나치게 밀리는 현상을 막아주는 역할을 한다. 이 근육 슬링은 **그림 70**에 나와 있듯이 견갑대가 다양한 방향으로 움직일 수 있게 해준다. 이 근육 슬링이 존재하지 않을 경우 견관절에서 일어나는 방대한 가동범위의 움직임을 수행할 수 없다.

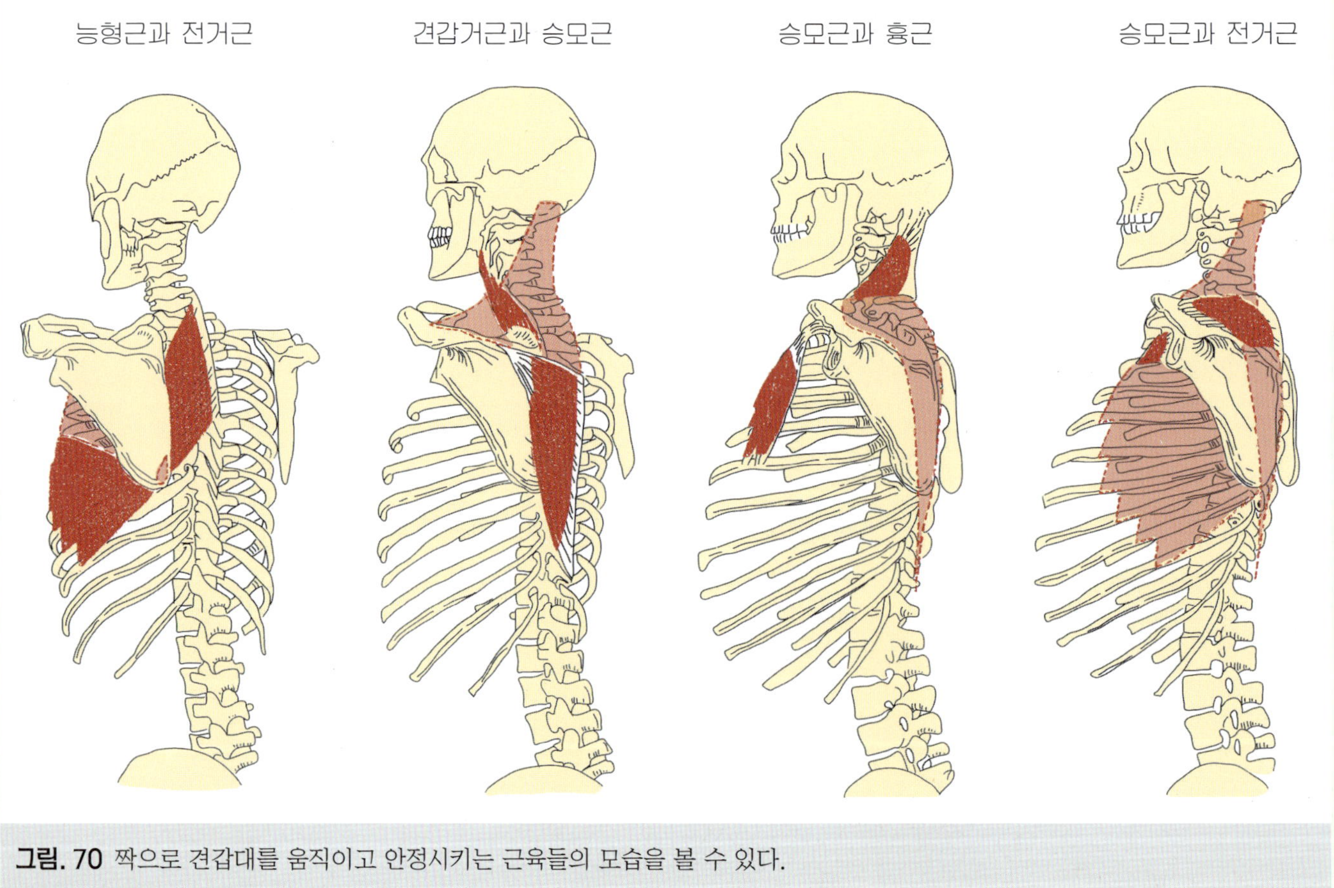

그림. 70 짝으로 견갑대를 움직이고 안정시키는 근육들의 모습을 볼 수 있다.

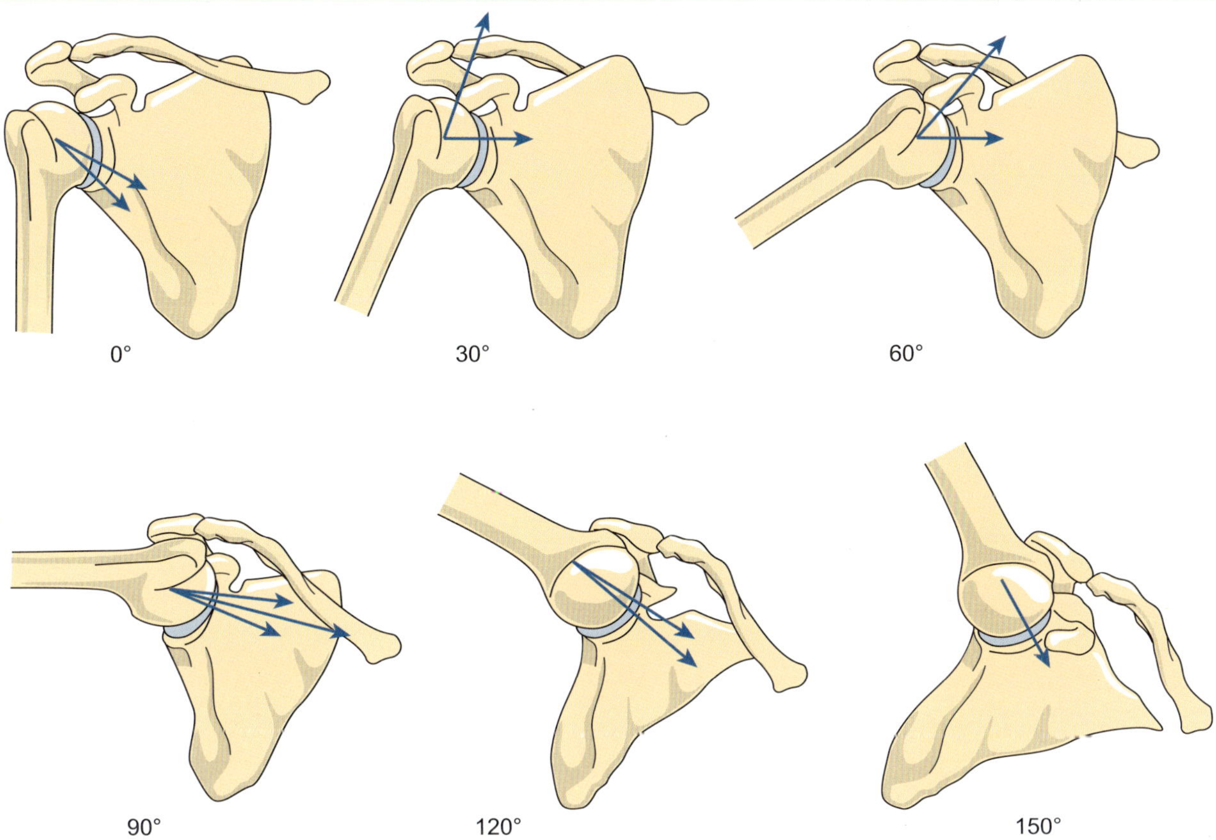

그림. 71 팔을 외전시킬 때 견갑골과 상완골이 어떻게 상호작용하는지를 보여주고 있다.
0° : 시작 자세 , 90° : 외전 90°, 120°에서 150°까지 외전.

근육이 고정된 물체를 향해 낼 수 있는 **정적인 파워**는 근섬유의 단면적과 속근 섬유의 비율에 의해 결정된다. 기계 체조에서의 움직임은 체조 선수의 정적인 파워만이 아닌 동적인 파워를 요한다.

그림 71과 **72**에서 보듯이 견갑골이 어떻게 위치하고 기능하는지에 따라 견관절과 상지 전체의 3차원적인 움직임이 결정된다는 것을 알 수 있다. 여기서 전거근에서 능형근으로 이어지는 슬링과 승모근에서 전거근으로 이어지는 슬링의 상호작용이 특히 중요하다.

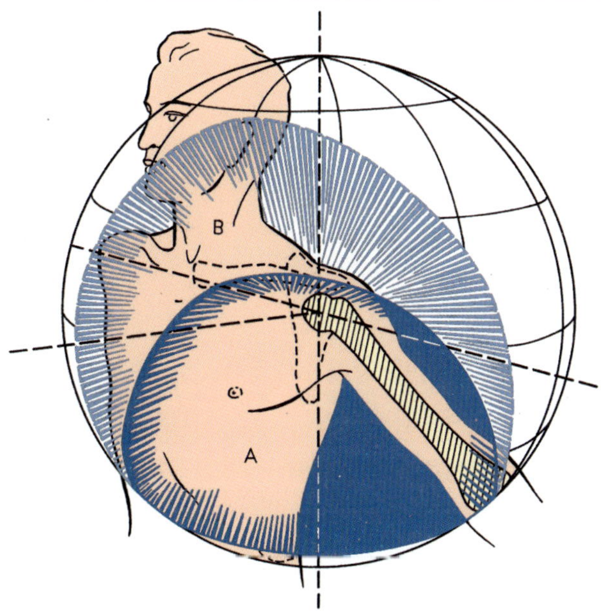

그림. 72 상지 움직임의 범위
A= 상완골만 움직였을 때 나타나는 범위
B= 쇄골과 견갑골이 함께 움직였을 때 나타나는 범위.

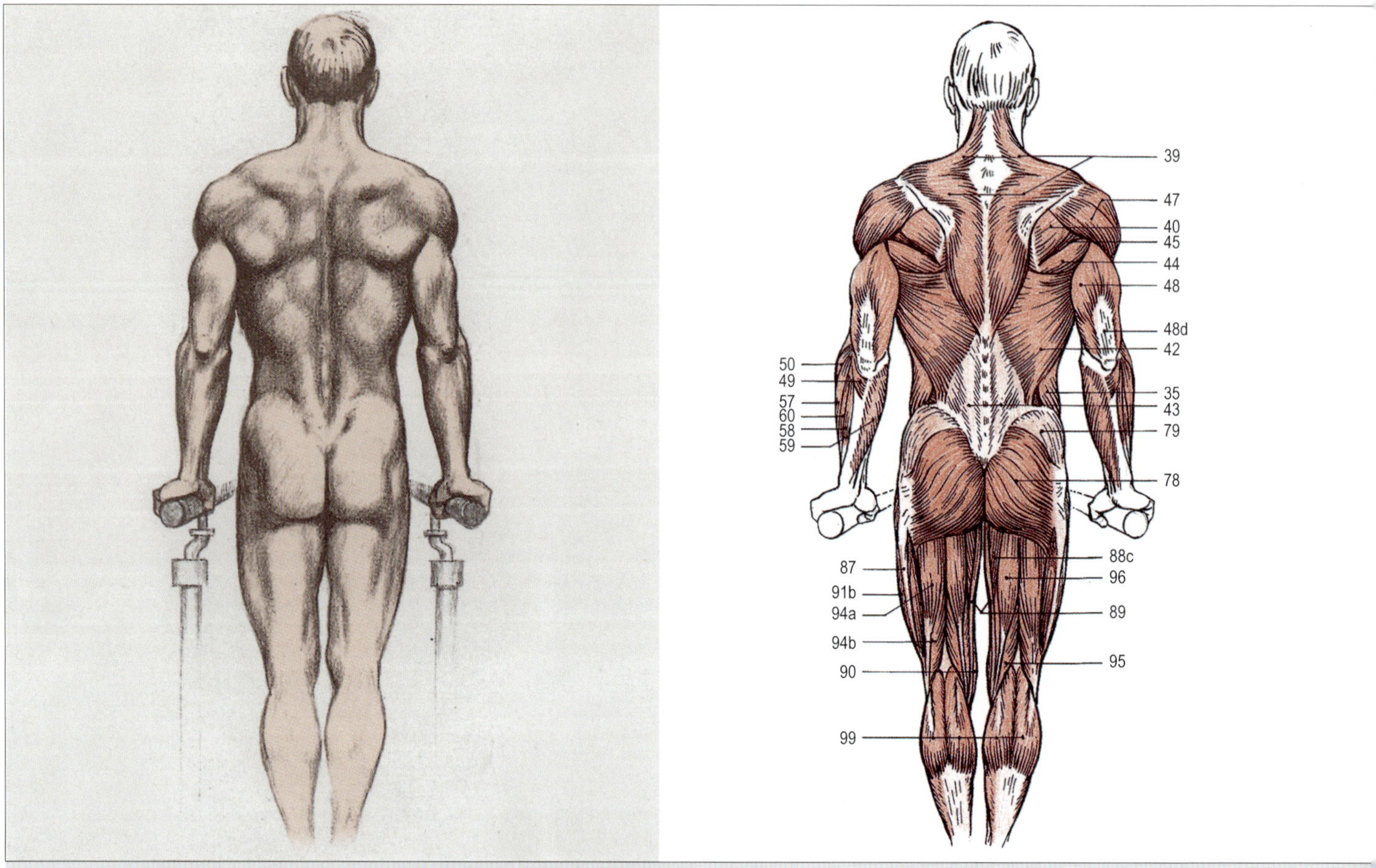

그림. 73 평행봉 위에서 버티고 있을 때 나타나는 근육 슬링.

2.5 정적인 자세에서의 근육 슬링

체조 : 평행봉

그림 73에서는 평행봉 위에서 **중심을 잡고 있는** 체조 선수의 모습을 보여주고 있다. 견갑대는 뒤로 강하게 당겨지고 척추를 향하고 있는 견갑골의 내측연은 척추의 극돌기에 가깝게 위치하게 된다. 등근육 중 천부에 위치한 승모근과 광배근이 수축하는 모습을 명백히 볼 수 있고 근육이 강력하게 수축할 때 승모근, 능형근의 근막과 흉요건막에 텐션이 가해지는 모습 또한 표면에서 볼 수 있다. 광배근과 외복사근 사이에서 내복사근을 표면에서 볼 수 있는 요추 삼각 또한 그림에서 볼 수 있다.

평행봉에서 팔로 지지할 경우, 고정되어 있는 팔에 비해 상대적으로 몸 전체가 아래로 쳐지려는 경향을 보인다. **그림** 73 및 74b에서 볼 수 있는 평행봉의 경우 몸통을 좀더 쉽게 지지할 수 있는 상황이고, **그림** 74b처럼 링을 잡을 경우 몸통을 지지하기가 더 힘들 수 있다. 특히 성장기에 있는 학생 선수들의 경우 견갑대를 안정시키는 근육이 충분히 발달되어 있지 않아서 더 그런 경향을 보인다. 팔 전체로 몸통의 무게를 지탱할 경우 팔꿈치는 신전된 상태에서 상완골두를 상방으로 밀고, 이로 인해 상완골과 연결되는 견갑골 전체가 아래로 쳐지면서 내려가려고 하는 척추에 비해 상대적으로 위로 올라가게 된다.

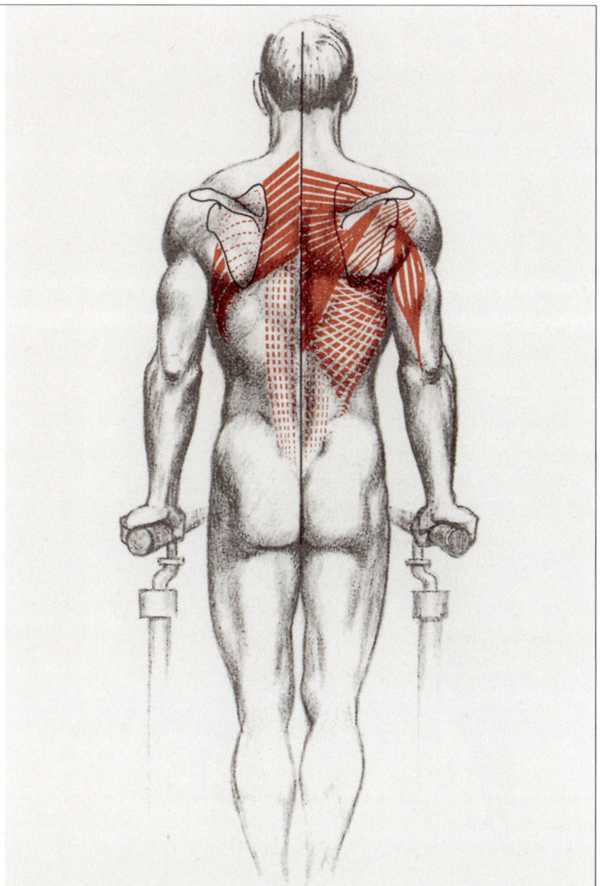

근육 그림. 73

35 외복사근
39 승모근
40 극하근
42 광배근
43 흉요근막
44 대원근
45 소원근
47 삼각근
48 상완삼두근
48d 상완삼두근의 건
49 주근
50 상완이두근
57 단요측수근신근
58 척측수근신근
59 척측수근굴근
60 지신근
78 대둔근
79 중둔근
87 장경인대
88c 대내전근
89 박근
90 봉공근
91b 외측광근
94a 대퇴이두근 장두
94b 대퇴이두근 단두
95 반막양근
96 반건양근
99 비복근

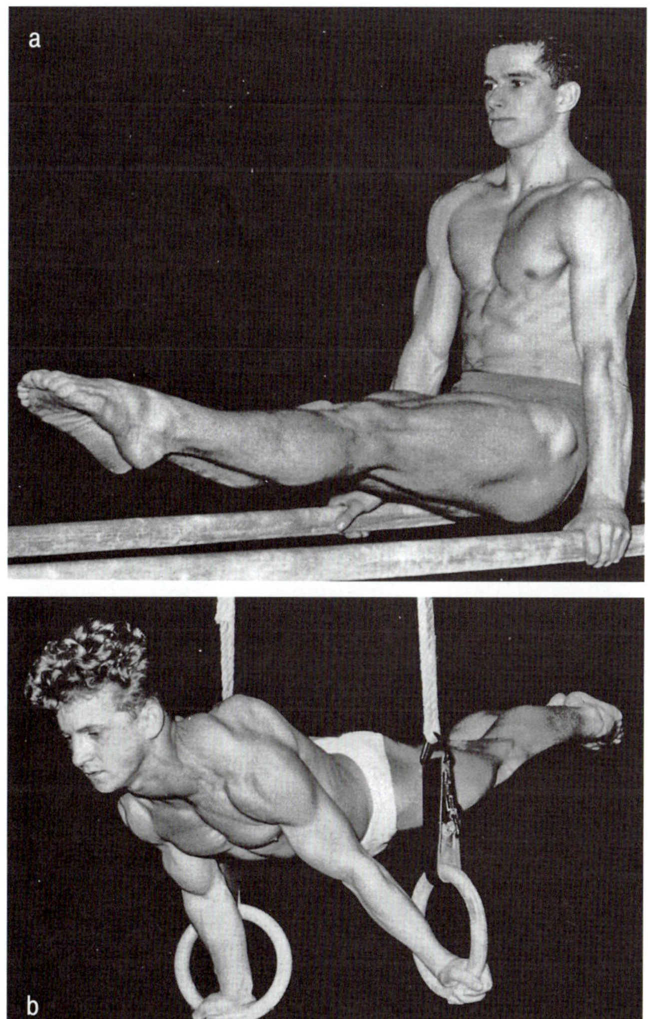

그림. 74 (a)평형봉에서 다리를 앞으로 들어올리는 모습
(b)링에서 다리를 뒤로 들어올리는 모습.

이 상황에서 견갑대를 안정시키는 근육 슬링은 어떤 것들이 있을까?

능형근에서 전거근으로 이어지는 근육 슬링.

- 능형근에서 전거근으로 연결되는 슬링 중 한 구간에서 근섬유가 단축될 경우, 다른 구간의 근섬유는 상대적으로 신장된다.
- 두 구간의 근육이 동시에 수축할 경우, 견갑골 나아가 견갑대 전체를 강력하게 고정시키는 힘이 생긴다.

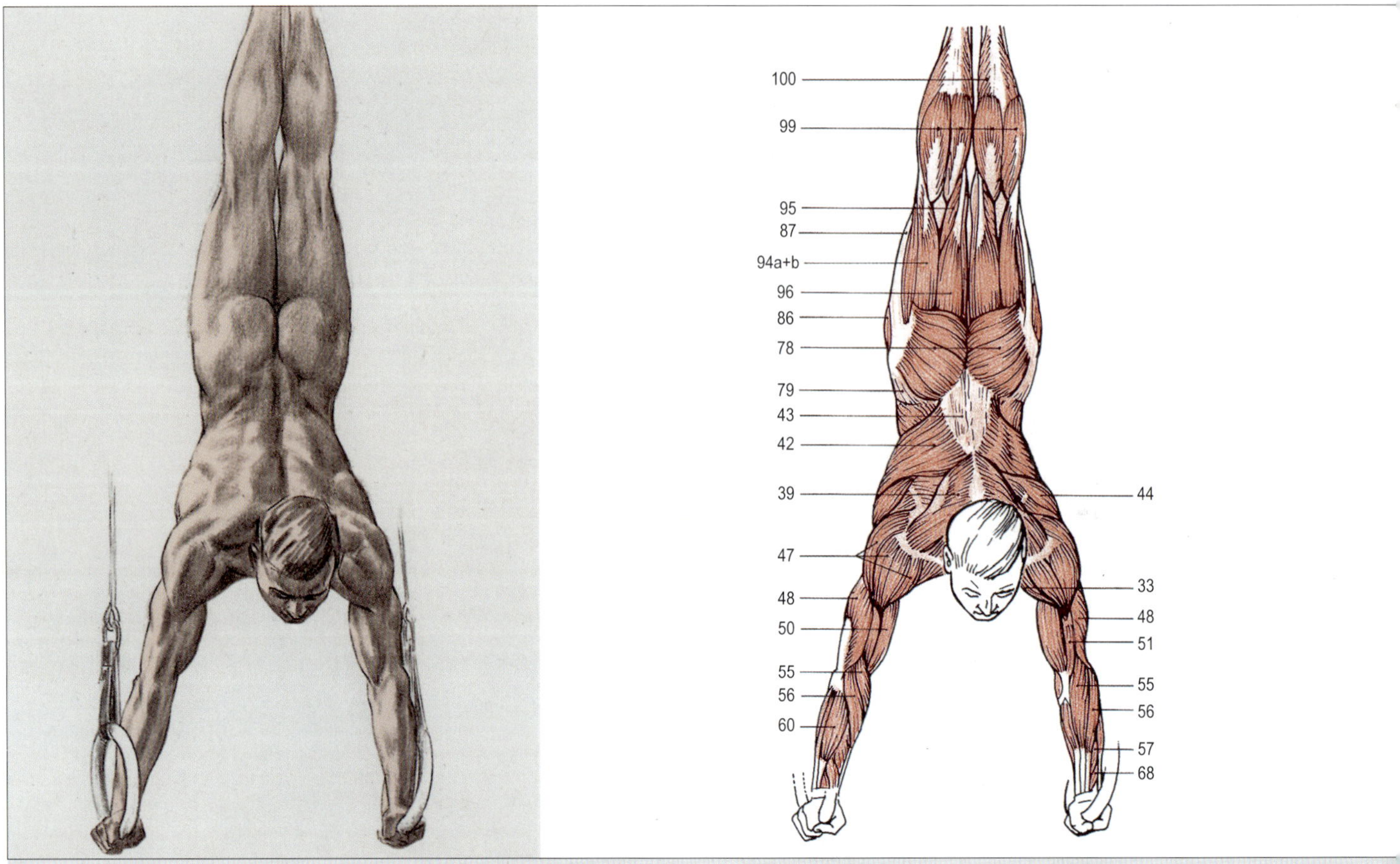

그림. 75 링에서 물구나무서기를 하는 체조 선수의 근육 슬링.

능형근에서 전거근으로 이어지는 슬링은 평행봉에서 전신의 무게를 받게 된다. 이 슬링이 제 역할을 하지 못하면 팔과 견봉은 위로 올라가고, 몸통은 아래로 떨어지면서 제대로 된 자세를 조절할 수 없게 된다.

그림으로 나타난 일련의 움직임에는 넘어야 할 산이 존재한다. 그림에 나타난 체조의 움직임은 강력한 파워를 요하면서 동시에 가동성을 극도로 필요로 한다는 것이다. 근육 슬링 상의 근육을 **강하고 빠르게 수축**시킬 경우, 근육은 현저히 단축되면서 탄성은 감소하게 된다. 이는 **근육 불균형**을 필연적으로 초래하게 되기에 통합적인 움직임을 방해하게 되고 가동성도 떨어지게 된다. 이로 인해 근육과 건이 부상을 입게 되기도 한다. 여기서 근육 슬링이 같은 편의 **외복사근**으로 연결된다는 것을 주목할 필요가 있다. 등 쪽의 심부 근육과 상·하지의 신전근들을 이 자세에서 전신의 링크를 지지하는 슬링의 일부로 작용한다.

링에서의 기계 체조

다리가 지면과 수평이 되는 프론트 레버 자세 이후 **그림 75**에서 보는 것과 같이 **링에서 핸드 스탠드**를 할 수 있다. 물론 **그림 76**에서 보는 것과 같이 평행봉에서 기계 체조 동작 중 일부로 사용할 수 있다.

이런 동작에서는 균형을 잡기 위해 팔, 견갑대, 몸통, 허리의 근력과 근지구력에 부담이 가게 된다. 또한 손이 고정되면서 견갑대는 골반을 향해 위로 올라가는 반력을 받게 된다. 링 또는 평행봉에서 핸드 스탠드를 할 경우, 견갑골의 하각은 광배근 상부 섬유 속으로 미끄러져 들어가게 되면서 하각이 튀어나오게 된다.

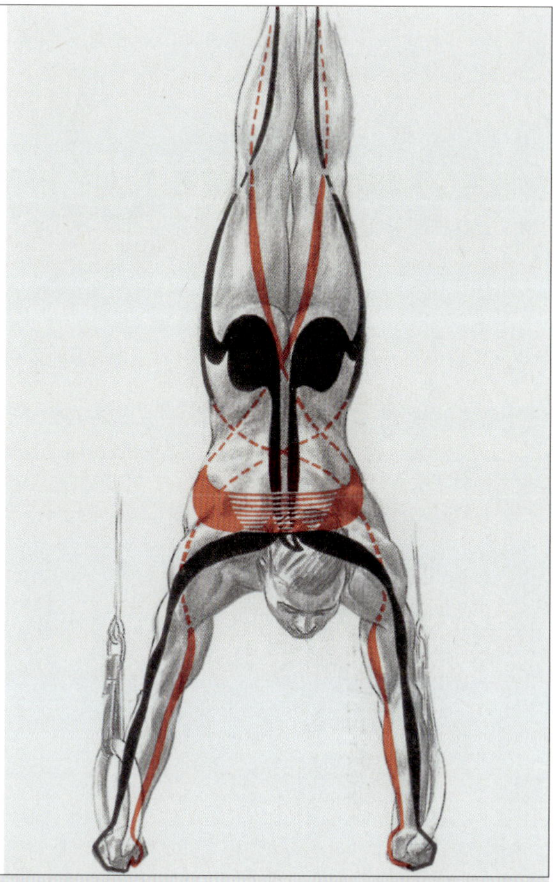

근육 그림. 75

33 대흉근
39 승모근
42 광배근
43 흉요근막
44 대원근
47 삼각근
48 상완삼두근
50 상완이두근
51 상완근
55 상완요골근
56 장요측수근신근
57 단요측수근신근
60 지신근
68 장무지외전근
78 대둔근
79 중둔근
86 대퇴근막장근
87 장경인대
94a 대퇴이두근 장두
94b 대퇴이두근 단두
95 반막양근
96 반건양근
99 비복근
100 가자미근

그림 70과 그림 73에서 보는 것과 같이 능형근과 전거근으로 이어지는 근육 슬링 사이에 견갑골이 위치하게 되며 이 두 근육의 상호작용에 의해 견갑골의 포지션이 결정되기에 핸드 스탠드에서 이 두 근육은 중요한 역할을 한다. **능형근에서 전거근으로 연결되는 슬링**은 갈비뼈를 통해 외복사근으로 확장되어 골반까지 연결되기에 핸드 스탠드에서 어깨만이 아닌 **몸 전체를 고정하는 역할**을 한다.

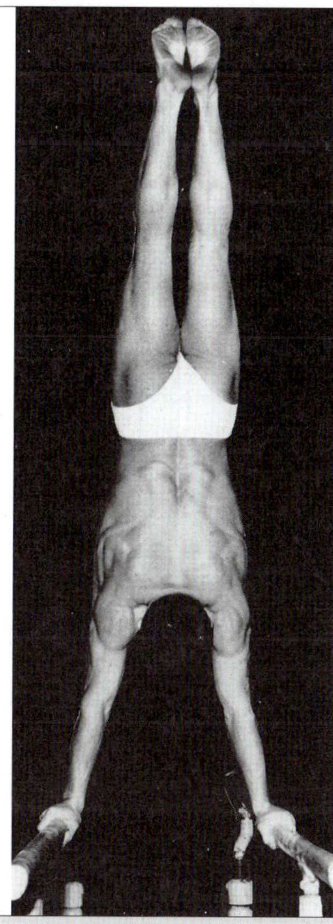

그림. 76 평행봉에서의 물구나무서기.

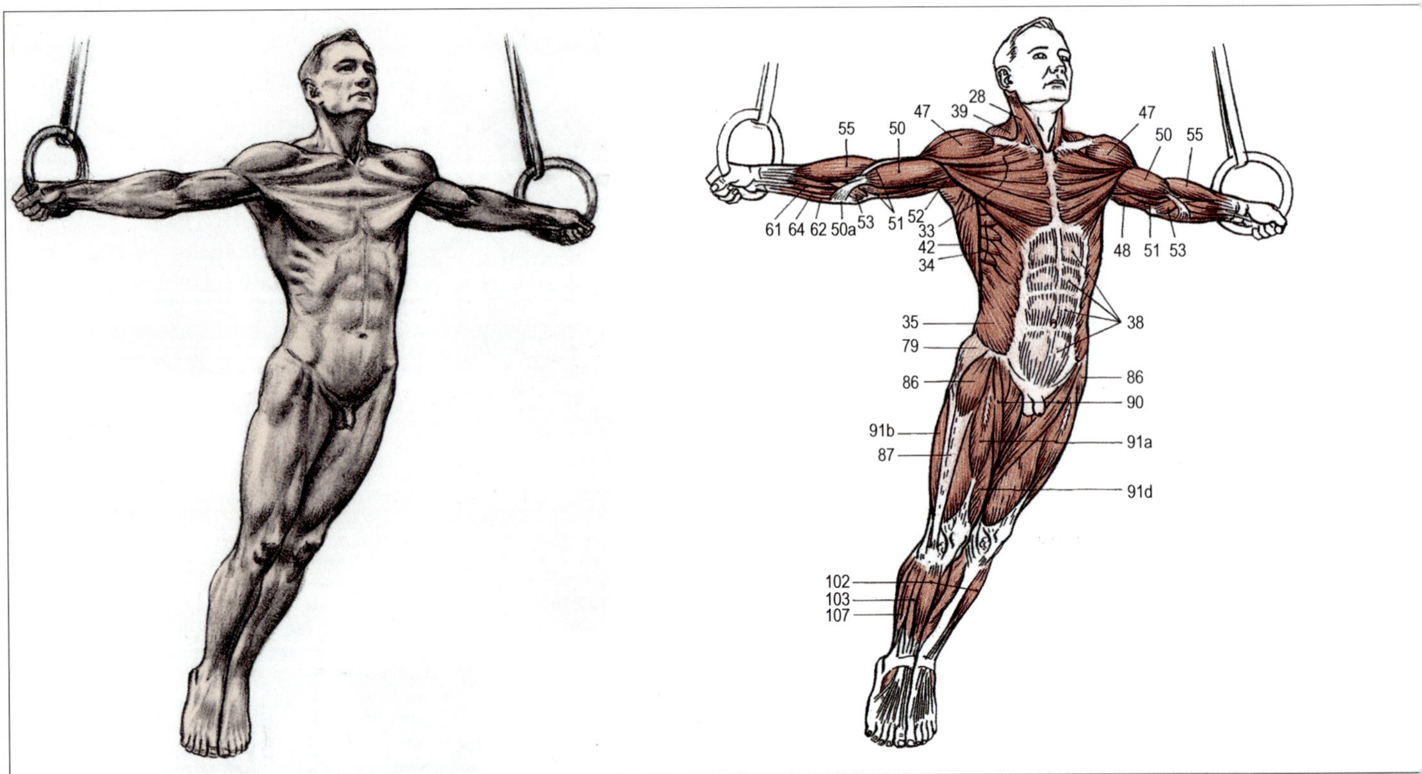

그림. 77 체조 선수가 링에서 십자버티기를 하는 모습을 볼 수 있다.

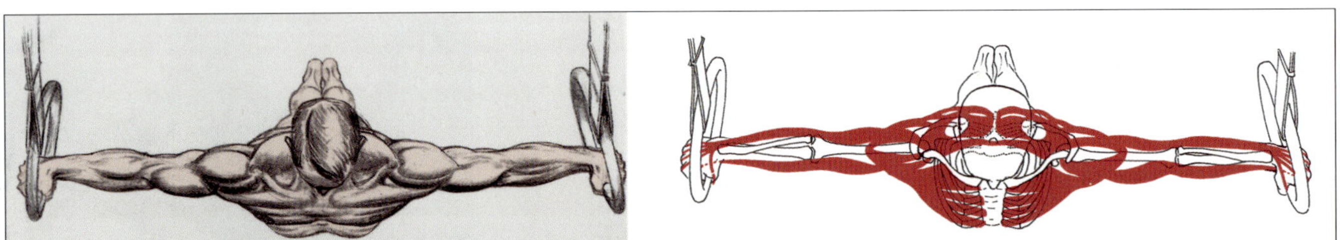

그림. 78 십자버티기에서의 근육 슬링.

다음 동작은 **그림 77–79**에서 볼 수 있는 기계체조의 십자 버티기이다. 기계체조의 꽃이라 할 수 있는 이 동작을 수행하기 위해서 엄청난 힘이 필요로 한다. 이를 제대로 수행하기 위해 다음과 같은 트레이닝을 할 필요가 있다.

- 등척성 수축을 하면서 **최대 힘으로 버티는 파워** 트레이닝을 필요로 한다. 이와 같은 트레이닝은 마루 바닥, 평행봉, 링 등 여러 상황에서 해볼 수 있다.
- **순간적인 힘을 낼 수 있는 파워** 훈련이다. 순간적으로 낼 수 있는 파워는 체조에서의 스윙, 점프, 전신 회전 등 수직, 수평 방향으로 강하게 움직이기 위해 중요한 요소이다.
- 마지막으로 **파워를 오랫동안 낼 수 있는 지구력** 훈련이다. 이와 같은 훈련은 1분 30초 정도 지속될 수 있게 시행한다.

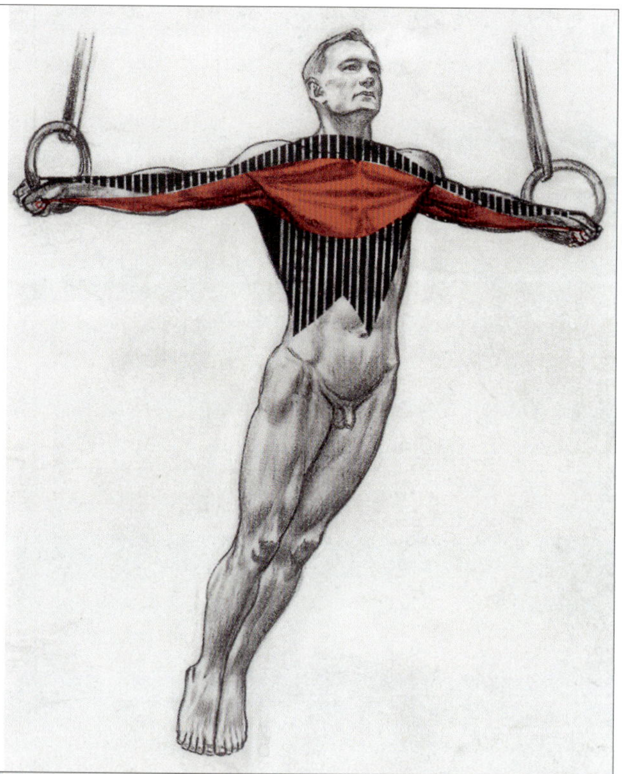

근육 그림. 77

28 흉쇄유돌근
33 대흉근
34 전거근
35 외복사근
38 복직근
39 승모근
42 광배근
47 삼각근
48 상완삼두근
50 상완이두근
50a 상완이두근 건막
51 상완근
52 오훼완근
53 원회내근
55 상완요골근
61 상완요골근
62 천지굴근
64 장장근
79 중둔근
86 대퇴근막장근
87 장경인대
90 봉공근
91a 대퇴직근
91b 외측광근
91d 중간광근
102 전경골근
103 장지신근
107 장비골근

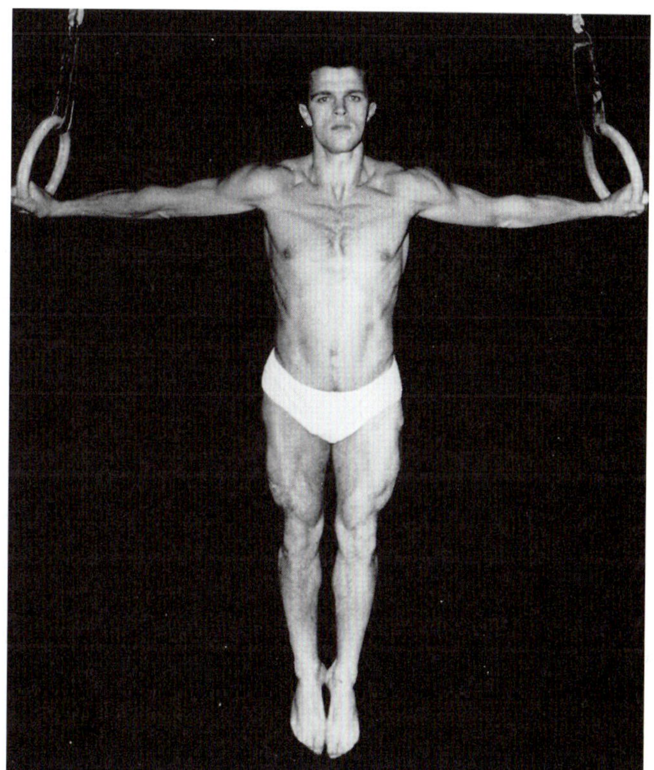

그림. 79 링에서의 십자 버티기.

이런 다양한 훈련을 하는 이유는 **파워와 기술의 통합적인 개발**이 중요하다는 것을 의미한다. 견갑대와 골반 부위의 근력을 단계적으로 발달시켜 최대 잠재력을 늘리는 것이 중요하다. 이와 같은 근력 강화는 버티고 매달리고 십자로 버티는 다양한 상황에서 적용될 수 있어야 한다. 자세를 유지하고 버티고 움직임을 만드는 견관절의 외전근과 내전근 그리고 고관절의 굴곡근들은 **표** 13–15에 나타나 있다.

표 13. 팔이 88° 외전된 상태에서 8° 내전시킬 때 내전근들이 낼 수 있는 힘

	kg/m
전면 삼각근	3.0
후면 삼각근	0.4
견갑하근	1.0
대흉근 흉골지	9.9
대흉근 쇄골지	1.4
대흉근 복근지 0.5	
극하근	0.2
소원근	0.1
오훼완근	2.0
대원근	7.3
상완이두근 장두	2.1
광배근 상부	3.3
광배근 하부	2.2
상완 삼두근 장두	8.5
총합	41.9

표 14. 팔이 8° 내전된 상태에서 88° 외전시킬 때 외전근들이 낼 수 있는 힘

	kg/m
중간 삼각근	12 .1
전면 삼각근	0.3
후면 삼각근	0.5
극상근	3.6
극하근	2.9
견갑하근	0.2
대원근	0.1
상완 이두근 장두	1.2
총합	20.9

표 15. 고관절 굴곡근들이 낼 수 있는 힘

	kg/m
대퇴직근	19.4
대퇴근막장근	7.5
봉공근	4.8
장요근	14.3
치골근	2.9
장내전근	1.6
대내전근	1.3
박근	0.1
소둔근	3.5
총합(외폐쇄근, 단내전근, 대퇴방형근을 포함)	〉55.4

이런 어려운 움직임을 가능하게 해주는 근육 그룹은 상당한 파워를 요한다. 평행봉에서 버티는 경우 또는 링에서 거꾸로 핸드 스탠드를 하는 경우 또는 십자 버티기와 같은 고난이도의 동작에서 **견갑골부터 견관절을 지나는 근육들이 관절을 잘 안정시키는 것**이 무엇보다 중요하다. 포도주 통을 고정하는 강력한 쇠고리가 축축한 나무 조각이 부풀어 오르거나 부서지는 것을 방지하듯이 다음과 같은 근육이 십자 버티기에서 체간을 고정한다.

- 능형근,
- 전거근,
- 외복사근,
- 승모근,
- 광배근,
- 삼각근.

그 밖에 대흉근 흉골지, 늑골지, 쇄골지 이와 같은 근육들은 **그림 79, 80**에서 볼 수 있다.

대흉근과 광배근 두 근육 모두 견관절을 지나는 근육이다. 이 두 근육은 십자 버티기에서 **기능적으로 협력하는데** 이 부분에 주목할 필요가 있다. 넓게 펼쳐져 있는 두 근육의 단면적은 매우 크며 이 두 근육은 어깨 관절에서 각각 굴곡과 신전을 하며 서로 길항관계를 갖는다. 이 두 근육은 어깨 관절에서 움직임을 만들 수도 있지만, 반대로 팔이 고정되어 있을 경우 몸통을 움직일 수 있으며 **몸통을 팔에 가깝게 가져갈 수 있게 해준다.** 두 근육 모두 견관절에서 내전을 만들 수 있고 견갑대를 체간에 단단하게 고정시켜주며 이로 인해 체간이 고정되어 있는 팔에 비해 아래로 떨어지지 않게 해준다. 게다가 두 근육 보다 강력한 내회전근이기에 내전뿐만 아니라, 내회전을 강력하게 해 줄 수 있는 능력이 있다. 따라서 **견관절을 안정시키는 능력만이 아니라 중력에 대항해서 전신을 움직일 수 있는 능력을 가지고 있다.**

! 근육의 단면적 : 근육이 길게 주행할 경우, 단면적 크기는 근육 내의 액틴과 마이오신 섬유의 숫자가 얼마만큼인가에 따라 결정된다. 단면적이 6cm^2 경우, 이 근육이 낼 수 있는 최대 힘은 6×49N(뉴튼) = 296N 이 된다. 이중 깃털 근육과 같이 근섬유가 사선으로 주행할 경우, 단면적이 두배(12cm^2)가 돼서 12×49N = 588N이 된다. 따라서 사선으로 주행하는 깃털 근육일 경우, 같은 크기라 할지라도 직선으로 주행하는 방추상근에 비해 결과적으로 더 큰 힘을 낼 수 있다.

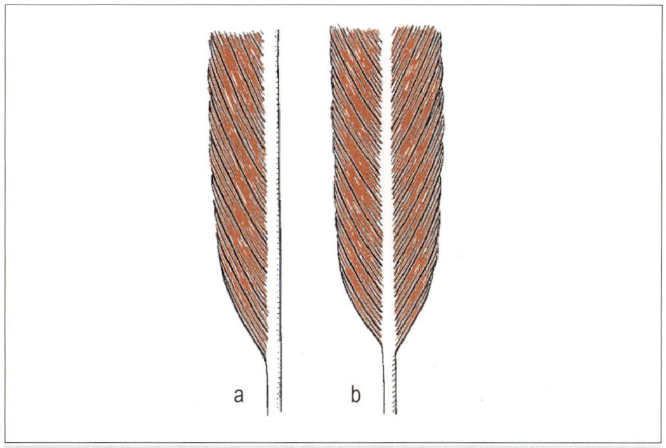

그림. 79a 건을 한 쪽으로만 당기는 우상근과 양 쪽으로 당기는 우상근의 모습 예
a : 단비골근, 장지신근, 장무지신근
b : 대퇴직근, 전경골근, 요측수근굴근, 장장근.

표 13에는 견관절에서 내전을 만들 수 있는 근육 및 이 근육들이 낼 수 있는 최대 근력을 볼 수 있다.
다음 근육들이 내전에서 사용될 수 있다.

- 삼두근 장두,
- 대원근,
- 오훼완근,
- 견갑하근.

그림 78에서 보는 것과 같이 **몸통이 링에 매달려 있을 경우, 근육이 강하게 수축해야** 이와 같은 퍼포먼스가 가능해진다. 그림에서 표시되지 않은 상지와 하지의 여러 다른 근육은 보조적인 기능만을 할 뿐이다. 앞서 언급했던 와인 배럴과 이를 고정하는 쇠고리처럼 양팔과 몸통의 앞부분을 감싸면서 전신을 링에 매달려 있을 수 있게 해준다. 이는 다른 각도에서 볼 수 있는 **그림** 79에도 나타나 있다.

그림 80에서 보는 것처럼 십자 버티기를 하는 상태에서 다리를 들어 지면과 평행하게 만들 경우, 난이도는 훨씬 올라가게 된다. 위에서 언급한 근육 그룹들이 어깨관절과 견갑대를 안정화시킬 뿐만 아니라 **표** 15에 나타나 있는 **고관절에서 굴곡을 만드는 근육과 복부 근육이 최대한도로 수축해야 한다.** 체조 선수의 몸을 보면 대퇴 근막 장근과 대퇴사두근이 강하게 수축하면서 불룩해지는 것을 볼 수 있다.

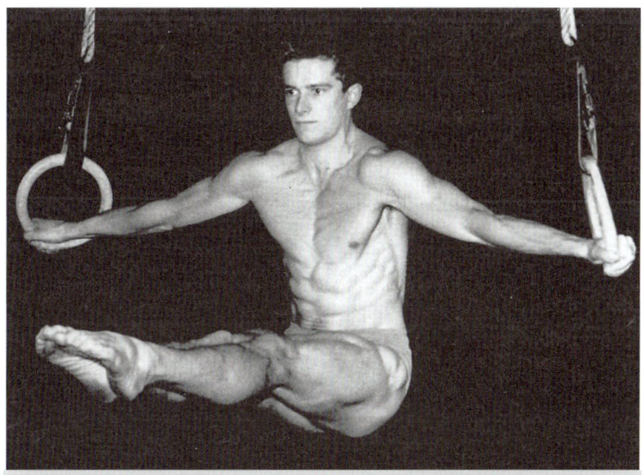

그림. 80 다리를 앞으로 들어올린 상태에서 십자버티기.

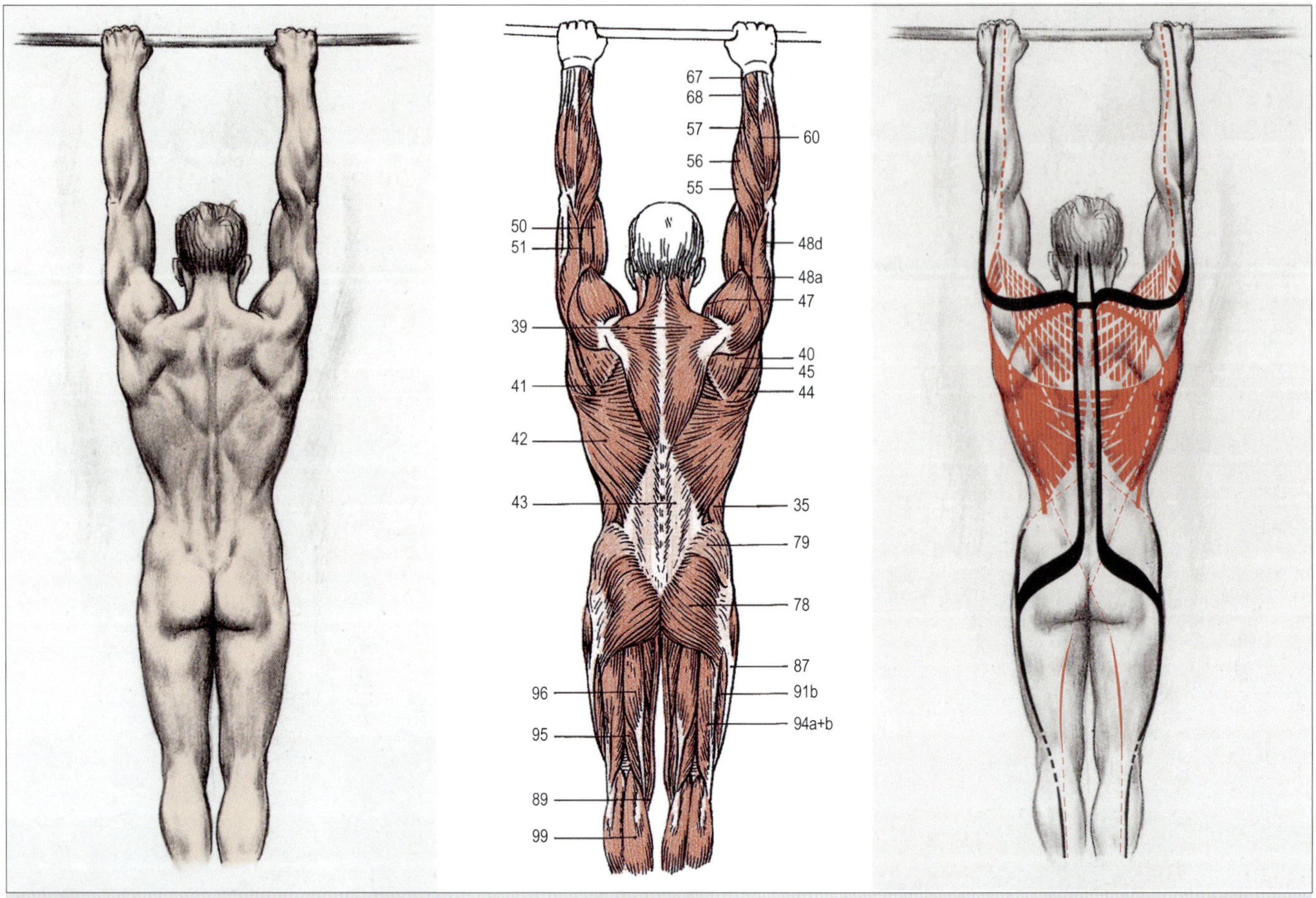

그림. 81 철봉에 매달린 체조 선수의 근육 슬링.

철봉

그림 81에서는 철봉에 매달린 상태에서 팔을 완전히 신전시킬 때 작용하는 근육 슬링을 볼 수 있다. 이 자세는 철봉에서 이루어지는 여러 동작의 시작 자세인데 앞서 십자 버티기에서 여러 **대흉근과 광배근**과 같은 근육이 어떤 식으로 균형을 이루어내는지를 설명하기 위해 언급할 것이다. 두 근육 모두 28mm 직경에 240cm 길이인 철봉에 팔꿈치가 펴진 상태로 매달린 체조 선수의 전신을 위로 들어올리는데 사용될 수 있다. 이와 같은 풀업을 하는 데 있어서 팔꿈치를 구부리는 세 개의 근육이 같이 동원되며 이는 **그림 82**에서 볼 수 있는 **상완이두근, 상완근, 상완요골근**이다. 그림에서는 표현되지 않았지만 전완이 회외되면서 손바닥이 위를 볼 경우, 더 효과적으로 풀업을 할 수 있다.

대흉근과 광배근이 다른 근육과 구별되는 특징을 보면, 이 두 근육의 근다발은 체간의 하부에서 시작해서 상지의 상당히 높은 부분에 정지한다는 것이다. 또한 상지에 부착될 때 근다발들끼리 꼬인 상태로 부착된다.

이 두 근육은 이렇게 부착되기에 팔을 아래로 늘어뜨

근육 그림. 81

35 외복사근
39 승모근
40 극하근
41 대능형근
42 광배근
43 흉요근막
44 대원근
45 소원근
47 삼각근
48a 상완삼두근 외측두
48d 상완삼두근의 건
50 상완이두근
51 상완근
55 상완요골근
56 장요측수근신근
57 단요측수근신근
60 지신근
67 단무지신근
68 장무지외전근
78 대둔근
79 중둔근
87 장경인대
89 박근
91b 외측광근
94a+b 대퇴이두근 장두 + 단두
95 반막양근
96 반건양근

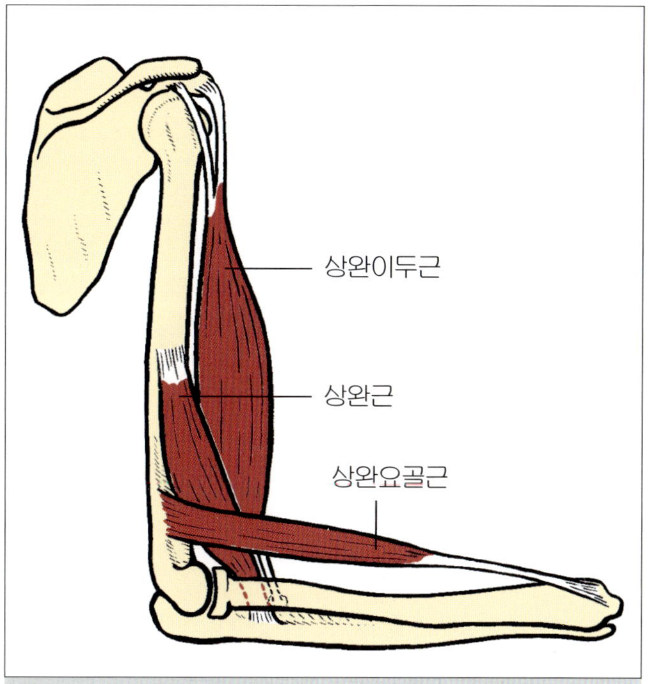

그림. 82 팔꿈치 관절을 구부리는 근육들.

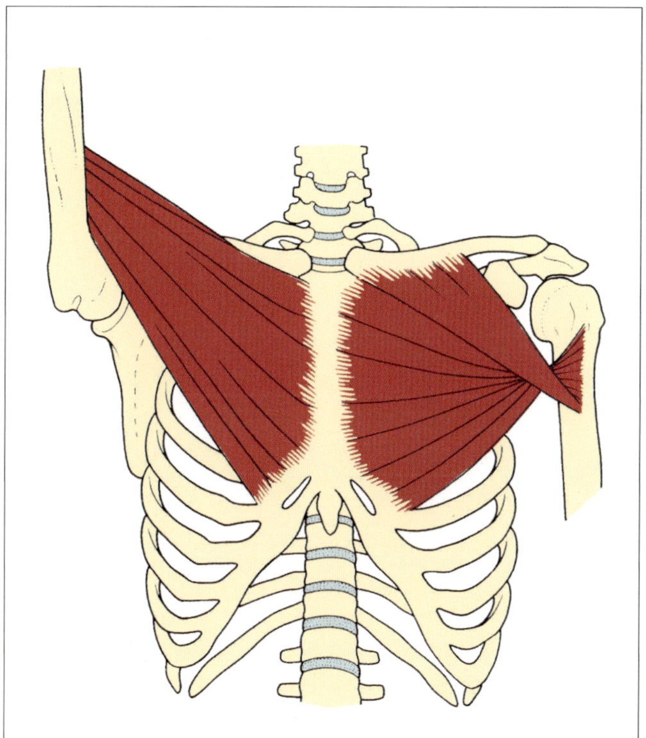

그림. 83 대흉근 : 평상시에는 꼬여있다가 팔을 들어올리면 꼬인 타래가 풀리는 것을 볼 수 있다.

린 상태에서도 팔과 손이 복부 및 골반을 향해 가까워질 수 있게 해준다. 또한 팔을 들 경우, **그림** 83에서 보는 것과 같이 꼬인 근다발들이 풀리면서 각각 평행하게 주행하게 되고, 팔을 내려놨을 때 다시 꼬이면서 상대적으로 짧아지게 된다.

! 이처럼 단지 한 근육의 기시와 정지 사이가 가까워지는 작용만으로 특정 움직임을 평가할 수 없다. 우리 몸의 움직임은 한가지 근육의 고립된 수축 이완 만으로 평가해서는 안되고 전체적인 기능 속에서 평가하고 이해해야 한다.

측굴 및 회전에서 복근의 통합적 기능

근육 슬링에서의 복근의 기능은 여러 스포츠의 정적 동적 자세에 대한 분석을 통해 많이 강조되었다. 이런 복근의 기능은 척추와 관련된 모든 움직임에서 특히 강조된다. 척추의 측굴 및 회전을 이제 분석해 보려 하는데 그 전에 복근이 어떤 구조로 되어 있고 각각의 복근이 어떻게 서로 협응하고 여러 다른 근육 슬링 속에서 복근이 어떤 역할을 하는지에 대한 이해가 없이 측굴 및 회전을 제대로 이해하기는 힘들다. 그래서 이제부터 복근이 둘러싸고 있는 복벽의 구조에 대해 알아보도록 할 것이다.

위로는 흉곽의 하부 경계와 아래로는 골반의 상부 경계 뒤로는 척추로 연결되는 큰 공간을 강력하고 넓고 탄력 있고 여러 상황에 대처할 수 있는 여러 겹의 근육과 막의 복합체가 메우고 있다. **이 근육들**은 뒤로는 척추에서 앞으로는 복부의 중앙선을 연결하는 **거들 형태**로 되어 있다. 체간의 굴곡, 측굴, 회전시키는 힘을 갈비뼈를 통해 척추로 전달한다.

이런 **근육과 막의 복합체**는 **그림** 84에서 볼 수 있듯이 배의 삭구처럼 복부의 앞면과 측면을 교차하기에 더 잘 버틸 수 있다. 이 시스템은 **다음 근육들로 구성된다**.

- 외복사근,
- 내복사근,
- 복횡근,
- 복직근,
- 추체근,
- 요방형근.

그림 84에서 볼 수 있는 **외복사근**은 5번에서 12번 갈비뼈의 외측면에서 넓게 기시한다. 갈비뼈 외측면에서 대각선으로 주행하는데 주행방향은 상부 외측에서 하부 내측으로 복부의 중앙선을 향해 주행하며 복부의 중앙선에서 반대쪽 외복사근과 만나서 교차한다. 외복사근의 **기능**은 한쪽만 수축할 경우, 체간을 같은 방향으

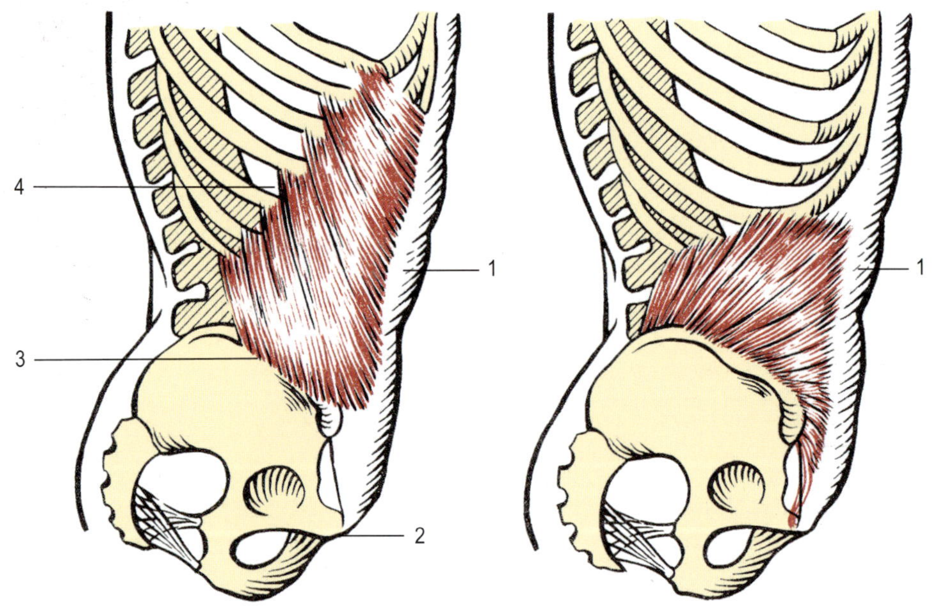

그림. 84 외복사근(좌) 내복사근(우).

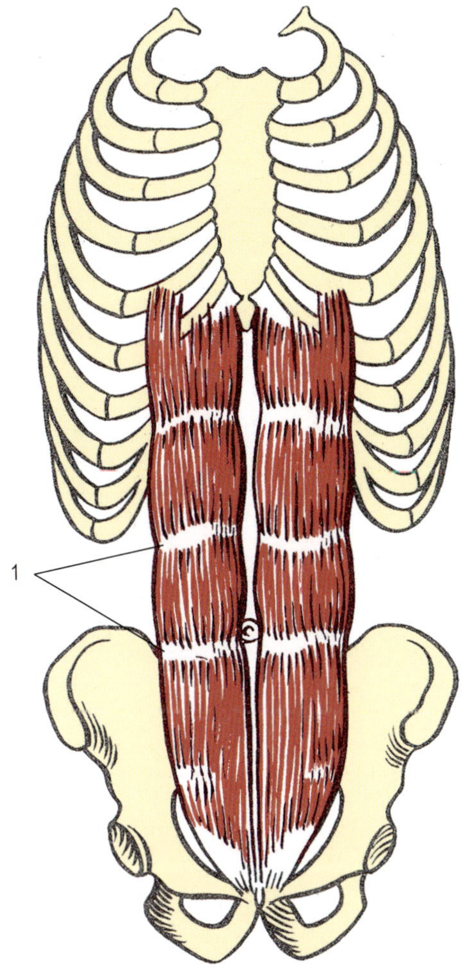

1 복직근은 건획에 의해 나눠진다.

그림. 85 복직근.

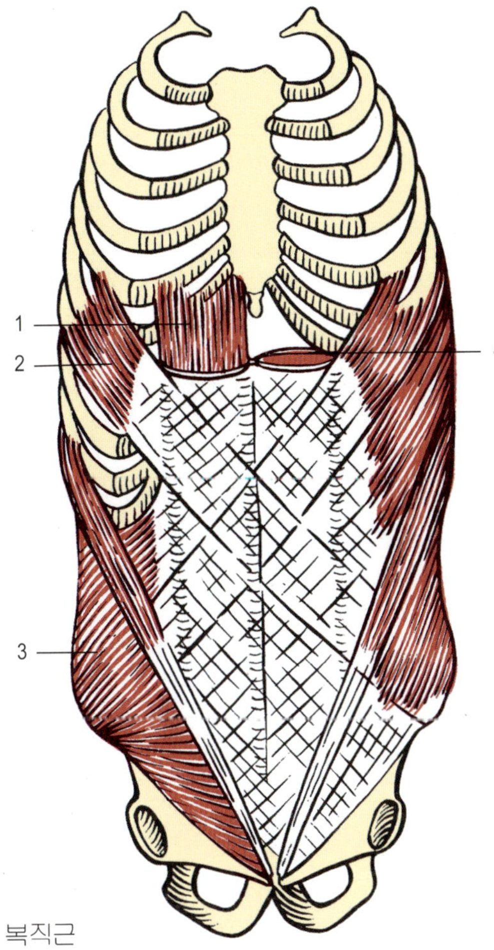

1 복직근
2 외복사근
3 외복사근을 제거했기에 내복사근을 볼 수 있다.
4 복직근초

그림. 86 복부에 압박을 가할 수 있는 근육들의 모습을 볼 수 있다.

로 측굴시킨다. 골반이 고정된 상태에서 양쪽 외복사근이 동시에 수축할 경우 몸통 전체가 굴곡된다.

그림 84에서 볼 수 있는 **내복사근**은 외복사근보다 더 심부에 위치해 있으며 후면부의 흉요건막, 장골능 및 서혜인대에서 기시해서 부채꼴로 퍼져 나간다.

- 후면부 섬유는 아래쪽 3개 갈비뼈에 부착된다.
- 중간 섬유는 살짝 사선 또는 수평으로 주행해서 복부의 중앙선으로 간다.
- 전면부 섬유는 아래로 정색이랑 연결되는 고환 거근을 포함한다.

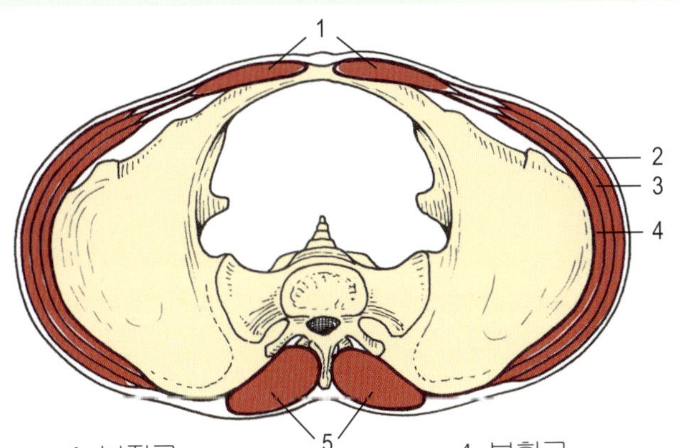

1 복직근
2 외복사근
3 내복사근
4 복횡근
5 척추기립근

그림. 87 체간을 배꼽 정도 높이에서 수평으로 가른 모습.

내복사근의 중간 섬유는 갈비뼈에 부착되지 않으며 가장 겉에 있는 외복사근의 건막과 십자로 교차하는 방식으로 심부로 들어가 중심부를 향해 주행해서 복부 건막에 부착된다. 이 **복부 건막**은 **그림 85-87**에서 볼 수 있듯이 전면 다발 및 후면 다발로 나뉘어 복직근을 감싸면서 지나가서 **그림 86**에서 볼 수 있는 **복직근초**를 형성한다.

내복사근의 **기능**은 **한쪽만** 수축할 경우 체간을 측굴시키고 회전시킨다. 내복사근에 의한 체간의 회전은 반대편의 외복사근이 함께 수축하면서 이뤄진다. 골반이 고정된 상태에서 **양쪽** 내복사근이 동시에 수축할 경우, 복사근이 갈비뼈를 전면부 및 하부로 당기면서 **체간이 굴곡된다**.

그림 88에서 볼 수 있는 **복횡근**은 외복사근보다 심부에 있는 내복사근보다도 더 심부에 위치한다. 하부 6개의 갈비뼈(7번-12번 갈비뼈)의 내측면, 흉요건막의 가장 심부층, 장골능 및 서혜인대에서 기시해서 정면으로 주행하여 복건막과 합쳐진다. 주행방향을 봤을 때 양쪽 복횡근을 합치면 **강하게 수축할 때 허리 라인을 감싸는 넓은 허리띠와 유사하다**. 이 근육의 기능은 양측이 같이 수축할 때 복강 내압을 높이면서 복강 및 내부의 내장기를 압박하고 갈비뼈를 내측으로 잡아당기는 역할을 수행할 수 있다.

그림 85-87에서 볼 수 있는 **복직근**은 복부 정중앙선을 따라 양쪽으로 주행하는 근육으로서 5-7번 갈비뼈 외측면 및 흉골의 검상돌기에서 기시하여 하부 쪽으로 주행해서 치골 결합에 부착된다. 이 근육은 기시부터 정지까지 하나의 근육으로 연결되지 않고 사이사이가 3-4개 정도의 결합조직으로 나뉘며 그 틈이 대략 1cm에 달한다. 이러한 결합조직을 건획(나눔힘줄)이라 부른다. **그림 74a, 77** 및 **80**에서 볼 수 있는 잘 훈련된 운동 선수의 몸을 보면 복부 전면에서 깊게 파인 고랑에 의해 식스팩이 만들어지는 것을 볼 수 있다. 결합 조직 사이사이에 위치한 복직근은 수축할 때 팽창하면서 부풀어 오르는 것을 볼 수 있다. 근육 사이 사이에 위치한 건획

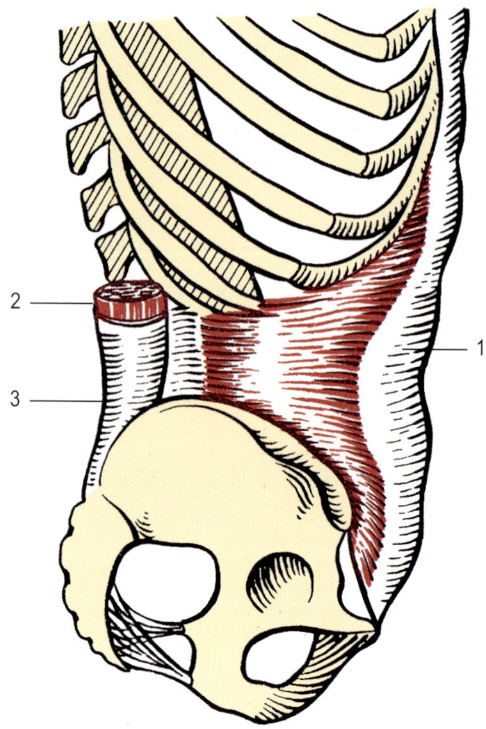

1 복건막
2 척추기립근
3 흉요건막

그림. 88 복횡근.

은 앞서 이야기한 복직근초와 밀접하게 연결되어 있다. 좌측과 우측의 복직근 사이를 강력하게 연결하는 결합조직이 복직근이 바깥쪽으로 당겨지면서 그 사이가 벌어지는 현상을 방지한다. 복직근의 기능은 철봉에 매달려 있는 상황과 같이 골반이 고정되어 있지 않을 경우 골반을 들어올릴 수 있다. 골반이 고정될 경우 반대로 체간을 들어올리면서 굴곡시킬 수 있다. 누워서 윗몸 일으키기를 하는 상황을 예로 들 수 있다. 윗몸 일으키기에서는 복직근만이 아닌 장요근이 함께 협력근으로 참여한다. **이렇게 복직근은 후면부에서 신전시키는 여러 등근육의 길항근으로서 작용하기도 하지만, 무거운 중량을 다룰 때 체간을 고정하는데에도 중요한 역할을 한다.**

추체근과 요방형근

얇고 좁은 추체근은 치골 결합에서 기시해서 복부 전면부의 중심선을 향해 주행한다. 인체에서는 두드러지게 발달한 근육은 아니며 체간의 움직임에 있어서 크게 중요한 역할을 하지는 않는다. **그림 52**에서 볼 수 있는 요방형근의 경우, 체간의 후면부에 부착된 근육으로서 장골능에서 기시해서 12번 늑골 및 요추의 횡돌기에 정지한다. 12번 늑골을 하부로 당기는 **역할**을 수행할 수 있다. **양측**의 요방형근이 함께 수축할 경우, 요추의 전만 곡선을 유지하면서 인체의 균형을 조절하면서 체간을 지지하는 역할을 한다. **한쪽** 요방형근만 수축할 경우, 체간을 측굴하는 역할을 할 수 있다.

이미 이야기했듯이 두 개의 복직근은 칼집 안에 들어가 있는 칼에 비유될 수 있고 이 칼집은 복부 외측에 위치한 복사근이 부착되는 복건막에 의해 만들어진다. **그림 86** 및 **89**에서 볼 수 있는 이 복건막은 복직근을 전후로 감싸면서 복직근초를 형성한다. 복사근과 연결되는 건막이 복직근을 앞·뒤로 강화하면서 복직근이 그 자리에 잘 고정될 수 있게 해준다. 이렇게 **그림 89**에서 볼 수 있는 종, 횡, 대각선 등 다방향으로 주행하는 복근들의 구조는 최소한의 두께로 높은 압박과 텐션을 받아낼 수 있는 구조물인 베니어 합판에 비교될 수 있다.

전면부의 복직근, 측면의 복사근 후면부의 흉요건막까지 연결되는 복횡근 등은 척추와 골반의 자세와 움직임에 **지대한 영향을 끼친다**. 인체의 중심부인 척추와 골반을 조절한다는 것은 사지의 움직임을 더 강력하게 만들어줄 수 있다는 말이기에 **전신의 움직임에** 관여한다는 말이기도 하다. **그림 89**에서 보듯이 복부 근육은 복건막을 통해 서로서로 연결되어 있기에 한 근육만

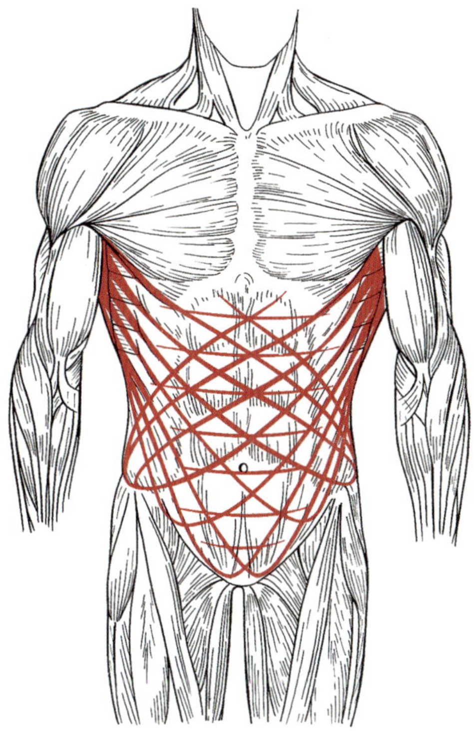

그림. 89 복부 전면을 가로지르는 복횡근과 복사근의 벨트를 볼 수 있다.

단독적으로 작용하지 않는다. 이런 복부 근육 그룹은 상·하지와 체간을 연결하는 더 거대한 근육 슬링의 일부로서 작용할 수 있다. 이런 복부 근육의 특수한 구조와 기능을 이해하는 것은 앞으로 나올 스포츠 움직임을 분석하는데 필수적이다. 특히 스포츠에서의 여러 동작은 복사근들을 통해 연결되는 슬링을 동원한다.

2.6 체간의 측굴과 회전에서의 근육 슬링

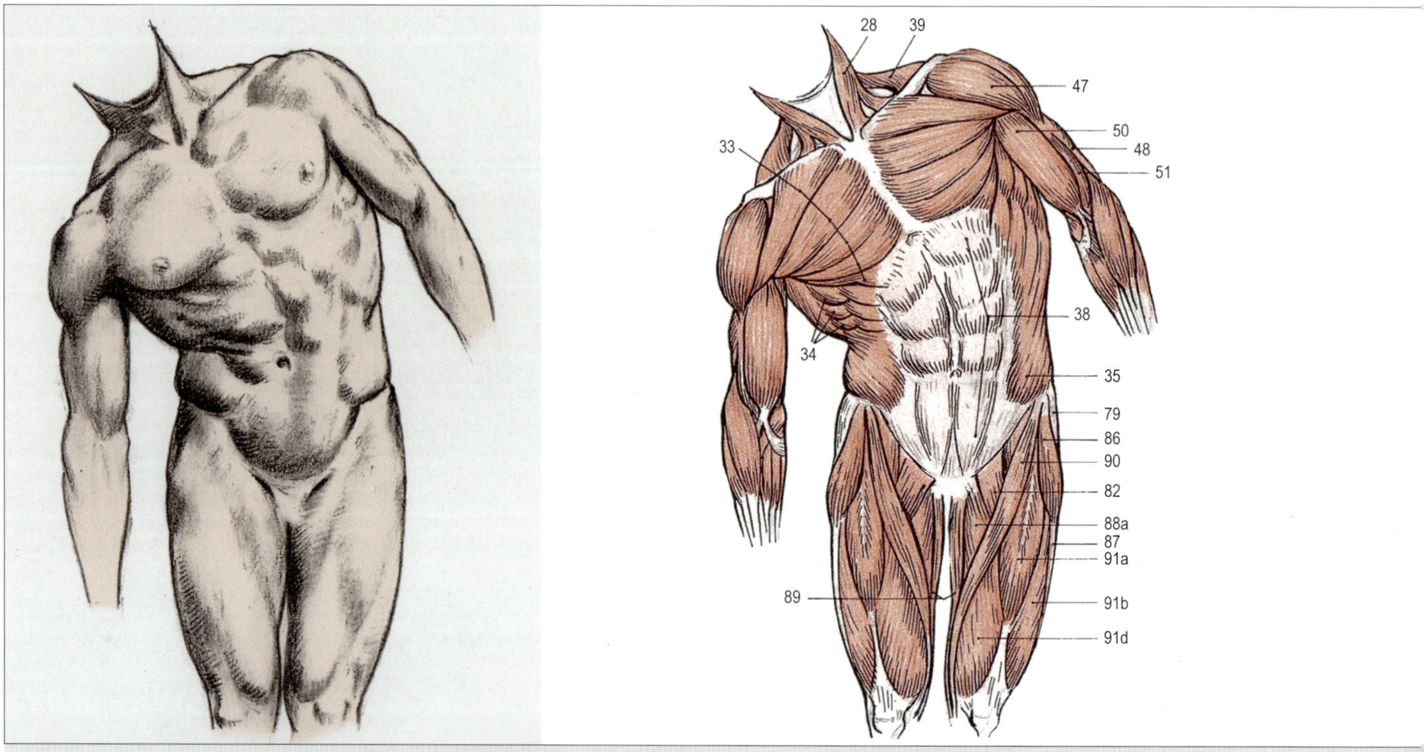

그림. 90 체간을 측면으로 굴곡할 때, 활성화되는 전면의 근육 슬링을 볼 수 있다.

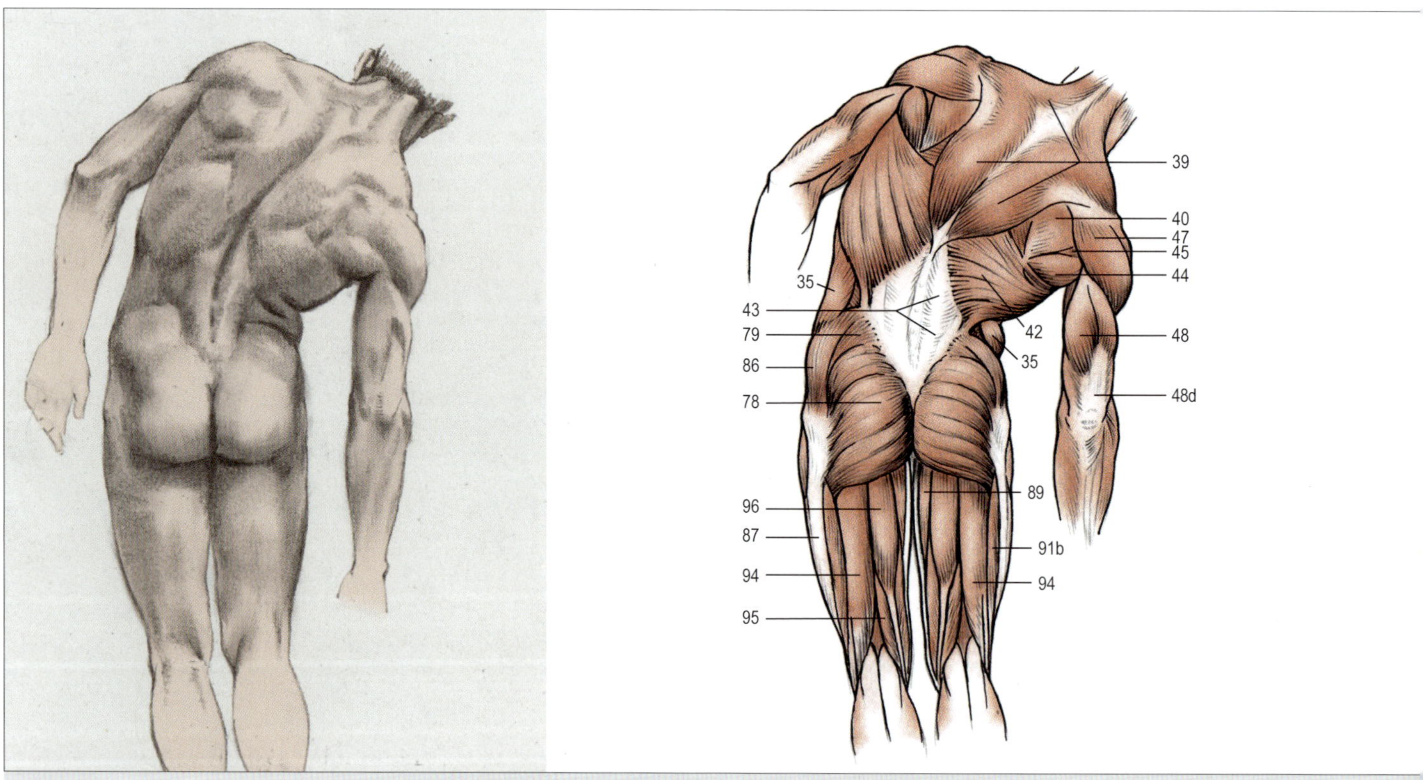

그림. 91 체간을 측면으로 굴곡할 때, 활성화되는 후면의 근육 슬링을 볼 수 있다.

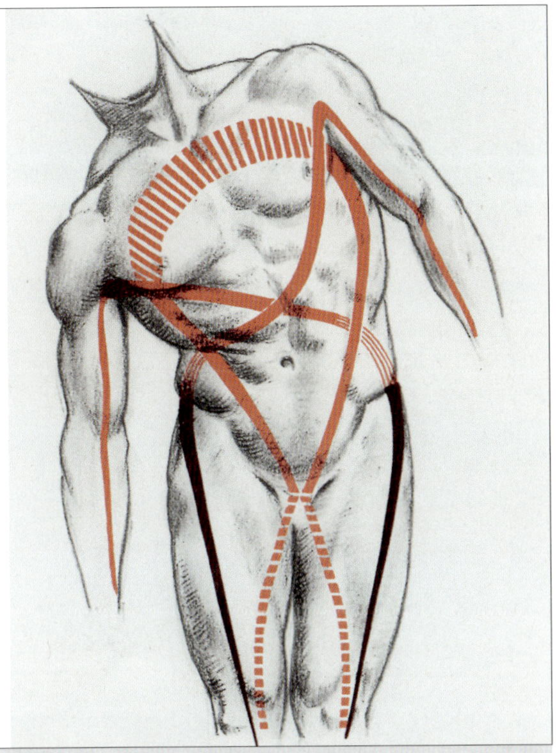

근육 그림. 90

28 흉쇄유돌근
33 대흉근
34 전거근
35 외복사근
38 복직근
39 승모근
47 삼각근
48 상완삼두근
50 상완이두근
51 상완근
79 중둔근
82 치골근
86 대퇴근막장근
87 장경인대
88a 장내전근
89 박근
90 봉공근
91a 대퇴직근
91b 외측광근
91d 중간광근

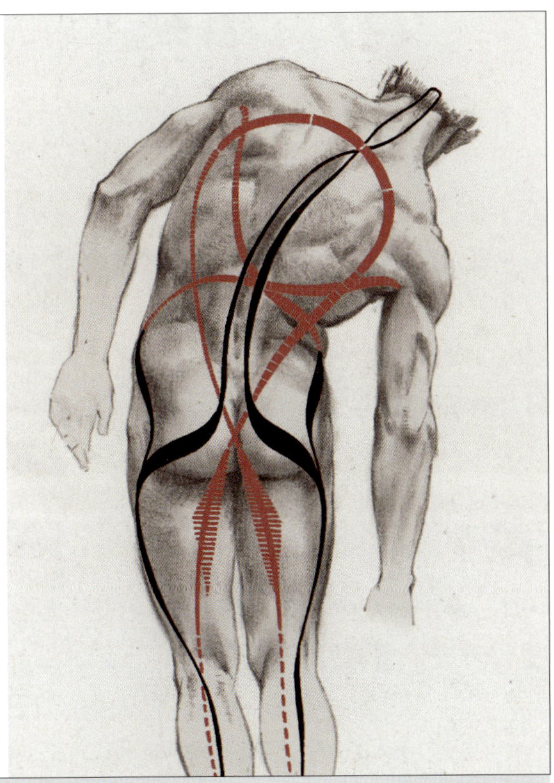

근육 그림. 91

35 외복사근
39 승모근
40 극하근
42 광배근
43 흉요근막
44 대원근
45 소원근
47 삼각근
48 상완삼두근
48d 상완삼두근의 건
78 대둔근
79 중둔근
87 장경인대
91b 외측광근
94 대퇴이두근
95 반막양근
96 반건양근

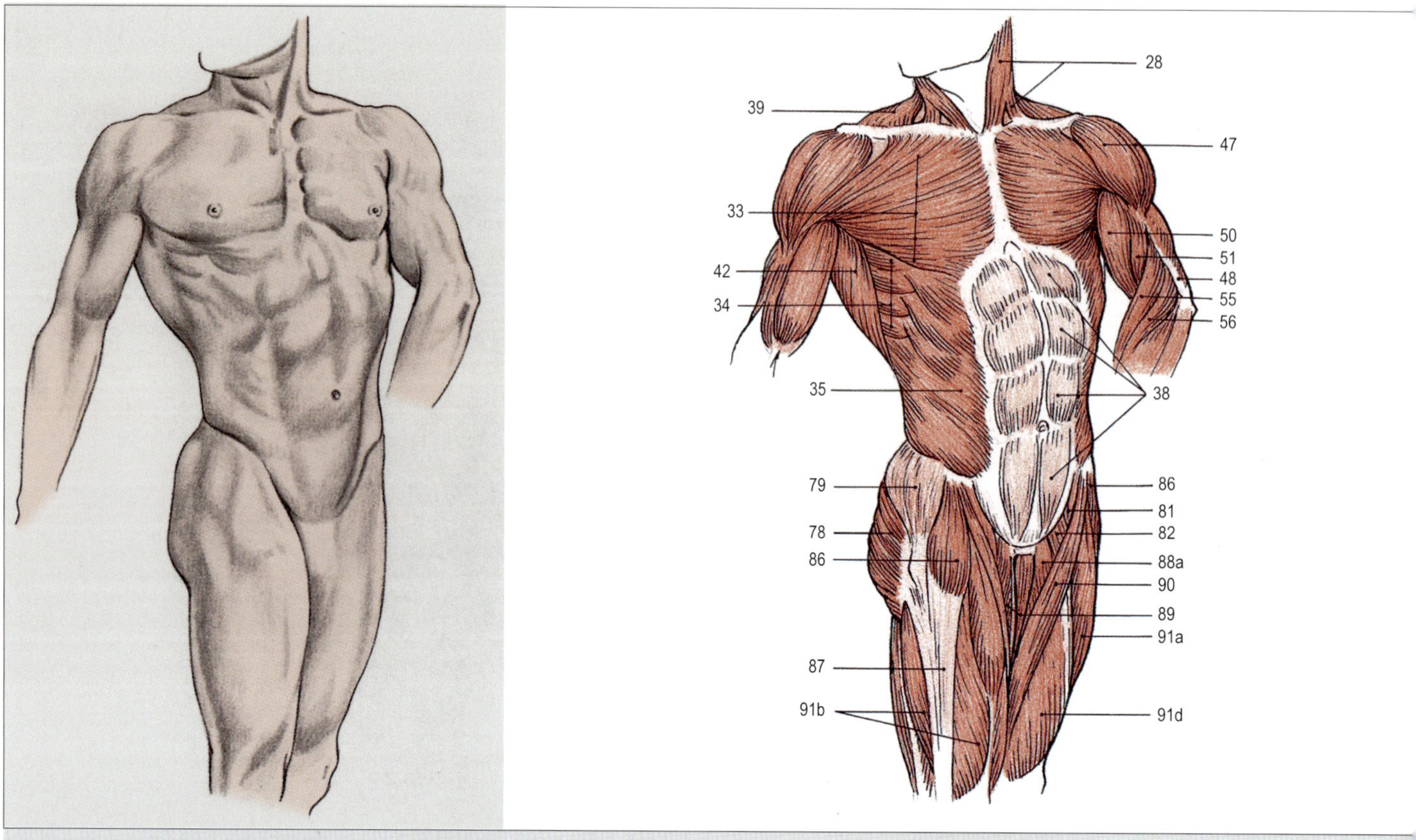

그림. 92 빨래를 쥐어 짜듯이 체간을 오른쪽으로 회전시킬 때 활성화되는 근육 슬링을 볼 수 있다.

체간의 측굴

그림 90과 **91**에 기본적인 측굴 동작에서 동원되는 특정 근육 구조들의 조합을 볼 수 있고 **그림 92**에서는 회전 동작에서 동원되는 근육 구조들의 조합을 볼 수 있다. **첫 번째로 등장하는 근육슬링**은 척추 중심부의 능형근에서 시작 전거근 및 같은 편 외복사근으로 연결된다. 여기서 반대편으로 건너가서 대퇴의 내전근과 연결되며 대퇴 이두근의 단두로 슬링이 연결된다. 대퇴 이두근이 정지하는 비골두에서 장비골근과 연결돼서 발까지 이어진다.

두 번째 근육 슬링은 대흉근의 하부 섬유에서 시작되어 복부 근막을 통해 건너편으로 연결되어 같은 방향으로 주행하는 내복사근을 흘러간다. 이 근육의 조합은 중둔근과 대퇴근막장근으로 연결되는데 대퇴근막장근으로 연결되는 슬링은 전경골근까지 이어진다.

여기서 체간의 회전을 만드는 두 근육의 협력에 대해 짚고 넘어갈 필요가 있다. 외복사근과 내복사근은 서로 길항관계에 있다. 하지만 한쪽의 **외복사근은 반대편의 내복사근**과 협력 관계에 있다. 두 근육은 같은 대각선 방향으로 주행하고 중심에서 복직근초를 통해 연결되면서 대각선 같은 방향으로 주행한다. 그 결과 두 근육이 동시에 수축할 경우, **그림 93** 및 **94**에서 보는 것처럼 내복사근이 있는 쪽으로 몸통이 돌아가게 된다. 그래서 어떤 근육과 어떻게 슬링으로 연결되어 있느냐에 따라 **특정 근육이 수축하면 특정 근육과 슬링으로 연결되는 다른 근육은 신장**되기에 이와 같은 현상을 통해 근육 간의 균형을 유지할 수 있다.

복근을 통해 연결되는 근육 슬링의 중요성은 **그림 95**에서 보는 것처럼 다리를 갑작스럽게 들어올리는 킥에

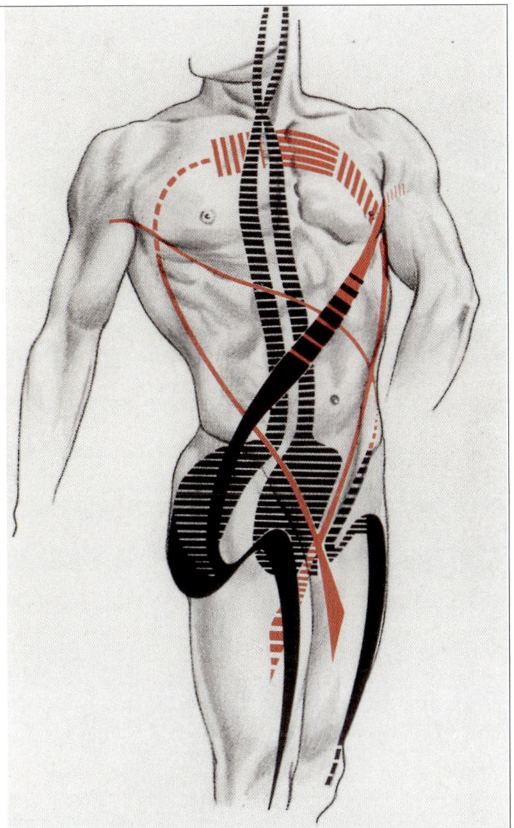

근육 그림. 92

- **28** 흉쇄유돌근
- **33** 대흉근
- **34** 전거근
- **35** 외복사근
- **38** 복직근
- **39** 승모근
- **42** 광배근
- **47** 삼각근
- **48** 상완삼두근
- **50** 상완이두근
- **51** 상완근
- **55** 상완요골근
- **56** 장요측수근신근
- **78** 대둔근
- **79** 중둔근
- **81** 장요근
- **82** 치골근
- **86** 대퇴근막장근
- **87** 장경인대
- **88a** 장내전근
- **89** 박근
- **90** 봉공근
- **91a** 대퇴직근
- **91b** 외측광근
- **91d** 중간광근

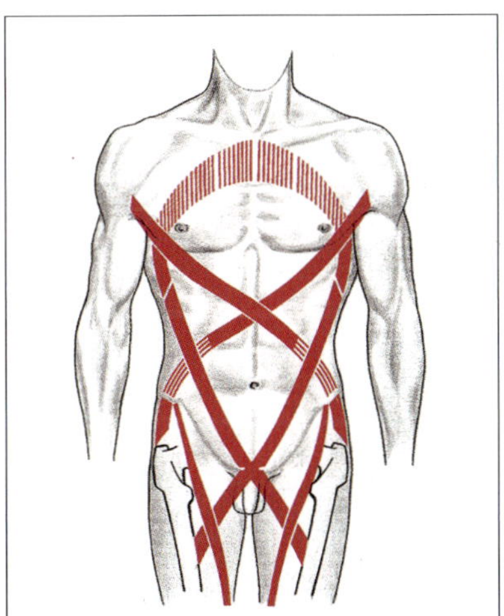

그림. 93 복근을 포함하는 근육 슬링들을 볼 수 있다.

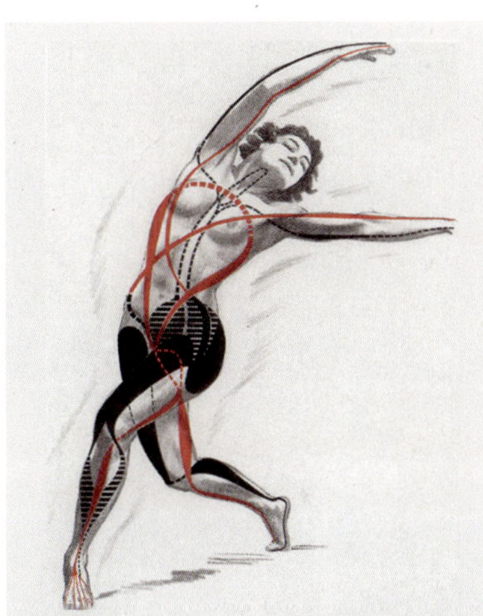

그림. 94 리듬체조 선수가 체간을 측면으로 굴곡하면서 회전시킬 때 활성화되는 근육 슬링의 모습을 볼 수 있다.

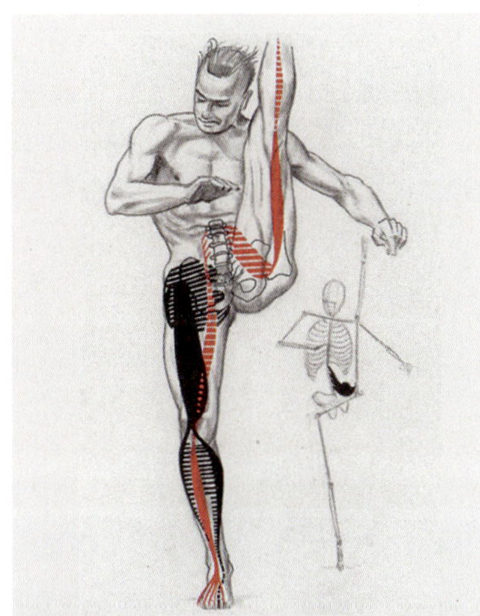

그림. 95 왼쪽 다리를 갑자기 들 때 활성화되는 근육 슬링을 볼 수 있다.

서도 찾아볼 수 있다. 왼쪽 다리를 높게 들 때 **왼쪽** 외복사근 → 복건막 → **오른쪽** 내복사근으로 연결되는 근육 슬링이 활성화된다. 이로 인해 장요근을 통해 왼쪽 다리를 높게 들 수 있다. 여기서 중둔근과 소둔근이 골반을 잘 안정시키는 역할을 한다.

마지막으로, **복근과 대둔근의 협력**이 중요하다. 골반이 앞·뒤로 잘 **기울기** 위해서 복근의 긴장도가 잘 조절되어야 한다. 장골능, 서혜인대 및 치골 결합(복직근의 경우)에 부착되는 복근의 톤이 잘 조절되지 않을 경우 골반의 움직임이 어려워진다.

골반의 전방으로 더 기울 경우, 복근의 하부 부착부위인 골반과 상부 부착부위인 늑골궁이 서로 멀어지면서 복근 전체가 신장된다. 전방 경사된 골반은 복근의 수축에 의해 원상태로 돌아올 수 있다.

"한쪽에서는 대둔근과 복직근의 수축에 의해
다른 한 쪽에서는 장요근의 수축에 의해
대퇴골두 위에서
골반이 앞·뒤로 기울어지는 움직임을 조절할 수 있다.
이렇게 골반이 움직일 때마다
당연히 척추도 따라서 움직인다.
인체 골반의 움직임은 골반에 부착되어
위·아래로 주행하는 모든 근육들의
상호작용에 의해 이뤄진다."
(Hoepke, 1971)

이런 근육들의 **안정화 기전**은 레슬링, 조정, 역도와 같은 여러 움직임에서 찾아볼 수 있다.

- 레슬링,
- 조정,
- 역도.

이렇듯 여러 **정적 동적인 자세와 움직임에서 복근이 전신의 근육 슬링을 컨트롤 하는 방식**을 주목해야 하며, 스포츠 부상으로 인해 복근 중 하나의 근육에라도 문제가 발생할 경우 전체적인 움직임이 제한될 수 있다.

이렇게 복근과 여러 근육 슬링과의 관계를 이해했고 그 중요성을 인식했으니 앞으로 등장하는 체간의 회전 및 측굴에 의해 발생하는 **강력하고 빠른 움직임**에 대한 분석을 더 잘 이해할 수 있을 것이다.

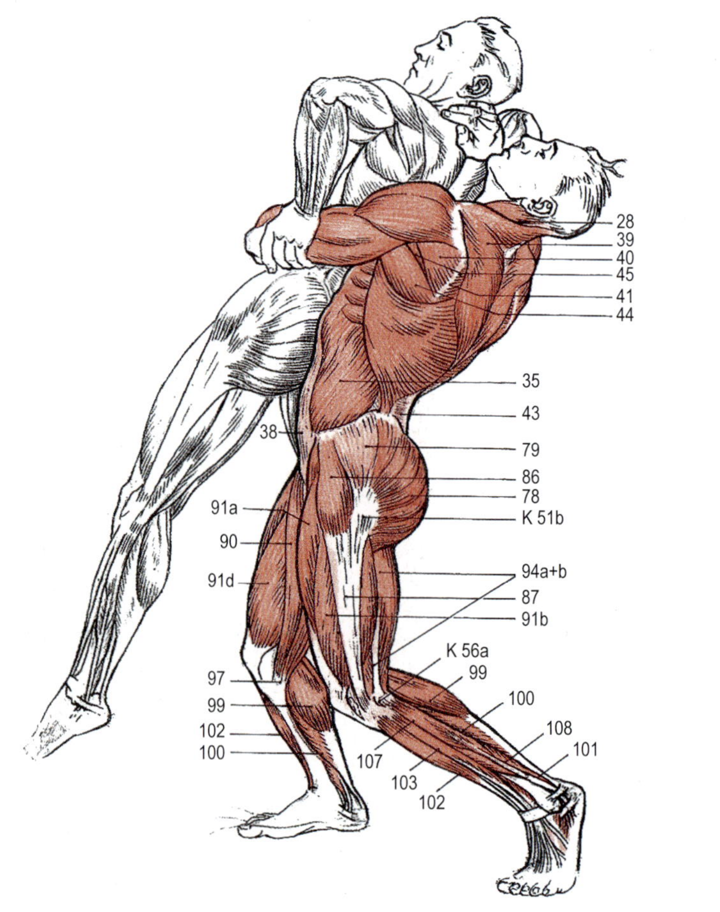

그림. 96 역동적으로 움직일 때 복근의 안정화 기능.

근육 그림. 96

28 흉쇄유돌근
33 대흉근
34 전거근
35 외복사근
38 복직근
39 승모근
40 극하근
41 대능형근
42 광배근
43 흉요근막
44 대원근
45 소원근
47 삼각근
48 상완삼두근
48d 상완삼두근의 건
49 주근
50 상완이두근
50a 상완이두근 건막
51 상완근
52 오훼완근
53 원회내근
55 상완요골근
56 장요측수근신근
57 단요측수근신근
58 척측수근신근
59 척측수근굴근
60 지신근
61 상완요골근
62 천지굴근
64 장장근
67 단무지신근
68 장무지외전근
78 대둔근
79 중둔근
86 대퇴근막장근
87 장경인대
88c 대내전근
89 박근
90 봉공근
91a 대퇴직근
91b 외측광근
91d 중간광근
94 대퇴이두근
94a 대퇴이두근 장두
94b 대퇴이두근 단두
95 반막양근
96 반건양근
97 거위발
99 비복근
100 가자미근
101 아킬레스건
102 전경골근
103 장지신근
104 단지신근
107 장비골근
108 단비골근
110 장지굴근
113 무지외전근

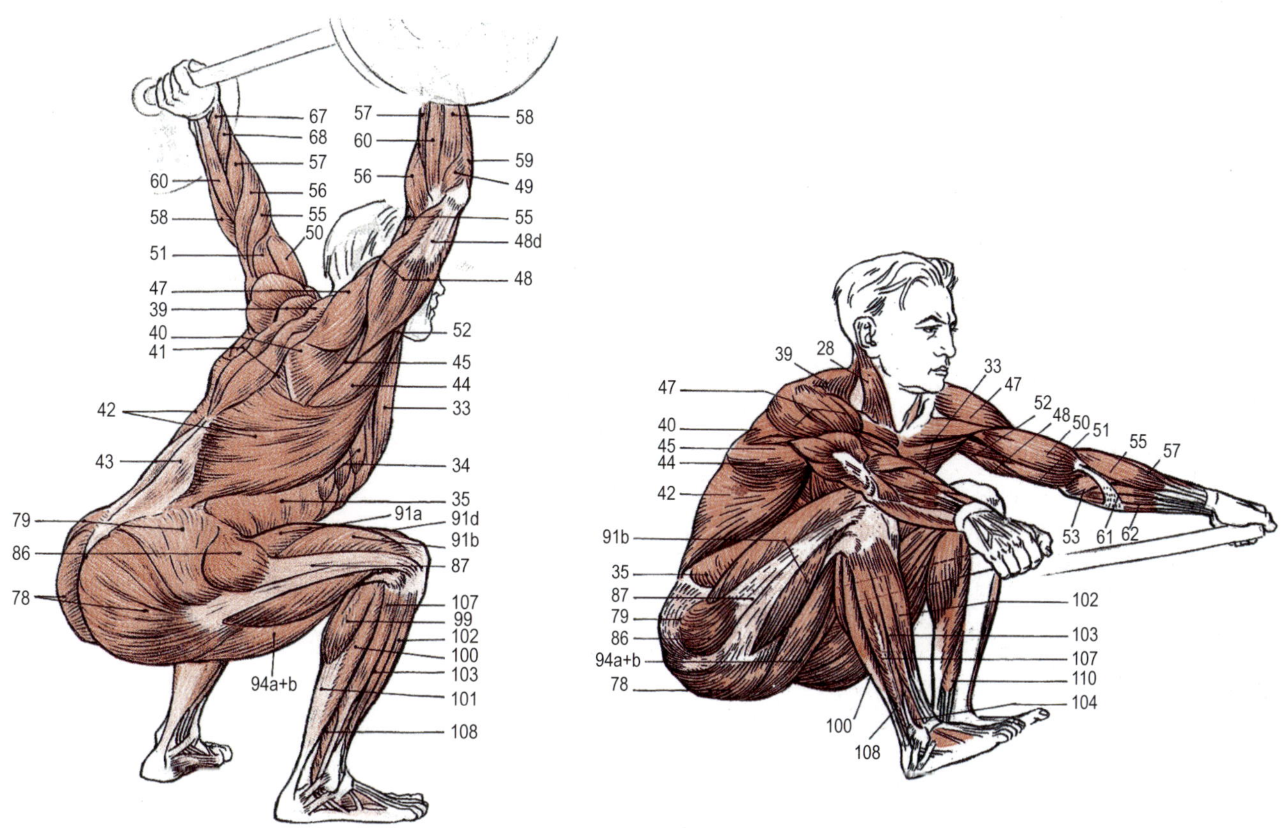

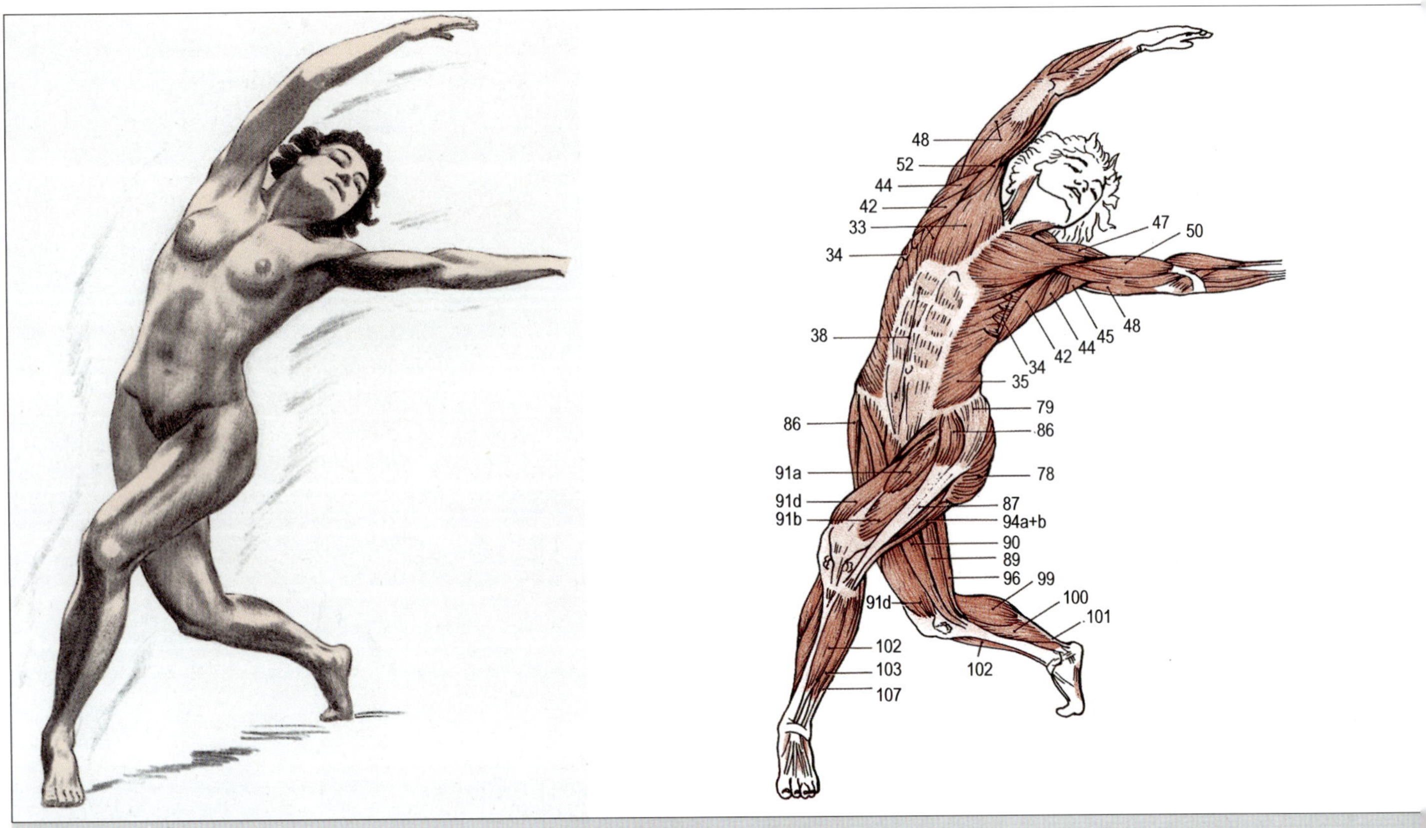

그림. 97 리듬체조 선수가 체간을 측면으로 굴곡하면서 회전시킬 때 활성화되는 근육 슬링의 모습을 볼 수 있다.

리듬체조

그림 97에서 볼 수 있는 리듬체조는 아크로바틱한 기술적인 종목 중 하나로 볼, 리본, 클럽, 후프, 로프 등을 손에 잡고 던지고 돌리고 정교하게 흔드는 방식의 다양한 움직임이 일어난다. 이와 같은 퍼포먼스를 잘 보이기 위해서는 전정 시스템의 균형 감각 및 신체 포지션에 대한 고유 수용성 감각 및 빠르게 회전할 수 있는 스피드 등의 **조화**가 잘 이루어져야 한다. 리듬 체조 선수들의 퍼포먼스를 보면, 팔을 회전시킬 때 일어나는 견갑대 및 어깨에서의 움직임과 다리를 굴곡 및 외전시켜 들어올리거나 점프하면서 다리가 신전될 때의 고관절에서의 움직임이 서로서로 기능적으로 링크를 이루면서 하나로 통합돼서 움직이는 고난이도의 동작을 잘 보여준다.

지금까지 배운 것을 종합해 보면 팔이나 다리를 움직일 때 이 움직임은 어깨 관절이나 고관절에서 단독으로만 이뤄지지 않고 **전체 시스템이 항상 개입돼서 움직인다**. 골격계와 근육계는 체인으로 연결된 링크이기에 견관절과 고관절이 전신을 통해 슬링처럼 연결시켜서 광범위하면서도 정교하고 조화로운 움직임을 가능하게 해준다.

반면 **척추** 및 여러 **대관절**에서 단축되기 쉬운 습성을 가지고 있는 근육들은 제대로 된 움직임이 나오기 위해 잘 신장될 수 있는 능력 즉, **가동성**을 필요로 한다.

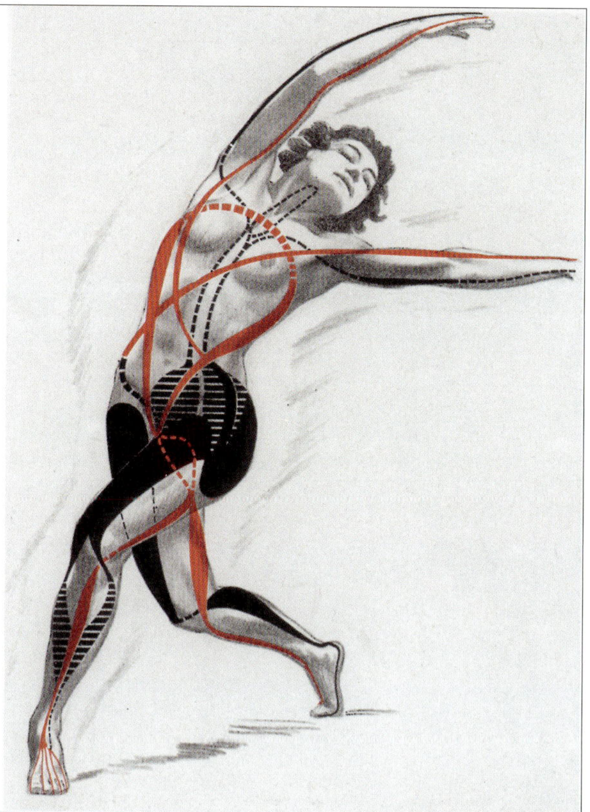

근육 그림. 97

- 33 대흉근
- 34 전거근
- 35 외복사근
- 38 복직근
- 42 광배근
- 44 대원근
- 45 소원근
- 47 삼각근
- 48 상완삼두근
- 50 상완이두근
- 52 오훼완근
- 78 대둔근
- 79 중둔근
- 86 대퇴근막장근
- 87 장경인대
- 89 박근
- 90 봉공근
- 91a 대퇴직근
- 91b 외측광근
- 91d 중간광근
- 94a 대퇴이두근 장두
- 94b 대퇴이두근 단두
- 96 반건양근
- 99 비복근
- 100 가자미근
- 101 아킬레스건
- 102 전경골근
- 103 장지신근
- 107 장비골근

가동성은 파워 트레이닝에 있어 또 하나의 중요한 요소이며 결합조직과 같이 지지해 주는 조직이 손상되는 것을 방지해 준다. 따라서 트레이닝 시 가동성을 위한 스트레칭을 적절한 타이밍에 조합해서 대비할 필요가 있다.

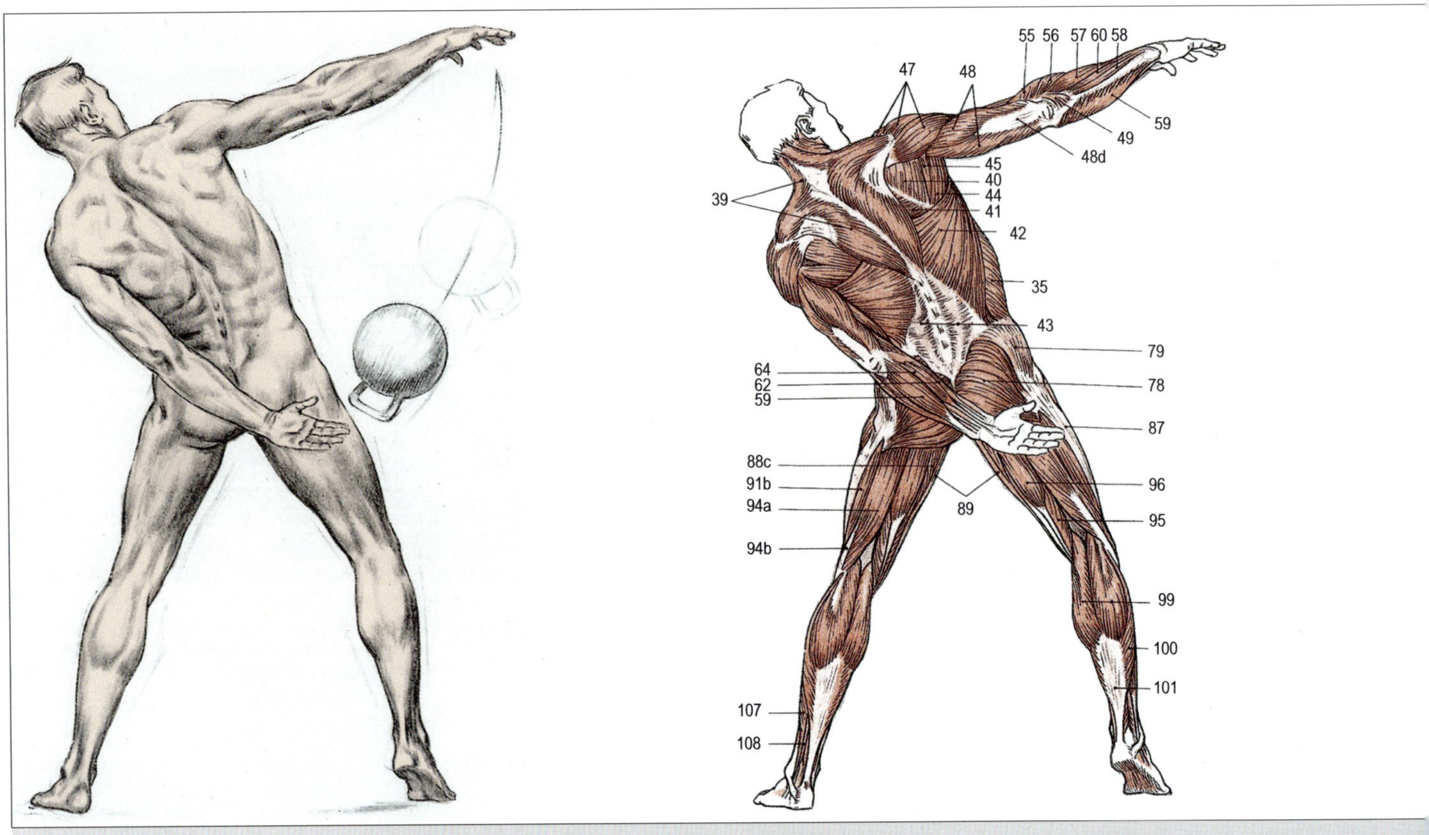

그림. 98 케틀벨을 활용한 동작을 선보이면서 체간을 측면으로 굴곡하고 회전시킬 때 활성화되는 근육 슬링을 볼 수 있다.

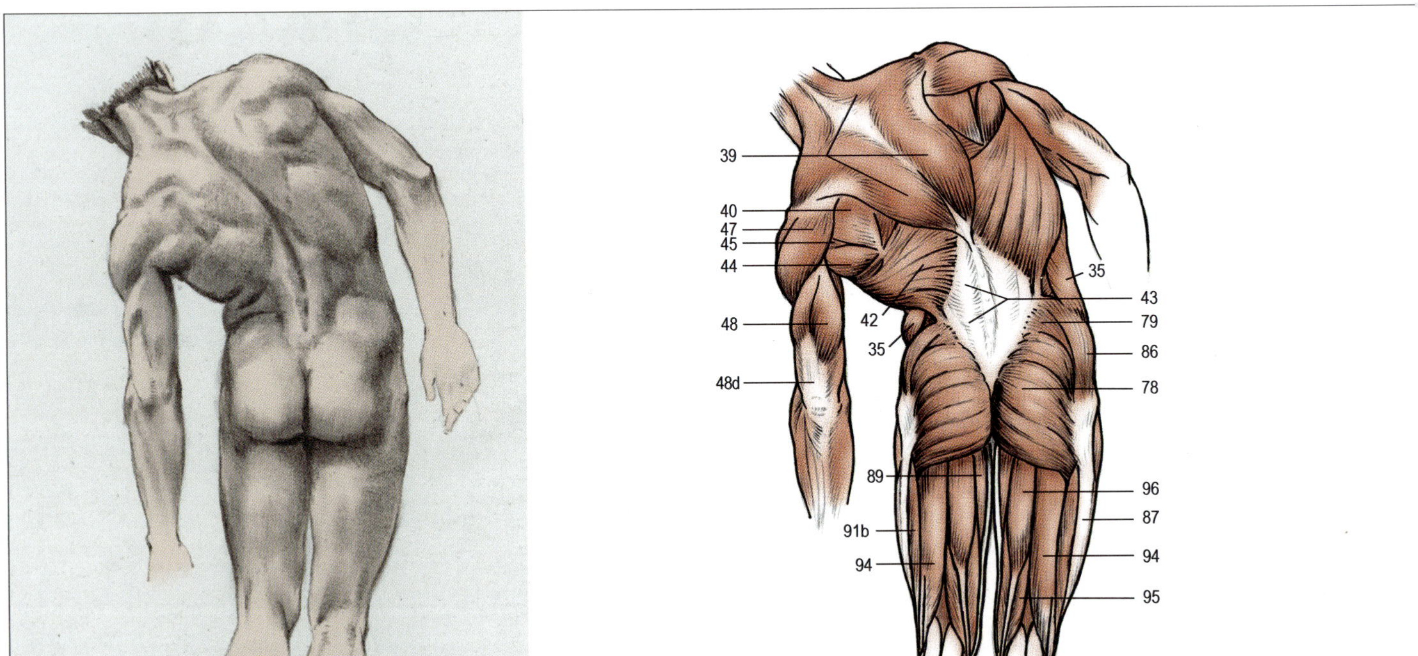

그림. 99 체간의 측면으로 굴곡.

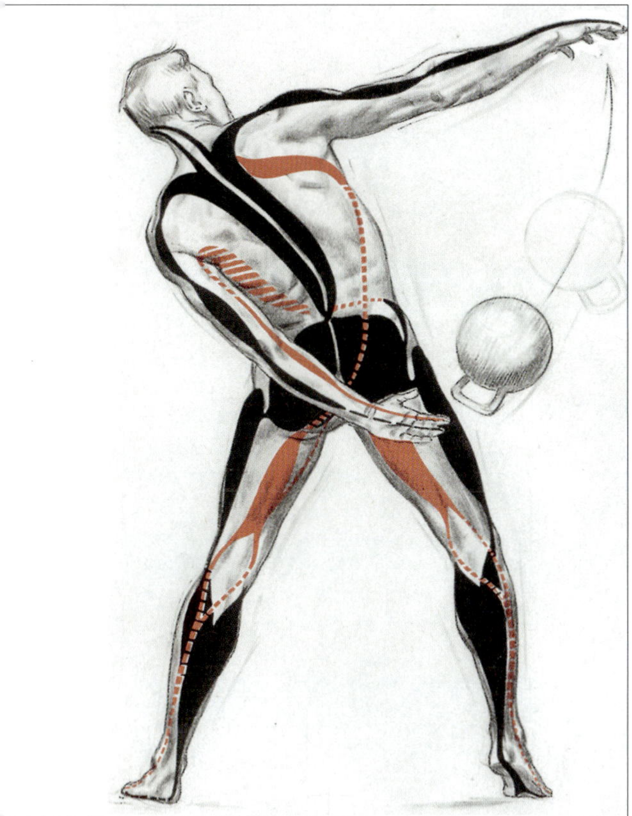

근육 그림. 98, 99

35 외복사근
39 승모근
40 극하근
41 대능형근
42 광배근
43 흉요근막
44 대원근
45 소원근
47 삼각근
48 상완삼두근
48d 상완삼두근의 건
49 주근
55 상완요골근
56 장요측수근신근
57 단요측수근신근
58 척측수근신근
59 척측수근굴근
60 지신근
62 천지굴근
64 장장근
78 대둔근
79 중둔근
87 장경인대
88c 대내전근
89 박근
91b 외측광근
94 대퇴이두근
94a 대퇴이두근 장두
94b 대퇴이두근 단두
95 반막양근
96 반건양근
99 비복근
100 가자미근
101 아킬레스건
107 장비골근
108 단비골근

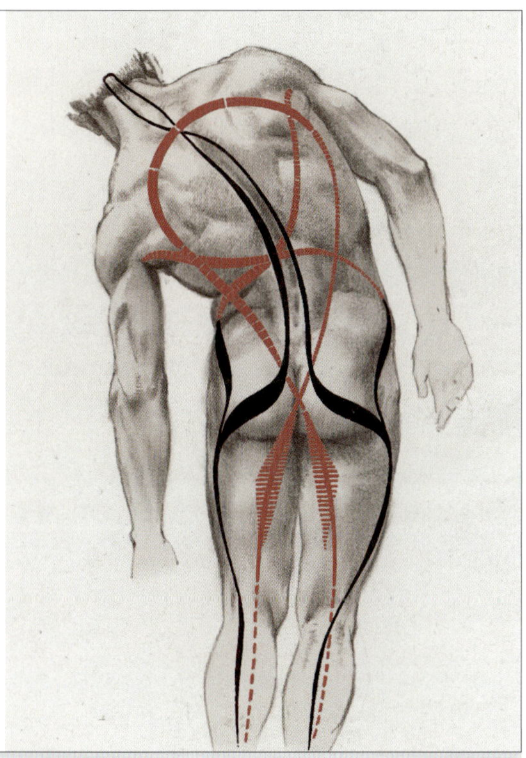

중량을 다루는 체조

여성 체조 부문에서는 클럽, 후프, 볼, 로프, 막대기, 리본과 같은 도구들을 다루는 경우가 대부분이다. 남자 체조 부문에서는 메디신볼과 같이 무게가 꽤 나가는 구 형태의 중량을 다루기도 한다. 이런 중량은 10−12kg 정도 나가기에 근력을 기르고 몸매를 다듬는데 효과적이다.

그림 98 및 **99**를 보면서 측굴 및 회전에서 근육 슬링이 어떻게 동원되는지 지금까지 배웠던 것을 복습해 볼 수 있다.

해부학 재검토

많은 스포츠 동작에서 무릎 관절의 중심적인 역할

무릎 관절은 인체의 모터 시스템에서 가장 큰 관절로써 가장 강한 인대들로 보강되어 있으며 매우 복잡한 역학으로 움직인다. 또한 부상의 위험이 매우 높고 적절하지 않은 부하를 받는 경우가 많다. 다른 관절과 비교했을 때 무릎 관절은 두가지의 서로 **모순된 기능**을 동시에 가지고 있다.

- 무릎을 펼 경우, 상당히 안정적인 상태가 되며 체중을 지지하는 기능을 갖는다.
- 무릎을 접을 경우, 가동성을 갖게 된다.

동적 정적 역학에 있어 중요한 무릎 관절은 기능적으로 회전하는 경첩 관절에 속한다. 좌·우로 지나가는 회전축에서 정강이뼈를 구부렸다 폈다 할 수 있고 무릎을 완전히 필 때 마지막 20° 정도에서 수직으로 지나가는 회전축에서 외측으로 15° 정도 회전이 일어난다.

이런 움직임은 세 관절면과 기능적으로 맞물리면서 일어난다.

- 대퇴골의 외측과와 내측과의 볼록한 관절면,
- 경골의 외측과와 내측과의 거의 평평한 관절면,
- 슬개골의 후면부.

이 관절면들이 모여 **경대퇴관절 및 슬개대퇴관절로 구성된 무릎 관절**이 된다.

대퇴골의 관절면과 경골의 관절면은 형태가 상당히 다르다. 대퇴골의 볼록한 관절면 역시 완벽한 원이 아니기에 대퇴골과 경골이 서로 완벽하게 맞닿지 않는다. 무릎을 구부렸을 때 특히 이런 현상이 심해져서 대퇴골의 일부만이 경골과 맞닿게 되는 **불일치가 일어난다**. 관절면을 덮고 있는 3–4mm의 관절 연골이 이런 불일치로 인한 부작용을 최소화한다. 걷거나 점프 이후 착지하거나 무거운 중량을 들 때 무릎 관절에서 일어나는 압박 및 충격을 흡수하는 역할을 한다. 뿐만 아니라 위에서 봤을 때 알파벳 C 형태로 관절을 둘러싸고 있으면서 옆에서 봤을 때 쐐기 형태인 섬유 연골인 내외측 **반월상 연골**(**그림 100**)이 이런 불일치로 인한 부작용을 줄여준다.

초승달 모양을 하고 있는 내측 반월상 연골은 관절낭을 통해 내측 측부인대와 밀접하게 연결된다. 원 형태에 가까운 외측 반월상 연골은 관절 연골과는 밀접하게 연결되어 있지만 외측 측부인대와는 밀접하게 연결되지 않는다. 이와 같은 연결 구조가 풋볼이나 알파인 스키에서 내측 측부인대에 가해지는 신장성 부하가 특히, 반월상 연골로 전달되면서 내측 반월상 연골까지 부상을 입게 되는 이유이다.

그림 101에서 볼 수 있듯이, 무릎 관절에서 움직임이 일어나면 가동성을 꽤나 가지고 있는 반월상 연골이 같이 움직인다. 무릎을 구부릴 때는 뒤로 1cm 정도 이동하고 무릎을 필 때는 앞으로 이동한다. 하퇴가 바깥 쪽으로 회전시킬 경우 외측 반월상 연골이 전방으로 이동하고 내측 반월상 연골은 후방으로 이동하고, 안쪽으로 회전시킬 경우 반대의 움직임이 일어난다. 무릎 관절에서의 굴곡 신전 및 회전은 미끄러지는 활주 움직임이 동반될 수밖에 없고 따라서 반월상 연골은 수직으로 가해지는 압박 및 충격을 흡수하는 역할만이 아닌 여러 움직임에서 상황에 따라 유연하게 움직이는 오목한 관절면의 역할까지 한다.

무릎 관절이 구부러진 상태는 안 그래도 불안정한 상태인데 내외측 측부 인대까지 덜 팽팽해진다. 따라서 무릎을 펴고 구부리고 돌리는 여러 움직임 속에서 십자인대와 반월상 연골이 이런 불안정함을 보완해 주는 **기능적인 역할**을 하게 된다.

대퇴사두근을 절개하고 슬개골을 아래로 젖힌 상태에서 무릎 관절낭의 전면을 보고 있다.

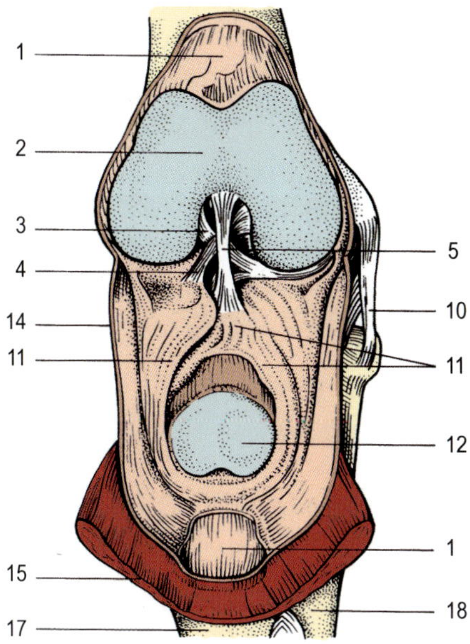

외측과와 활막주름을 제거한 상태에서 반월상 연골과 횡인대의 모습을 볼 수 있다.

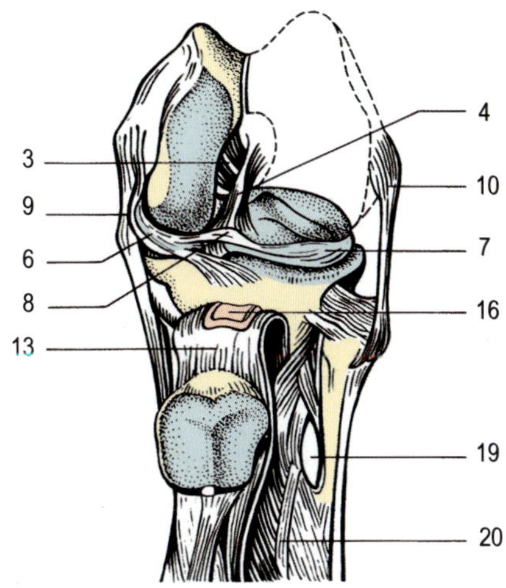

1 슬개상 섬액낭
2 과간구
3 후방십자인대
4 전방십자인대
5 활막주름
6 내측반월상연골
7 외측반월상연골
8 횡인대
9 내측측부인대
10 외측측부인대
11 추벽
12 슬개골
13 슬개인대
14 관절낭
15 대퇴사두근
16 슬개하 점액낭
17 경골
18 비골
19 전경골 동맥 개구부
20 골간막

그림. 100 왼쪽 무릎 관절.

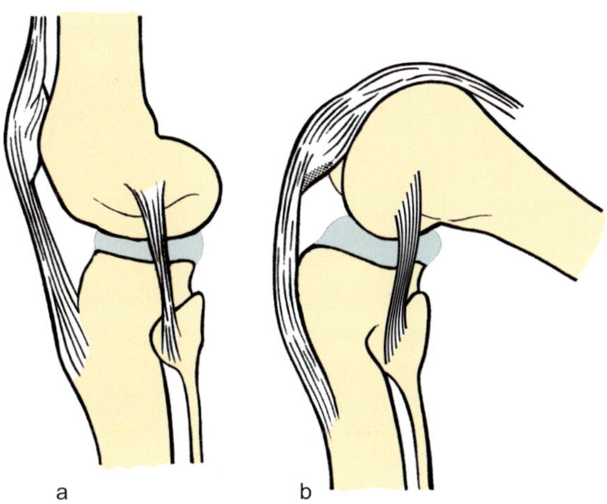

그림. 101 무릎 관절의 굴곡. 굴곡 막바지에 반월상 연골은 1cm 정도 뒤로 활주하며 외측측부인대는 느슨해지는 것을 볼 수 있다.

팔꿈치 관절의 안정성은 골격의 형태가 잡아주며 어깨 관절의 안정성은 근육이 잡아준다. 이와는 달리 무릎 관절의 경우 **측부인대와 십자인대**라는 강력한 인대가 안정성을 잡아주는 주된 역할을 한다.

그림 100-103에서 볼 수 있는 내외측 측부인대의 가장 주된 역할을 다리를 핀 상태에서 체중을 지지했을 때 무릎을 안정시킨다. 이와 같은 현상은 특히, 고관절에서 무게 중심이 앞으로 이동할 때 두드러진다. **그림 100-102**에서 볼 수 있는 십자인대는 관절 내부에 위치해 있어서 뼈가 관절면을 따라 앞·뒤로 지나치게 이동하는 것을 막는다. 특히 무릎이 구부려져서 측부인대들이 느슨해져서 제 역할을 하지 못하고 무릎이 불안정해지는 위험한 상황일 때 십자인대의 이와 같은 기능은 두드러진다. **그림 102**에서 볼 수 있듯이 십자로 교차하는 강한 십자인대 덕분에 회전성 움직임까지 조절할 수 있다. 경골이 내회전될 때 전후방 십자인대가 서로 꼬이다가 외회전될 때 꼬인 십자인대가 풀린다.

무릎 관절만의 특이한 골격 구조와 반월상 연골, 측부인대, 십자인대의 특성을 보면 왜 풋볼, 스키, 아이스 하키 **등과 같은 여러 스포츠**의 회전성 움직임에서 **여러 인대와 반월상 연골의 손상 위험이 높은지** 잘 알 수 있다.

- 축구에서 볼을 향해 점프했다가 한 발로 착지하는 상황
- 신발의 스파이크에 의해 하지가 지면에 고정된 상태에서 급속도로 방향을 전환할 때 생기는 하지에서의 비틀림

이와 같은 상황에서는 하퇴가 갑작스럽게 바깥 쪽으로 돌아가면서 X다리 형태로 꺾이는 상황이 발생한다. 이 때는 전방십자인대의 역할을 상당 부분 해주는 대퇴 후면부의 햄스트링 근육들이 제 역할을 하기가 힘들기에 **전방 십자인대가 상당히 위험한 상황이 된다**. 축구에서 이와 같은 상황이 발생하면 전방 십자인대는 파열될 수 있다. 특히 여자 축구 경기에서 이런 상황이 발생하며 부상 케이스의 3분의 2는 상대 선수와의 접촉이 없는 상태에서 일어나는 비접촉성 파열이다(Faude et al. 2005). 여자 축구 선수의 전방 십자인대 파열 빈도는 남자 축구 선수에 비해 7-8배나 높다(Becker et al. 2005, Tittel 2012). 여자 선수들이 더 잘 파열되는 이유를 분석해 보면 점프 이후 착지 시 남자 선수들은 무릎을 33° 정도 구부리는 데 반해, 여자 선수들은 무릎을 17° 정도밖에 구부리지 않는다. 이런 이유로 점프 이후 무릎이 더 신전된 상태에서 지면으로 착지하게 되며 착지 시 무릎이 X자 형태로 꺾이면서 전방 십자인대 및 연골에 훨씬 더 많은 충격을 가하게 된다.

뿐만 아니라 여성들의 경우 남성에 비해 더 넓은 골반을 가지고 있고 대퇴골과 대퇴경이 이루는 각이 128° 이하로 남성들에 비해 더 작다. 따라서 **그림 103**에서 보듯이 더 큰 Q각을 갖게 된다. 특히 대퇴골이 짧은 신체구조를 가지고 있는 여성일 경우, 무릎이 더 큰 폭으로 안쪽으로 모이는 외반슬 구조를 갖게 된다. 이 결과 전방 십자인대의 부상 확률이 더 높아진다. 따라서 부상 예방을 위한 자세 조절 및 안정화를 위한 트레이닝 전략을 세울 필요가 있으며, 그 과정에서 **어떤 근육 및 근육 슬링이 이를 위해 중요한 역할을 할 수 있는지 고려**해야 한다. **그림 104** 및 **105**에서 볼 수 있는 축구 선수들의 킥, 가속, 민첩성, 점프와 같은 움직임 및 이와 같은 움직임 속에서 근육을 수축 이완할 수 있는 능력들이 모두 중요해진다.

무릎의 기능적 안정성을 확보하기 위해 점프 트레이닝 및 근력 강화를 할 때 **근육 불균형**을 잡을 필요가 있다. 특히 단축되는 성향을 보이며 스키나 축구 등에서 문제가 많이 발생하는 **햄스트링의 활성화가 필요하다**.

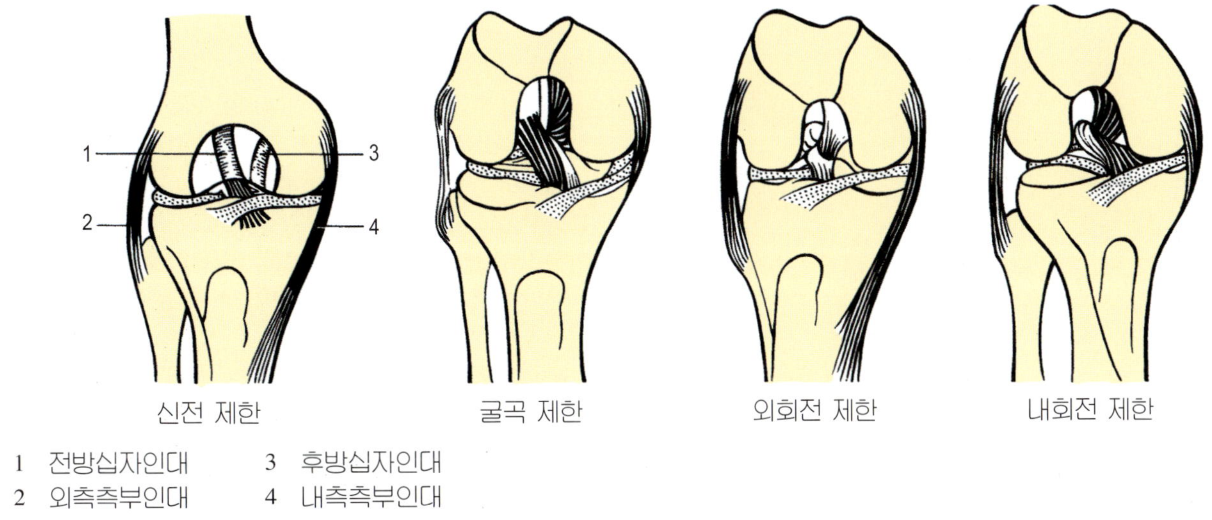

그림. 102 십자인대와 측부인대는 무릎의 굴곡, 신전, 내회전, 내회전 될 때 기능적으로 협응한다. 팽팽해지는 인대는 어둡게 느슨해지는 인대는 밝게 표시되어 있다.

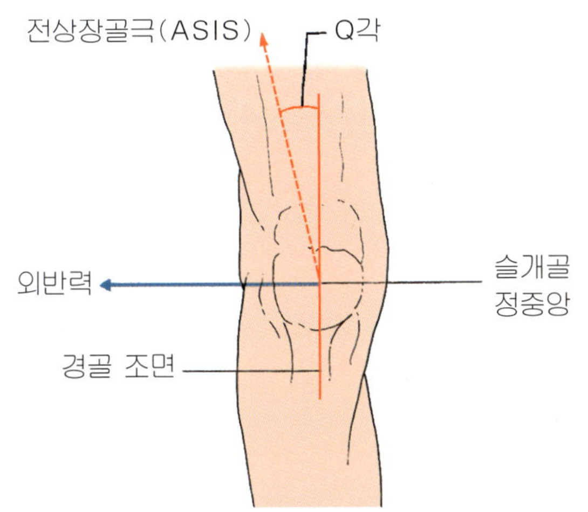

그림. 103 Q각은 정강이뼈를 수직으로 연결하는 선과 대퇴사두근이 전상장골극(ASIS)을 향해 당기는 힘선 사이의 각을 말한다. 여성의 경우 20°, 남성의 경우 12°이며 외반슬(x다리)일 경우, Q각은 증가한다.

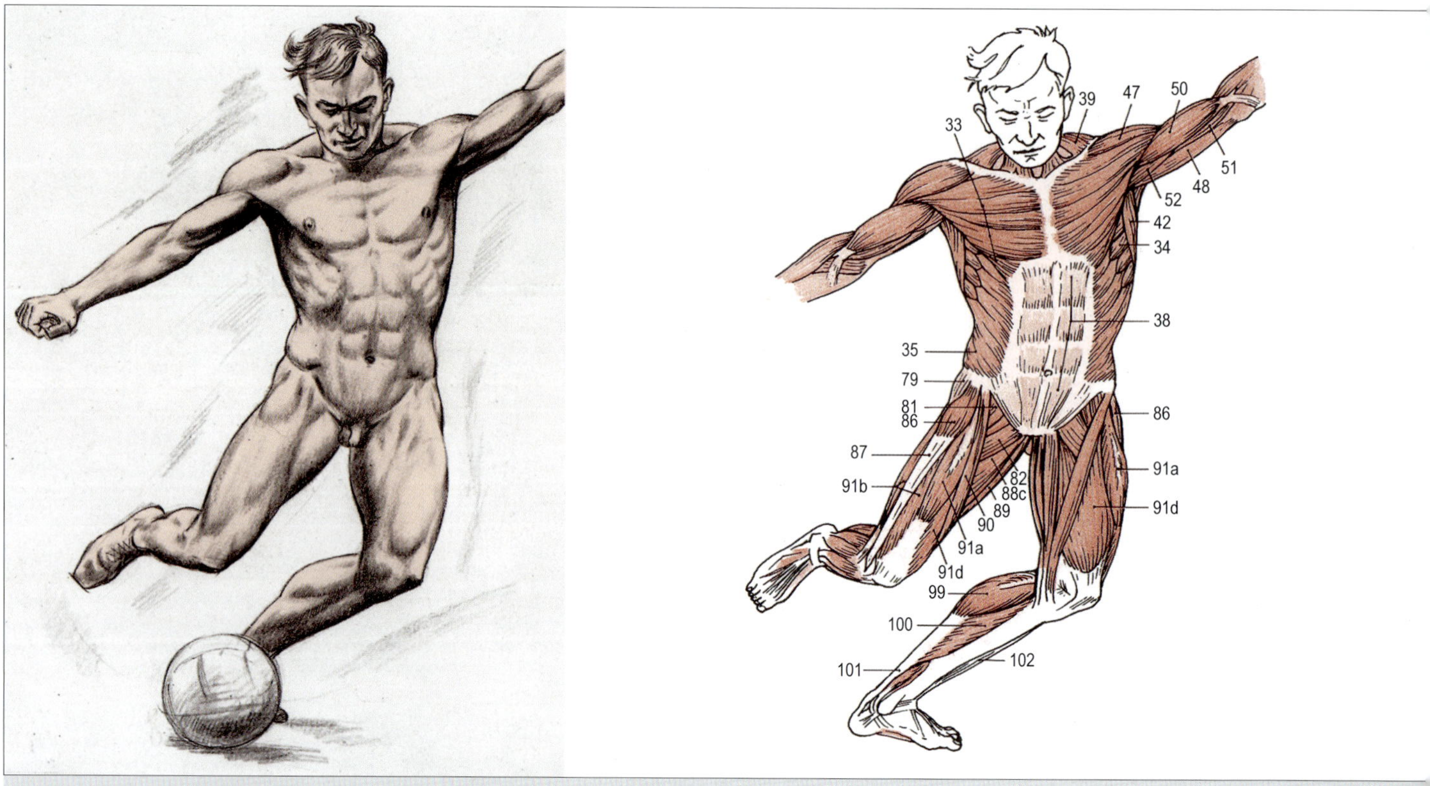

그림. 104 공을 패스하면서 체간을 회전시키고 측면으로 굴곡할 때의 근육 슬링.

축구 선수(볼 차서 넘기기)

그림 104에서 축구 선수가 공을 찰 때 비틀림, 압박, 텐션 등에 의해 **구부러진 상태로 버티고 있는 다리 쪽 무릎 관절에 큰 부하**가 가해진다. 이런 스트레스는 근육과 인대에 의해 흡수되면서 전신의 균형을 잘 잡아야 한다. 이렇게 버티는 다리에 의한 전신 자세 조절은 한 다리로 선 상태에서 킥을 하기 위해 매우 중요한 기능이다.

축구 선수가 공을 차서 넘기거나 **그림 105**에서 보는 것처럼 골을 넣기 위해 슛을 할 때의 움직임을 분석해본다면 가장 먼저 주목해야 할 것은 고관절이다. 고관절은 슛을 넣을 때 작용하는 근육들을 활성화시키기 위해 앞으로 급격하게 이동하면서 **관련 근육들을 사전에 신장시킨다**. 이와 같은 움직임은 **그림 107–111**의 다양한 던지기 스포츠에서도 볼 수 있다. 근육이 수축 전에 신장될 경우 전신을 지나가는 긴 신전 근육 슬링의 보조를 통해 상당한 파워를 내면서 역할을 수행할 수 있다.

공을 찰 때 작용하는 **협력근**들을 볼 수 있고 **길항근**은 괄호 안에서 볼 수 있다.

- 고관절의 강력한 굴곡시 장요근이 수축(길항근 : 대둔근),
- 무릎 관절에서 폭발적인 신전이 일어날 때 강력한 파워를 낼 수 있는 대퇴사두근의 수축(길항근 : 대퇴 이두근, 반건양근, 반막양근 등의 햄스트링 근육),
- 발목에서의 배측 굴곡시 전경골근(길항근 : 비복근).

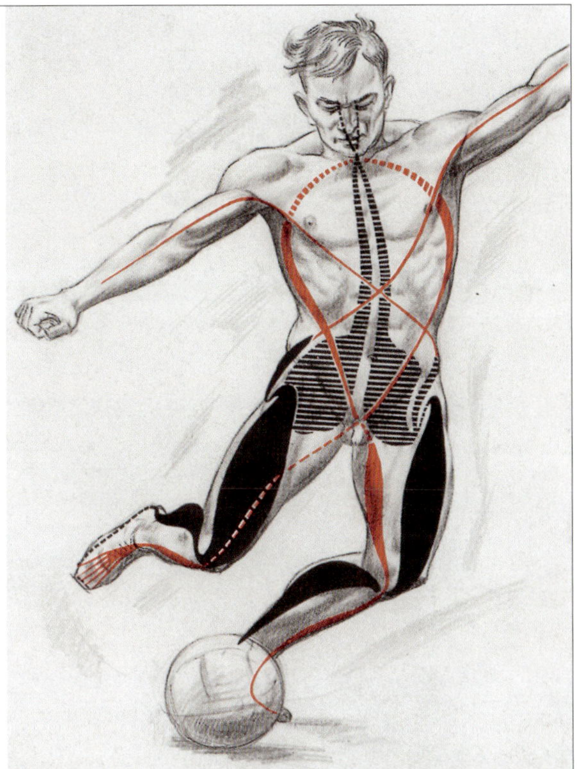

근육 그림. 98, 99

35 외복사근
39 승모근
40 극하근
41 대능형근
42 광배근
43 흉요근막
44 대원근
45 소원근
47 삼각근
48 상완삼두근
48d 상완삼두근의 건
49 주근
55 상완요골근
56 장요측수근신근
57 단요측수근신근
58 척측수근신근
59 척측수근굴근
60 지신근
62 천지굴근
64 장장근
78 대둔근
79 중둔근
87 장경인대
88c 대내전근
89 박근
91b 외측광근
94 대퇴이두근
94a 대퇴이두근 장두
94b 대퇴이두근 단두
95 반막양근
96 반건양근
99 비복근
100 가자미근
101 아킬레스건
107 장비골근
108 단비골근

이렇게 근육들이 기능적으로 협력하기 위해서 필요한 것은 **협력근과 길항근 사이의 균형** 및 주기적인 신체 활동이다. 다리 근육은 잘 발달됐지만 복부 및 허리 근육들은 그에 비해 불충분하게 단련되었을 수 있다. 이와 같은 현상은 다음과 같은 요소로 인해 나타날 수 있다.

- 충분히 않은 신체적 활동,
- 일상 생활이나 파워 트레이닝 시 한쪽만 더 많이 스트레스를 가하는 상황,
- 테니스, 스쿼스, 배드민턴, 펜싱과 같이 양쪽이 균형 있게 사용되지 않는 스포츠 활동,
- 조직의 가동성 및 이완 능력이 충분치 않을 경우,
- 나이, 성별, 키, 체중과 같은 개인적인 요소.

작용하는 근육들 간의 협응이 잘 이뤄지지 않을 경우 관절의 기능에도 좋지 않은 영향을 줄 수 있다. 이런 **관절과 근육 간의 불협화음**은 경쟁을 요하는 여러 스포츠에서 부상이나 적절하지 않은 스트레스를 받게 되는 상황을 초래할 수 있다. 근육에 문제가 생기거나 건의 부착부위에 병증이 생기거나 연골이 손상받을 수 있다. 이런 상황을 방지하기 위해 가장 신경써야 할 것은 근육과 관절 간의 불협화음을 안정시키는 것이다.

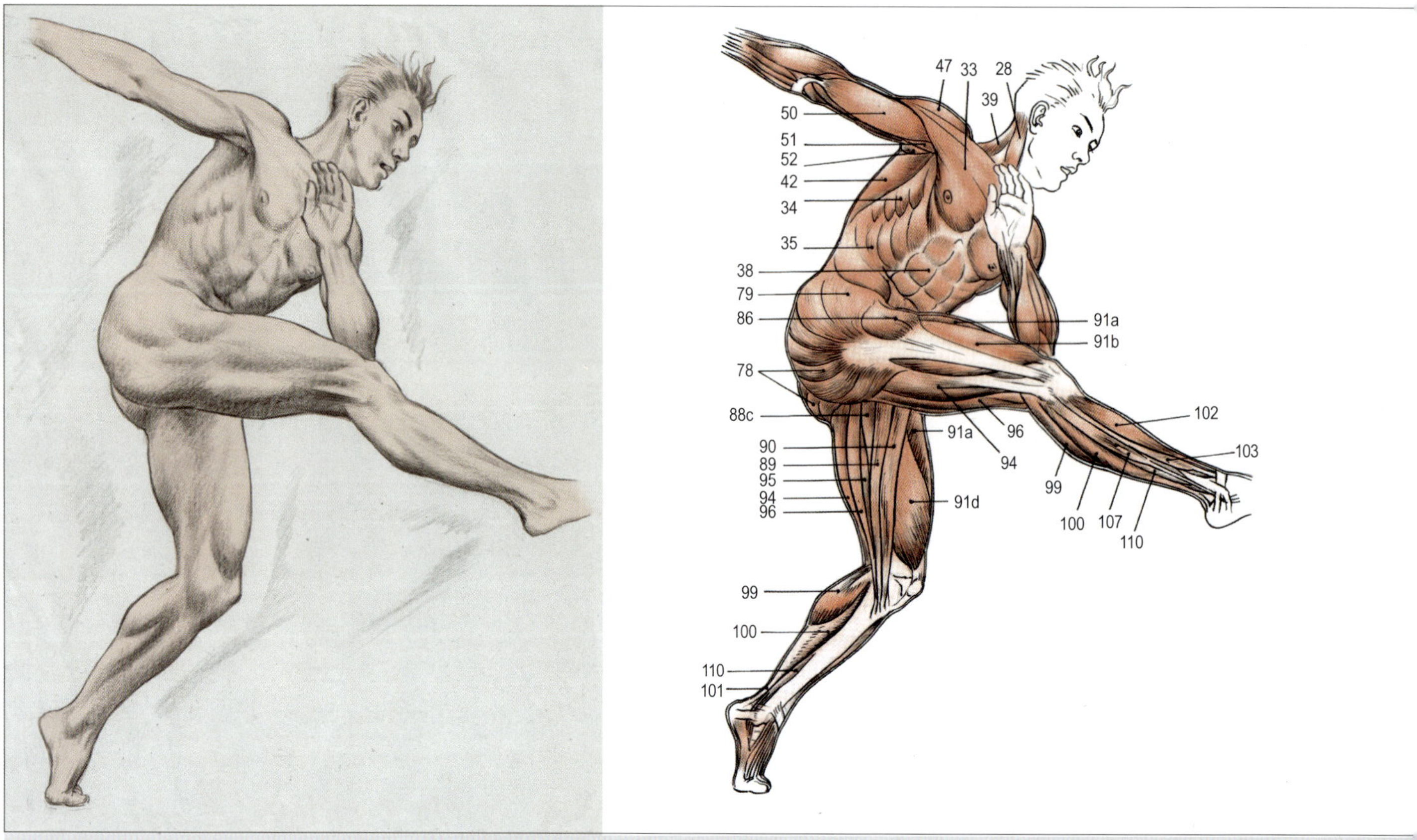

그림. 105 공을 강하게 찰 때, 체간이 굴곡될 때의 근육 슬링.

축구 선수에서의 발리 슛

그림 105를 보면, 볼을 찰 때 볼을 낮게 유지하기 위해 상체를 앞으로 숙이면서 비트는 축구 선수의 모습을 볼 수 있다. **파워가 넘치는 이 슛에는 두 가지 중요한 요소가 있다.**

- 익상근 형태로 근단면적이 185 cm^2에 달하는 상당히 강력한 대퇴사두근과 단면적이 51 cm^2에 불과하면서 훨씬 약한 햄스트링 근육 간의 상호작용,
- 매우 강력한 대퇴사두근과 때론 약한 복근과 심부 신전근 간의 상호작용.

그림 106은 축구 선수가 공을 찰 때 나타나는 다리 근육들의 강력한 수축을 보여주고 있다. 동작을 만들어 내는 협력근과 길항근 간의 상호작용을 꽤 명확하게 볼 수 있다.

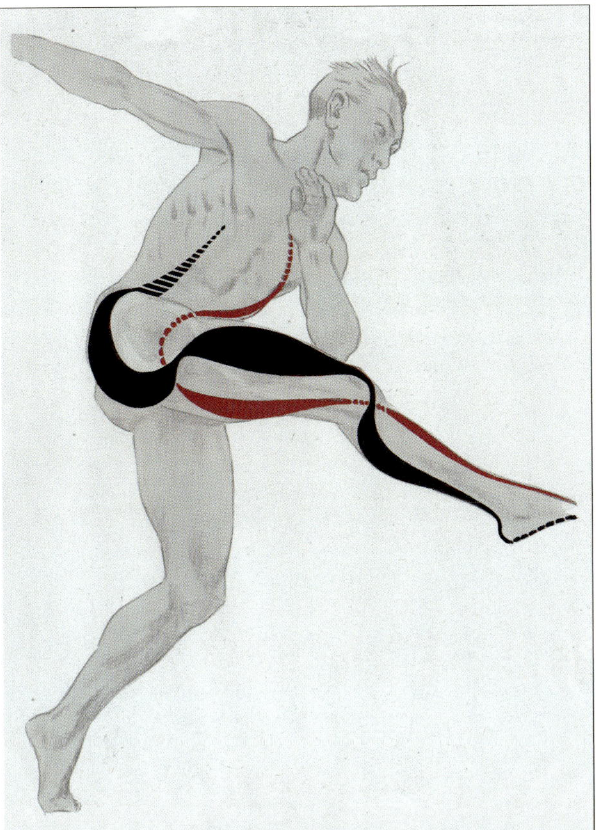

근육 그림. 105

28 흉쇄유돌근
33 대흉근
34 전거근
35 외복사근
38 복직근
39 승모근
42 광배근
47 삼각근
50 상완이두근
51 상완근
52 오훼완근
78 대둔근
79 중둔근
86 대퇴근막장근
87 장경인대
88c 대내전근
89 박근
90 봉공근
91a 대퇴직근
91b 외측광근
91d 중간광근
94 대퇴이두근
95 반막양근
96 반건양근
99 비복근
100 가자미근
101 아킬레스건
102 전경골근
103 장지신근
107 장비골근
110 장지굴근

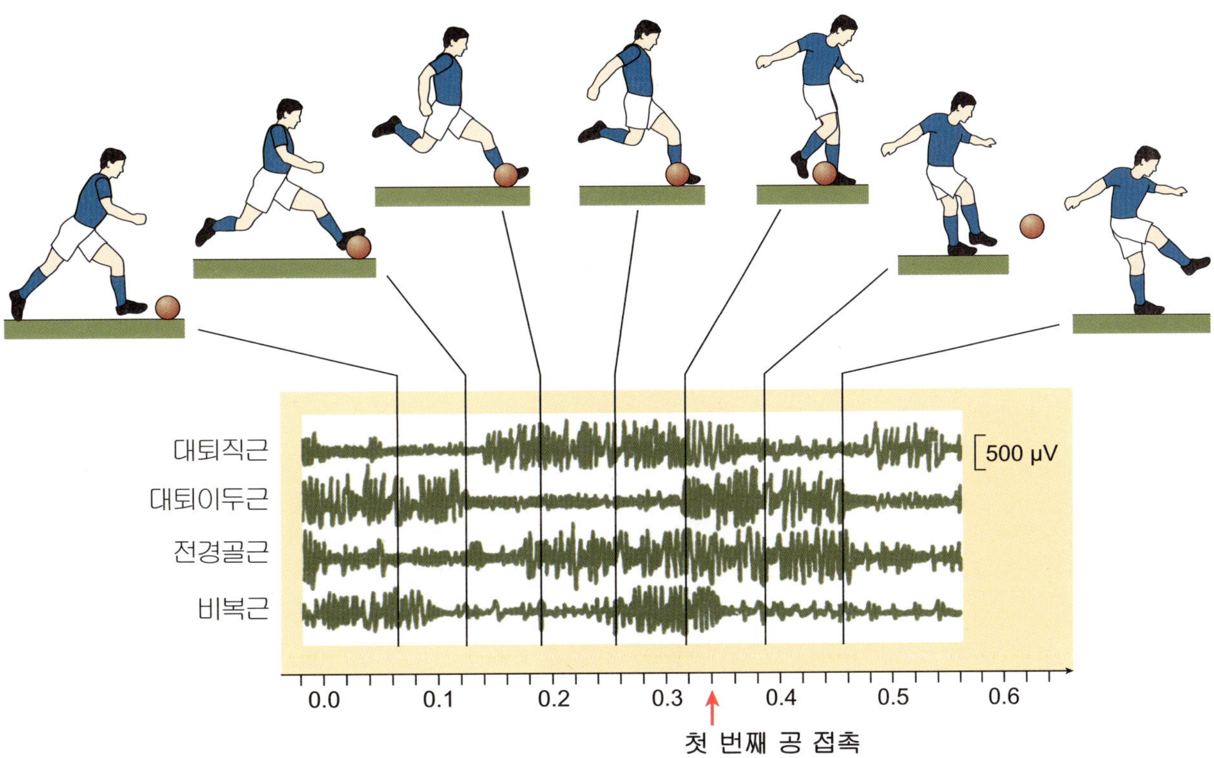

그림. 106 축구 선수가 공을 찰 때 근육의 활성화 정도를 보여주고 있다. 그림. 105의 근육 슬링에서의 대퇴직근, 대퇴 이두근, 전경골근, 비복근이 등장한다. 화살표가 선수가 공을 강하게 차는 시점이다.

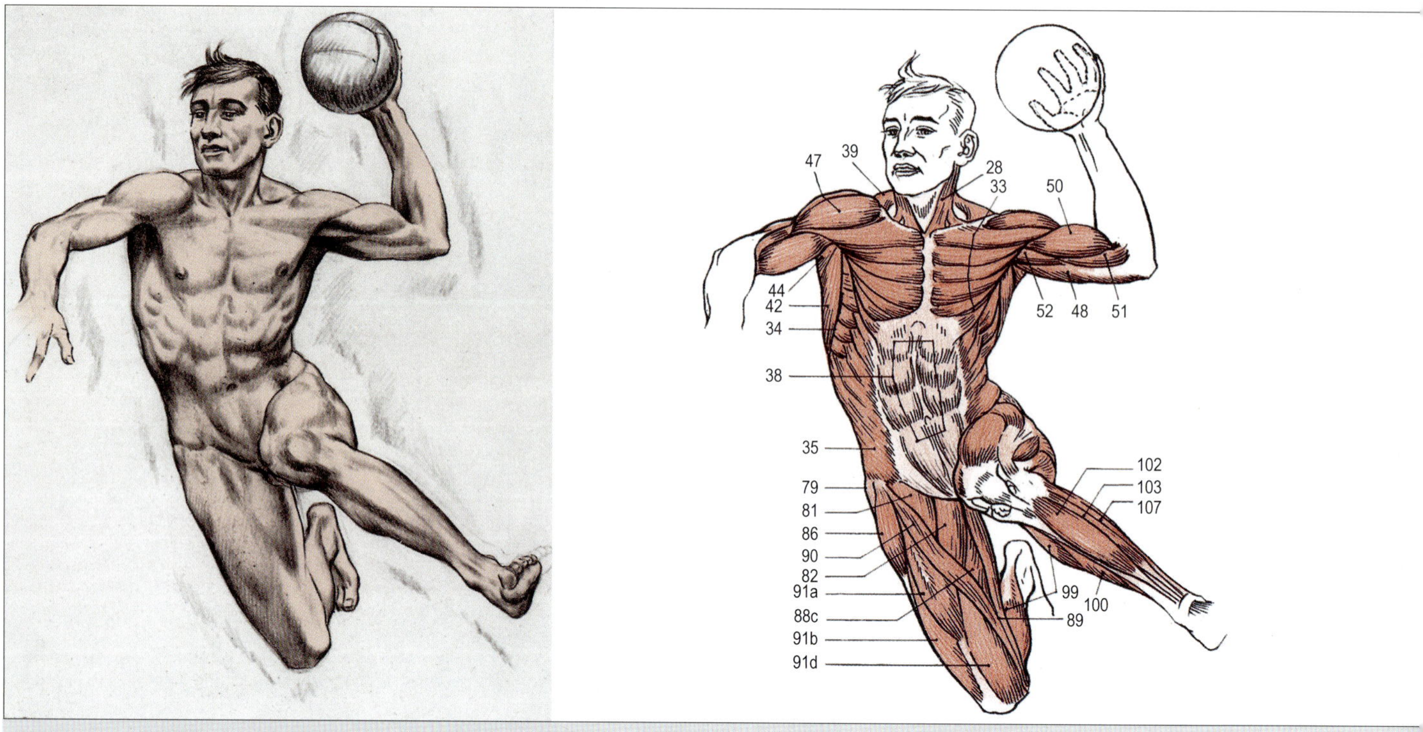

그림. 107 핸드볼 선수의 점프샷에서 체간이 회전, 측면으로 굴곡될 때 활성화되는 근육 슬링을 볼 수 있다.

핸드볼 선수(점프샷)

실내 스포츠인 핸드볼의 특징을 살펴보면 잦은 빈도의 스프린트, 방향 전환, 점프 등과 같이 간헐적으로 부하가 발생한다. 이 스포츠는 매우 역동적이고 빠르고 폭발적인 움직임이 나타난다는 특징을 가지고 있다. 뿐만 아니라 좋은 신체조건 및 체력을 가진 상대 선수들은 거친 몸싸움까지 마다하지 않고 언제든지 할 준비가 되어 있는 기술적으로나 정신적으로 무장되어 있다. 이런 상대 선수와 맞닥뜨려야 하는 상황이 자주 나온다.

따라서 선수들 간의 거친 몸싸움을 종종 볼 수 있다. 몸싸움 만이 아닌 점프하다가 땅에 위험하게 떨어지는 상황도 종종 나오기에 복싱 선수들이 착용하는 **마우스피스**를 착용하며 심각한 부상이나 관절이나 점액낭 등에 가해지는 만성적인 스트레스를 받지 않기 위해 무릎과 팔꿈치를 **보호해 주는 패드**를 착용하기도 한다.

따라서 이런 스포츠에 참여하는 선수들의 신체적인 능력은 매우 뛰어나야 할 수밖에 없다. 빠른 전력질주, 이동, 반응 등에 있어서 **빠른 스피드**, 점프나 던지기 등에 있어서 파워를 실을 수 있는 **스피드** 그리고 **지구력**, 공을 패스하고 슛을 할 때 최적의 퍼포먼스를 위해 잘 발달된 협응력 등이 핸드볼 선수로서 가져야 할 전제조건이다.

이런 조건들을 충족하기 위해 포인트 가드의 신장은 190–195cm, 골키퍼의 경우 188–190cm, 피봇 플레이어의 경우 185cm 정도로 모두 평균 신장을 넘는 체격 조건을 가지고 있다. 키가 크다는 것은 공을 던질 때 던지는 팔의 지렛대 길이가 길어진다는 말이다. **그림 107**을 보면 파워풀한 점프샷을 던지고 있는 핸드볼 선수의

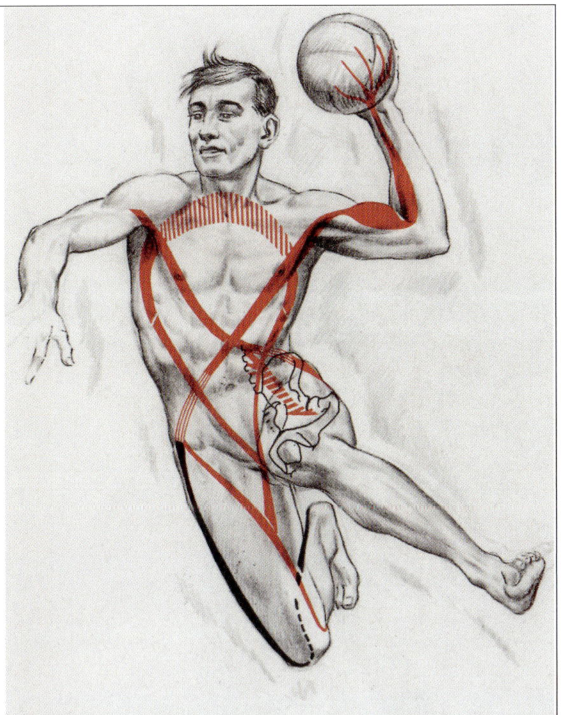

근육 그림. 107

28 흉쇄유돌근
33 대흉근
34 전거근
35 외복사근
38 복직근
39 승모근
42 광배근
44 대원근
47 삼각근
48 상완삼두근
50 상완이두근
51 상완근
52 오훼완근
79 중둔근
81 장요근
82 치골근
86 대퇴근막장근
88c 대내전근
89 박근
90 봉공근
91a 대퇴직근
91b 외측광근
91d 중간광근
99 비복근
100 가자미근
102 전경골근
103 장지신근
107 장비골근

모습을 볼 수 있다. 공을 던질 때 사용되는 근육 슬링은 전신을 지나가며 이 슬링은 더 효율적인 수축을 위해 공을 던지기 직전 몸통이 뒤로 젖혀지는 와인드 업을 통해 상당히 많이 신장된다. 이와 같은 와인드 업 동작은 효율적인 점프나 던지기를 위해 매우 중요하며 던지기는 어깨 관절의 움직임이지만 어깨 관절만이 아닌 **전신의 시스템**을 활용한다는 것을 여기서 한번 더 깨달을 수 있다.

핸드볼 선수와 관련된 일화가 존재한다. 상대편 선수와의 몸싸움이 없었음에도 불구하고 경기 시작 3분 후 몸통의 회전과 측굴을 동반하는 핸드볼의 폭발적인 점프샷 이후 고통을 호소했다. 근육들이 충분히 대비가 되어 있지 않거나 웜업이 되어 있지 않아서 그랬을 것이라 추정된다. **외복사근**과 기능적으로 매우 밀접하게 연결되어 있는 **전거근 부위를 촉진했을 때 문제가 있었다.** 부상 이후 재활 5일 차에 선수가 말했다. “매우 신중하고 부드럽게 공을 던지려 했지만 그럴 수 없었습니다. 나의 어깨 근육 및 견갑대를 잡고 있는 근육들도 평소처럼 매우 강했는데도 이런 현상이 일어난 것을 이해할 수 없습니다. 왜 이런 일이 발생했을까요?”

대답은 아마 독자들이 쉽게 예상할 수 있을 것이다 : **“근육 슬링의 힘은 체인의 가장 약한 링크에 의해 결정된다”**. 이런 이유로 트레이닝 시 스포츠 활동 직전 워밍업과 같은 필수적인 부상 예방 기법에 신경써야 할뿐만 아니라 전신 근력 강화, 협응력 증진 및 점프, 착지 및 공을 다루는 기술적인 능력까지 골고루 증진시키는 것을 신경써야 한다.

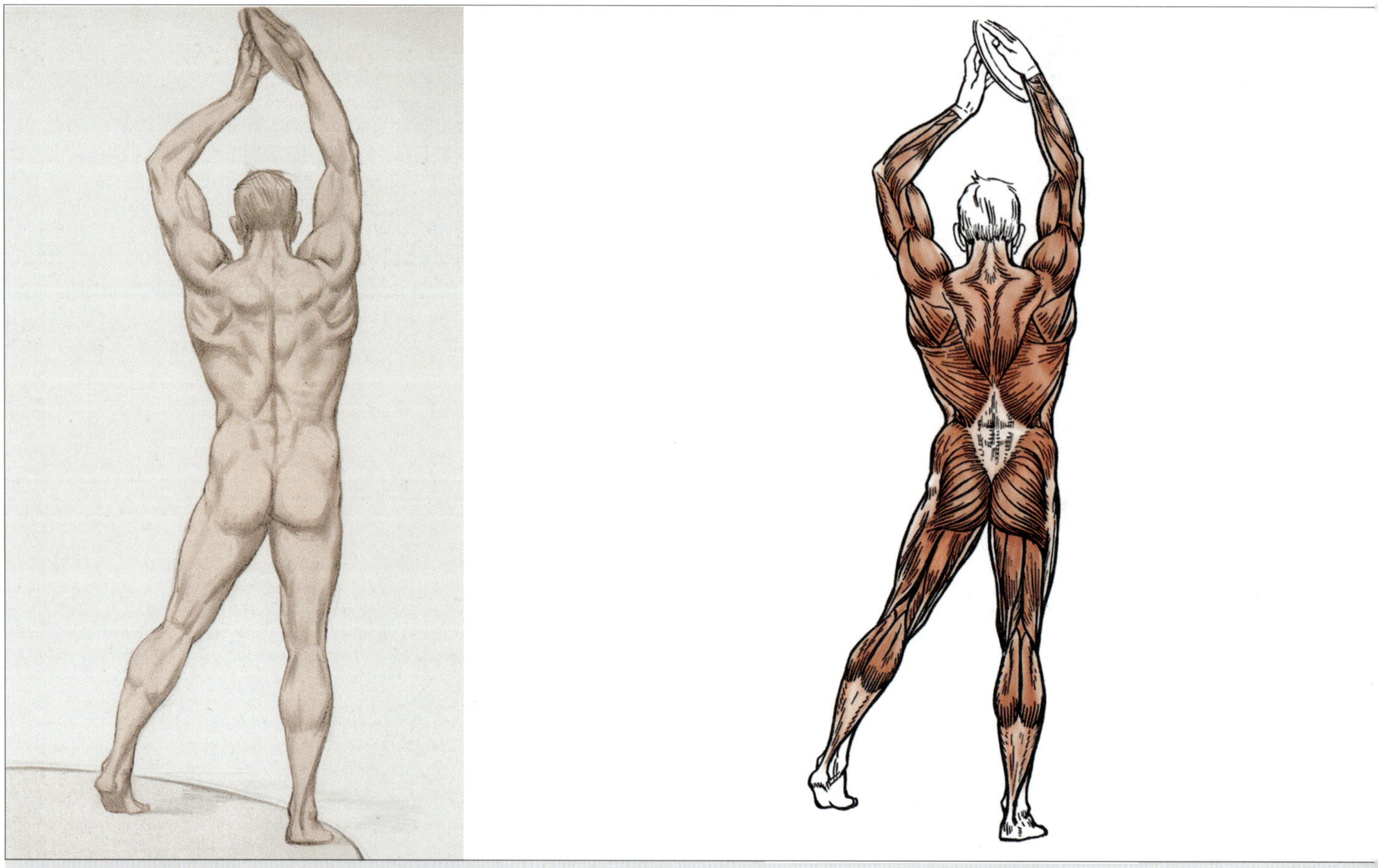

그림. 108a 원반 던지기 선수의 시작 자세. 여러 근육 슬링에 대해 배웠으니 오른쪽 그림에 독자들이 스스로 근육 슬링을 그려볼 것을 권한다(Resolution see http://url9.de/Wzy).

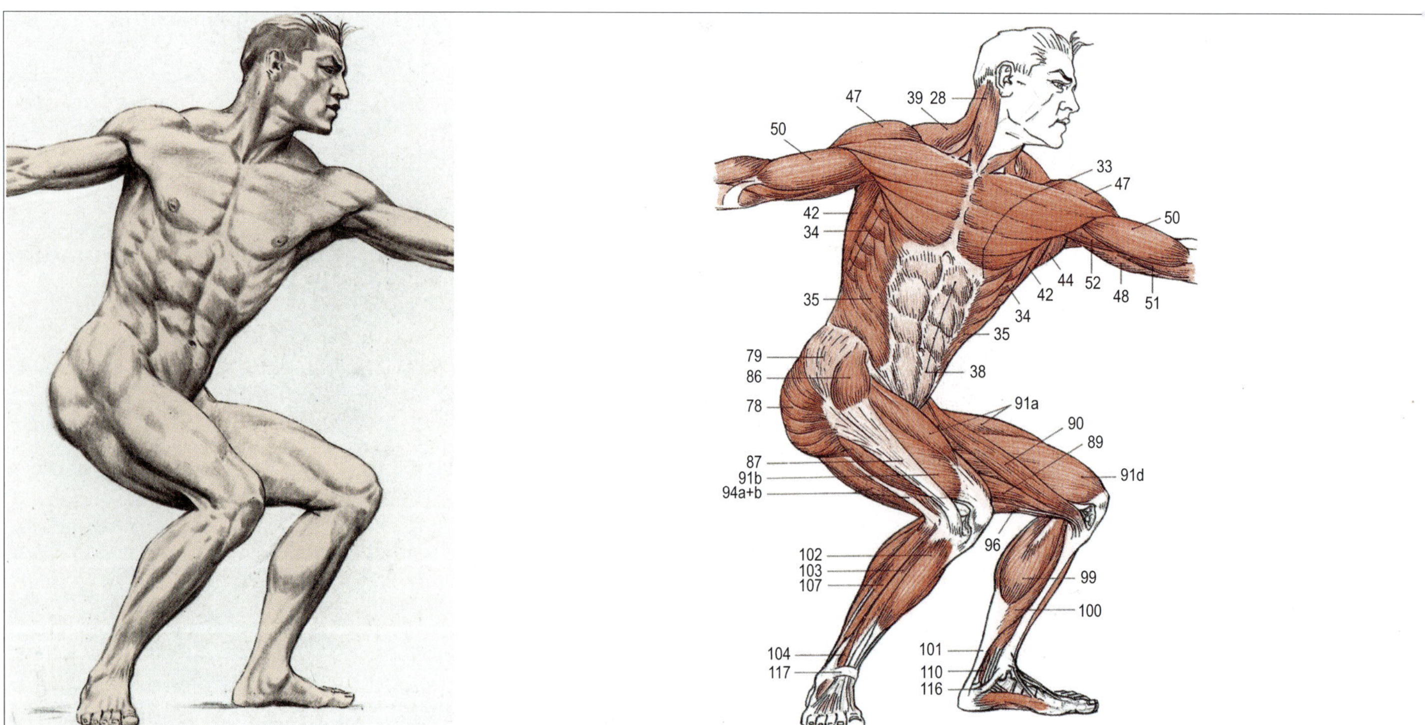

그림. 108b 원반 던지기 선수가 몸통을 비틀 때 작용하는 근육 슬링.

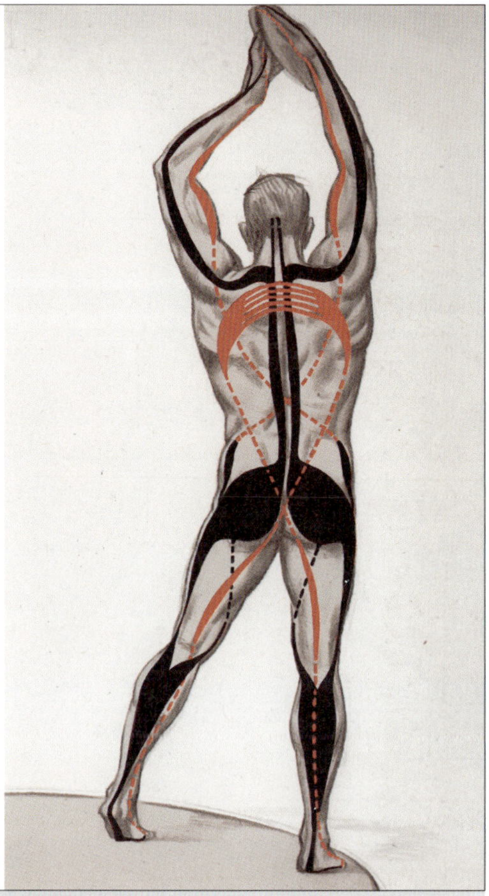

원반 던지기

육상 경기에서 던지기와 관련된 종목에서는 선수들은 폭발적인 회전, 신장 및 어깨의 스윙 모션을 통해 던지기 직전 막판에 **상당량의 가속력**을 확보해야 한다. **그림** 108b에서 원반 던지기 선수가 상체가 골반에 비해 많이 돌아가도록 비트는 움직임을 볼 수 있다. 이 그림에서 선수는 먼 거리를 달려오면서 가속력을 얻으면서 던지기 전 근육 슬링을 사전에 신장시킨다. 이를 통해 원반을 던지는 순간 필요한 최대 가속력을 얻을 수 있다. **던질 때의 최대 가속력**은 하지에서부터 몸통, 견갑대 및 견관절에 이르는 모든 근육들의 수축력을 통해 얻어진다. 또한 **복근과 허리의 신전근들 간의 상호작용**도 던질 때 매우 중요한 요소이다.

표 16을 보면, 원반 던지기 선수의 속근 / 지근의 비율이 65% / 35%로서 속근의 비율이 월등히 높다. 근섬유의 크기 및 파워가 월등한 속근 섬유들이 지배적일 경우 **대관절의 가동성이 제한**될 수 있다. 따라서 이런 강력한 견관절 및 고관절 근육들이 잘 신장될 수 있는 능력 및 견갑대의 가동성이 확보되어야 하며 트레이닝 시 매번 이에 적합한 운동을 시행해서 이런 능력이 유지될 수 있어야 한다.

표 16. 파워 종목 선수들의 외측광근 지근 섬유와 속 근섬유 비율 및 단면적(cm^2)

	STF %	FTF %	STF cm^2	FTF cm^2
역도	41	59	4550	7430
원반 던지기	38	62	7200	9580
멀리뛰기	45	55	4700	6530
높이뛰기	47	53	6460	7700
100미터 달리기	24	76	5400	6750

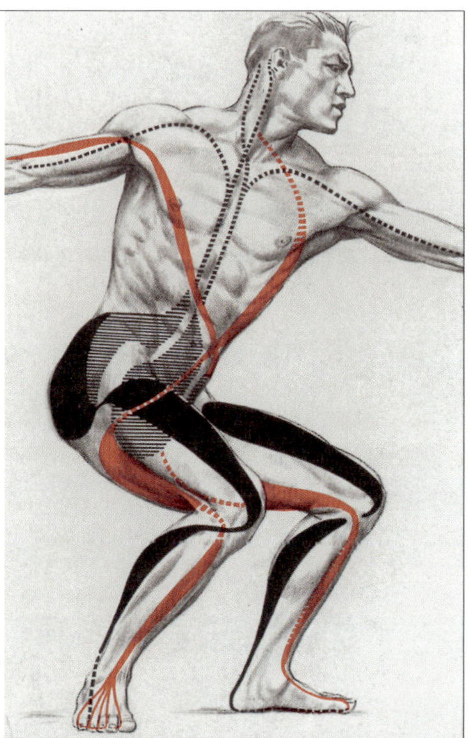

근육 그림. 108b

28 흉쇄유돌근
33 대흉근
34 전거근
35 외복사근
38 복직근
39 승모근
42 광배근
44 대원근
47 삼각근
48 상완삼두근
50 상완이두근
51 상완근
52 오훼완근
78 대둔근
79 중둔근
86 대퇴근막장근
87 장경인대
89 박근
90 봉공근
91a 대퇴직근
91b 외측광근
91d 중간광근
94a 대퇴이두근 장두
94b 대퇴이두근 단두
96 반건양근
99 비복근
100 가자미근
101 아킬레스건
102 전경골근
103 장지신근
104 단지신근
107 장비골근
110 장지굴근
116 상신근지대
117 하신근지대

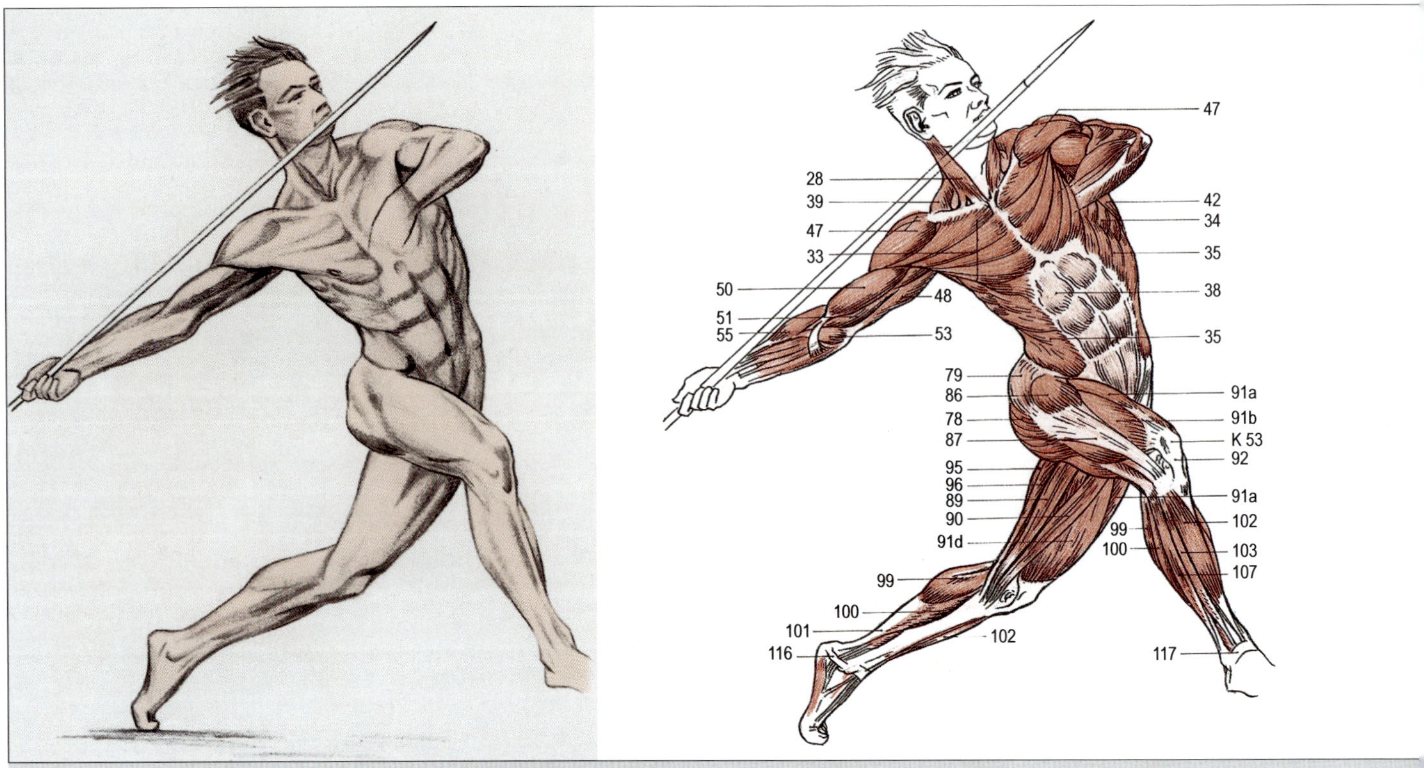

그림. 109 창을 던지기 전에 몸통을 비틀 때 활성화되는 근육 슬링을 볼 수 있다.

창 던지기

그림 109를 보면 창을 든 상태로 아래로 늘어뜨린 팔을 투석기처럼 휘두르면서 창을 던지기 바로 직전 **몸통을 비트는 모습**을 볼 수 있다.

창 던지기에서 주목할 부분은 창을 던지는 순간 **더 큰 가속**을 만들고 그 가속력이 창으로 전달될 수 있게 만드는 릴리즈 구간의 스피드는 주기적인 움직임이 반복되는 도움닫기 구간에서 만들어진다는 점이다.

창을 잘 던지기 위해서는 파워와 전신의 협응을 매우 잘 이루어져서 최적의 기술이 만들어지도록 해야 한다. 그림에서 볼 수 있는 것처럼 짧은 스텝으로 도움 닫기를 한 뒤 오른다리를 신전시키면서 왼쪽 다리로 트랙을 밀어낸다. 릴리즈 순간에 몸의 무게 중심이 지면을 딛고 있는 오른 다리 위로 이동하는 순간 최종 가속이 이뤄진다. 왼쪽 다리가 앞으로 굴곡된 상태에서 지면을 딛고 그 상태에서 오른 다리가 빠르게 앞으로 이동하면서 스피드를 높인다. 왼다리가 지면과 닫자 마자 왼쪽 다리에서 전신을 비틀면서 회전시키는 움직임이 시작되며 왼다리가 지면을 미는 힘에 의해 상지가 신전되면서 뒤로 활처럼 젖혀지면서 창을 던질 최적의 상태가 된다.

어깨만이 아닌 **전신을 동원**하며 모든 주동근과 길항근이 닫힌 사슬에서 서로 잘 협력하는 움직임을 이해해야 창 던지기를 비롯 투포환 등의 모든 육상 종목의 던지기를 이해할 수 있다. 이 때 동원되는 근육 슬링은 **그림 110**에 잘 나타나 있다.

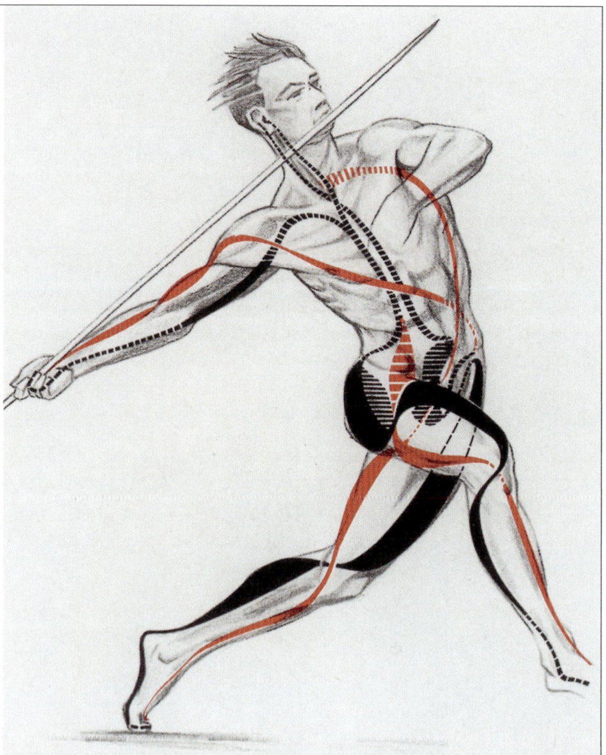

근육 그림. 109

28 흉쇄유돌근
33 대흉근
34 전거근
35 외복사근
38 복직근
39 승모근
42 광배근
47 삼각근
48 상완삼두근
50 상완이두근
51 상완근
53 원회내근
55 상완요골근
78 대둔근
79 중둔근
86 대퇴근막장근
87 장경인대
89 박근
90 봉공근
91a 대퇴직근
91b 외측광근
91d 중간광근
92 슬개인대
95 반막양근
96 반건양근
99 비복근
100 가자미근
101 아킬레스건
102 전경골근
103 장지신근
107 장비골근
116 상신근지대
117 하신근지대

K53 원회내근

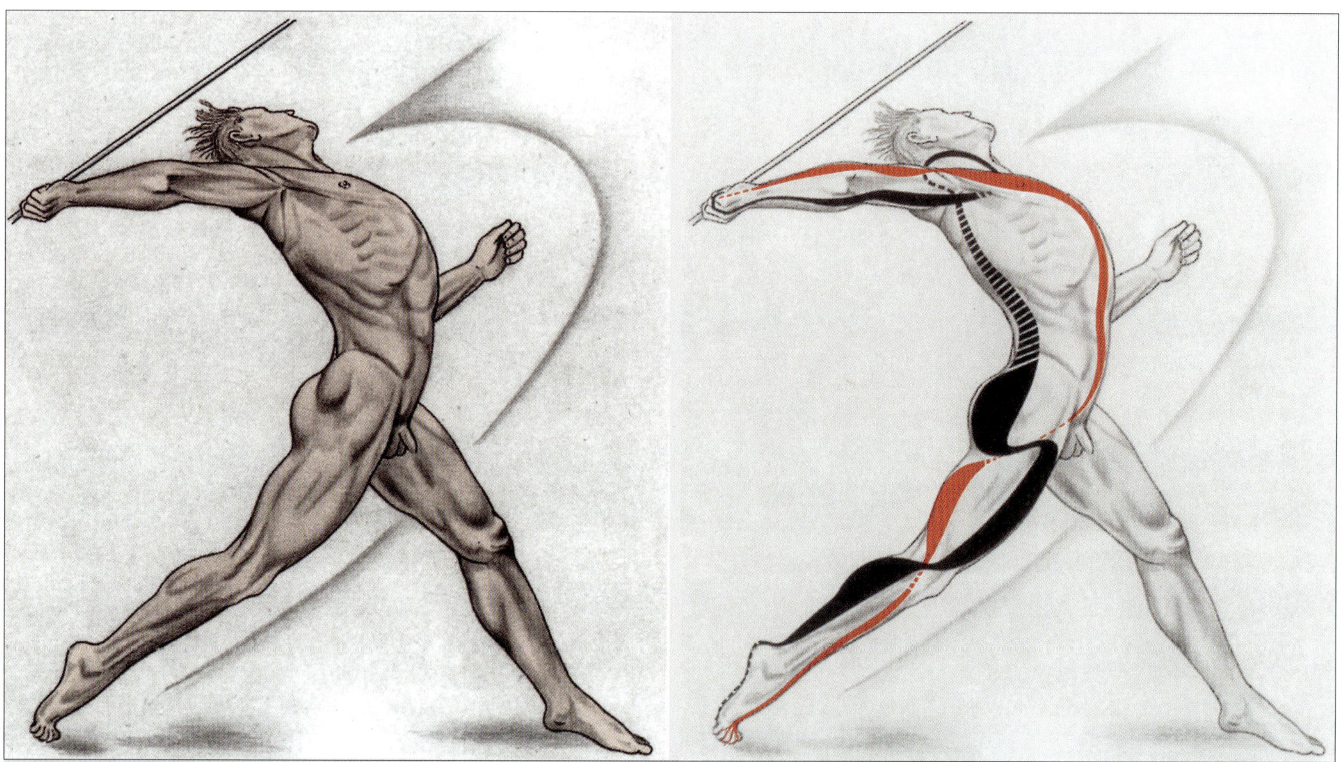

그림. 110 창을 던지기 직전의 모습.

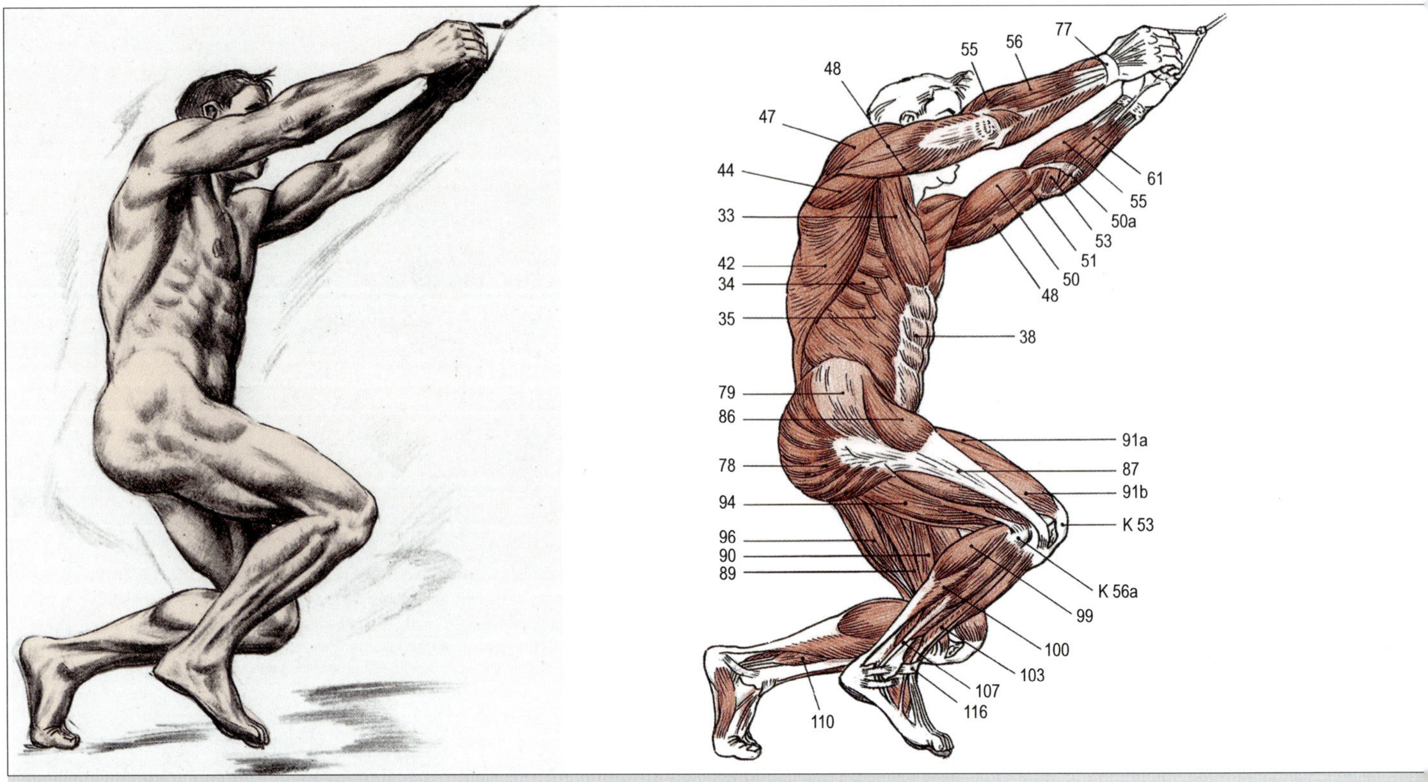

그림. 111 해머 던지기에서 체간을 비틀어 쥐어짤 때 활성화되는 근육 슬링을 볼 수 있다.

해머 던지기

다음 분석해 볼 동작은 **그림 111**에 나와 있는 해머 던지기이다. 이 스포츠도 던지기의 복잡한 특성을 가지고 있다.

- 3–4번의 회전을 리드미컬하게 반복하면서 던지기에 필요한 가속을 얻는다.
- 남자의 경우 7.25kg, 여자의 경우 4kg의 해머를 던진다. 던질 때 선수의 관절 포지션, 자세의 변화는 모터 시스템에 의해 감지된다.
- 몸의 여러 부위가 협응한다.
- 원심분리기처럼 강하게 회전하면서 원심력을 얻게 되며 이 때 발생하는 힘은 최종적으로 2450 뉴튼에 이른다.
- 최종 가속에서 회전에서 나오는 원심력이 해머를 직선으로 나아갈 수 있게 전환시키며 이 때 속도가 초속 21–23m에 달한다.
- 원심력이 직선으로 전환될 때 발생하는 힘은 4000–4100N에 달한다.

해머 던지기의 회전성 움직임을 제대로 하기 위해서는 기술적인 측면 만이 아닌 해당 움직임에 동원되는 근육과 근육 슬링의 **최대 파워와 스피드를 모두 개발하는 것**이 중요하다. **그림 111**을 보면, 해머 던지기를 하는 선수의 모습을 볼수 있다. 한 다리로 지탱하면서 외복사근의 작용으로 몸통을 회전시키면서 **비트는 모습**에 주목할 필요가 있다. 이 몸통을 회전시키는 힘은 발 볼로 지면과 맞닿아 있는 왼다리 근육의 강력한 수축을 통해 골반이 빠르게 돌아가면서 가속화된다. 투척의 마지막 순간 왼다리로 지탱하는 단계에서 상체가 비틀림이 최고조에 달하면서 해머의 속도는 빨라진다. 이후

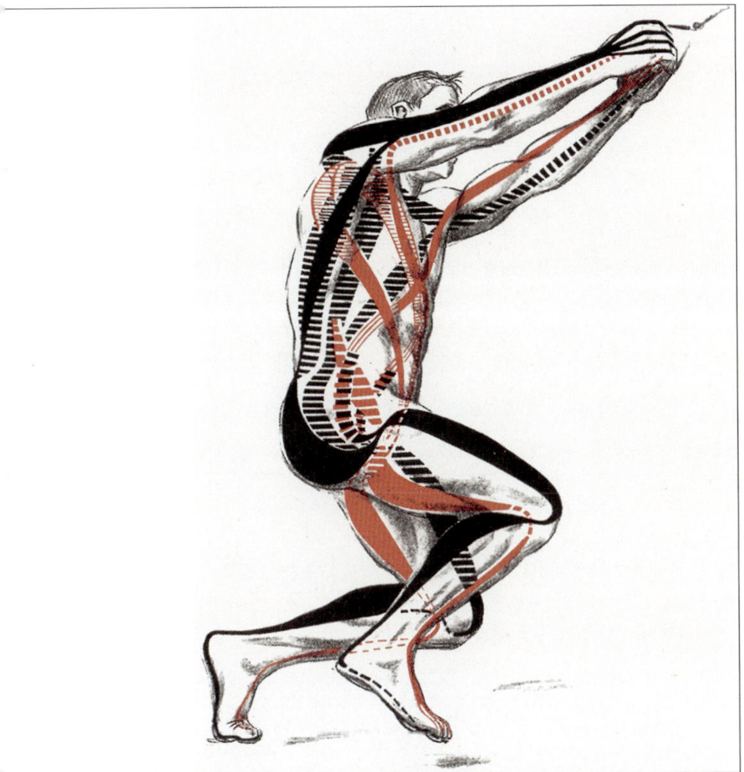

근육 그림. 111

- **33** 대흉근
- **34** 전거근
- **35** 외복사근
- **38** 복직근
- **42** 광배근
- **44** 대원근
- **47** 삼각근
- **48** 상완삼두근
- **50** 상완이두근
- **50a** 상완이두근 건막
- **51** 상완근
- **53** 원회내근
- **55** 상완요골근
- **56** 장요측수근신근
- **61** 상완요골근
- **77** 수근중수인대
- **78** 대둔근
- **79** 중둔근
- **86** 대퇴근막장근
- **87** 장경인대
- **89** 박근
- **90** 봉공근
- **91a** 대퇴직근
- **91b** 외측광근
- **94** 대퇴이두근
- **96** 반건양근
- **99** 비복근
- **100** 가자미근
- **103** 장지신근
- **107** 장비골근
- **110** 장지굴근
- **116** 상신근지대

- **K53** 원회내근
- **K56a** 비골두

두 발로 지면을 지탱하는 단계가 오면서 해머에 힘을 가해서 가속을 가할 수 있게 된다.

해머 던지기 선수는 고관절, 무릎, 발목의 신전근 및 체간의 근육들이 매우 강력해야 한다. 하지만 이뿐만 아니라 **손과 손가락을 굴곡시키는 악력근이 강해야 그림 112**에서처럼 원심력을 가할 때 해머를 강하게 쥐면서 해머가 바깥 쪽으로 튀어나가지 않게 잡아줄 수 있다. 원반 던지기, 해머 던지기와 같은 투척 종목 선수들의 경우 스피드와 파워만 좋다고 해서 좋은 성적을 낼 수 있는 것이 아니다. 요추와 흉추 **견관절과 견갑대의 가동성도 좋아야 하고 종목에 특화된 기술적인 측면**까지 좋아야 한다.

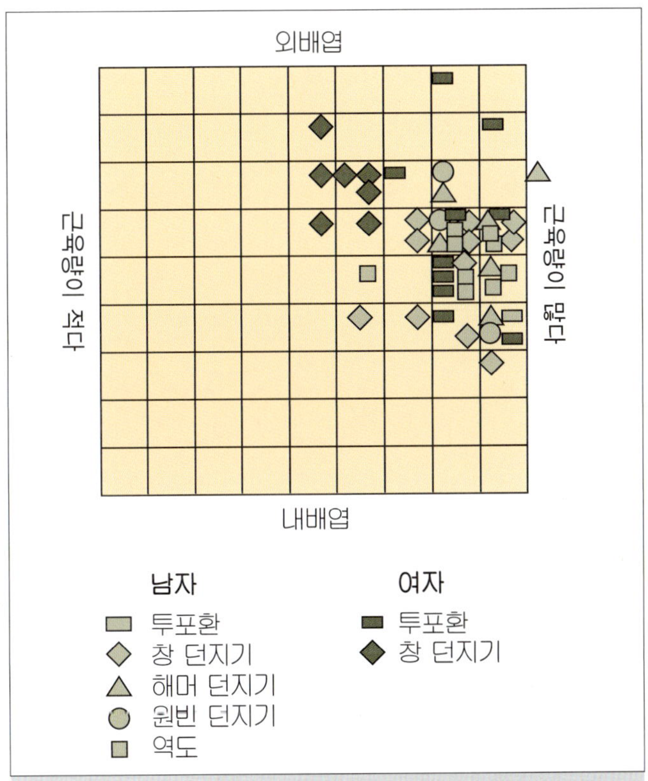

그림. 112 투척 및 역도 선수들의 신체 타입(내배엽의 경우 과체중이면서 근육량이 많고, 외배엽의 경우 날씬하면서 근육량이 적다.)

2.7 근육 슬링의 조합

투포환

마지막으로 알아볼 움직임들에서는 여태까지 나왔던 근육 슬링들이 어떻게 조화를 이루고 상호작용을 하면서 스포츠 움직임 속에서 작용하는지 분석해 볼 것이다. 근육 슬링들의 조화는 **그림 113**에 나오는 투포환 선수의 초기 단계 움직임에서 볼 수 있다. 투포환의 초기 단계에서 선수는 포환이 던져지는 방향을 등지고 서있는 상태에서 오른 발로 점프를 하게 된다. 투포환 선수들의 근육 구성도를 보면 속근 / 지근의 비율이 63% : 37%로 속근의 비율이 압도적이다. 이런 속근들은 몸통과 팔을 신전시킬 때 **강력한 가속**을 가능하게 해준다. 이 가속은 전신의 여러 슬링이 서로 협력을 하기도 하고 길항관계로써 서로 제어해 주면서 만들어지며 이 강력한 힘이 남자부 경기의 경우 7,25kg, 여자부 경기의 경우 4kg에 달하는 포환으로 전달되며 던지는 **순간 스피드**는 초속 14m에 달하며 이렇게 포환이 수십 미터를 날아간다.

근전도 검사와 신체 부위에서 일어나는 가속도를 정량화할 수 있는 가속도계 등을 통해 어떤 근육이 동원되고 어떤 움직임이 일어나는지 알아낼 수 있다. 이 밖에도 여러 다른 기술적인 방법이 존재하는데 이와 같은 기기들을 이용해 측정한 바로는 근육이나 힘줄, 관절에 가해지는 힘이 체중의 5–6배에 달한다는 놀라운 결과가 나왔다. 이런 어마어마한 힘이 투포환 선수들의 허리, 어깨, 손, 손가락 등에 나타나는 부상 원인 중 하나라는 것을 납득할 수 있다.

근전도(EMG) 검사를 통해 다음과 같은 요소들을 알아낼 수 있다.

- 스포츠 움직임에서 작용하는 특정 근육에서 나타나는 전기 활동 전위,
- 근전도 검사기 상 나타나는 진폭 수치를 통해 전기 자극에 대한 근육의 반응을 알아볼 수 있다.

근전도 검사시 여러 개의 무선 전극을 동시에 붙여서 특정 스포츠 활동시 특정 운동 단위가 얼만큼 활성화되는지에 대한 정보를 얻을 수 있다. **근육들끼리** 어떻게 협응하고 상호작용하는지도 이런 검사를 통해 얻은 정보를 토대로 분석할 수 있다.

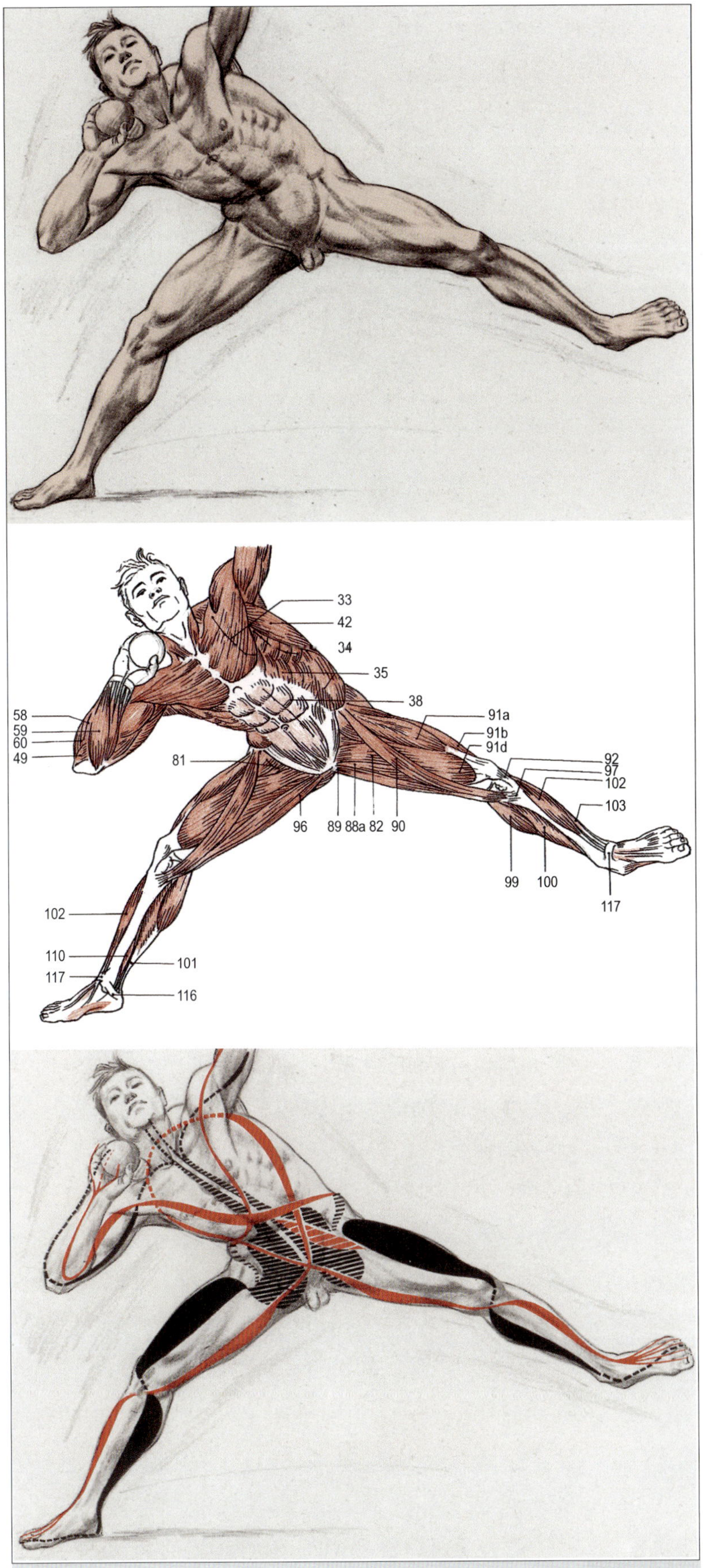

그림. 113 투포환 선수의 근육 슬링 조합을 볼 수 있다.

근육 그림. 113

33 대흉근
34 전거근
35 외복사근
38 복직근
42 광배근
49 주근
58 척측수근신근
59 척측수근굴근
60 지신근
81 장요근
82 치골근
88a 장내전근
89 박근
90 봉공근
91a 대퇴직근
91b 외측광근
91d 중간광근
92 슬개인대
96 반건양근
97 거위발
99 비복근
100 가자미근
101 아킬레스건
102 전경골근
103 장지신근
110 장지굴근
116 상신근지대
117 하신근지대

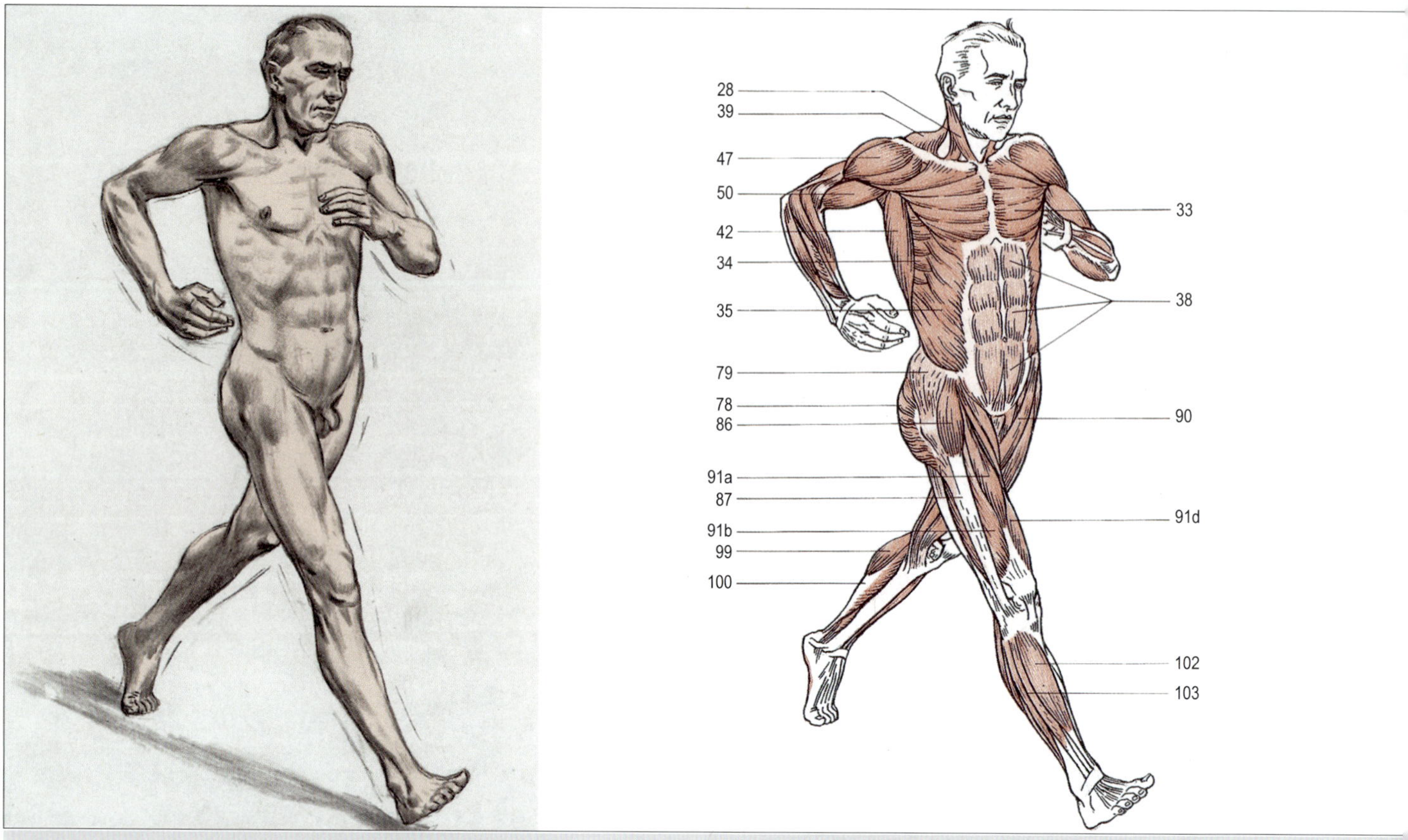

그림. 114 경보 선수의 근육 슬링 조합을 볼 수 있다.

경보 선수

다음 분석해 볼 동작은 **그림 114**에서 볼 수 있는 경보이다. 일반적인 보행과는 달리 경보에서는 초속 4미터의 속도로 달리기에 **양 다리가 지면과 접촉하는 시간을** 0.02초 정도로 **줄이는 것이 중요한 테크닉이다.**
그림 115에서 볼 수 있듯이 경보 선수들은 무릎을 완전히 피는 식으로 걷는다. 일반적인 보행과는 달리 경보 선수가 스텝을 밟을 때는 머리 높이가 위아래로 오르락내리락 하지 않고 일정 높이를 유지하면서 걷는다.
상위권에 있는 경보 선수들의 보폭은 117cm에 달하며 이런 스텝을 분당 190번 밟으면서 20km에 달하는 거리를 걸어간다. 50km 경보 선수의 경우 보폭은 110cm 정도로 분당 스텝 수는 188번으로 감소한다. 이런 보폭은 신체 조건이나 협응 능력에 따라 바뀔 수 있다.

경보 선수들의 경우 **그림 114**에서 볼 수 있듯이 **신전 슬링이 전체적으로** 잘 발달되어 있으며 이 중에 하지 쪽이 특히 잘 발달되어 있다. 하지의 신전 슬링은 **중둔근, 소둔근에서 복근**으로 **사선으로 연결되는 시스템에 의해 지탱이 가능해진다.** 이 근육들의 수축으로 인해 보행시 한 쪽 다리로만 지탱하는 순간, 골반이 반대편으로 떨어지지 않게 해 주면서 골반을 회전시켜 준다. 이 덕분에 반대편 다리를 앞으로 더 손쉽게 뻗을 수 있기에 보폭을 증가시키면서 전방으로 속도를 낼 수 있다. 즉 최적의 보폭을 얻기 위해서는 고관절에서의 가동성 및 체간에서 골반 회전이 잘 일어나야 한다. 다리를 지탱하는 동안 고관절, 무릎 및 발목 관절에서의 신전근들이 전신을 앞으로 이동시켜주는데 이때 **무릎 관절의 인대 및 연골에 상당한 스트레스를 줄 수 있다. 팔을 강하게 흔들어서** 더 빠른 걸음을 걸을 수 있다. 이와 같은 현상은 이미 **그림 7**과 **그림 29**에서 이미 설명한 바 있다.

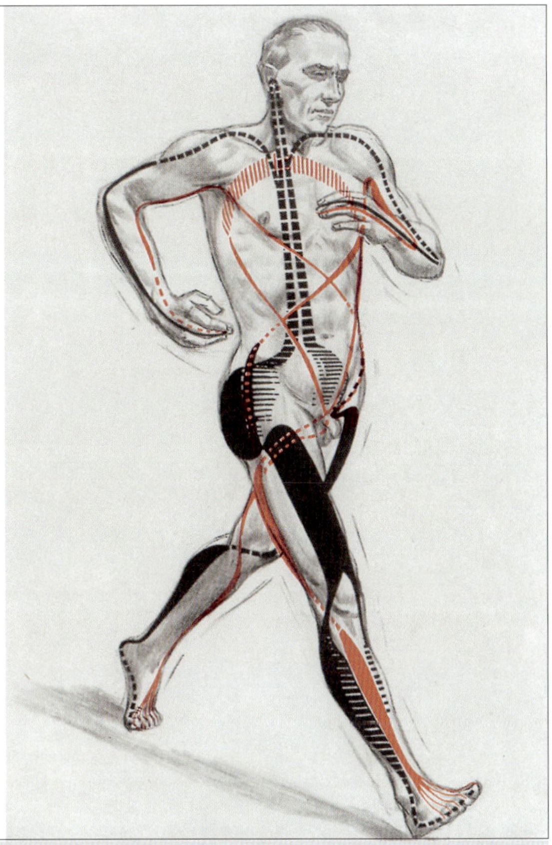

근육 그림. 114

28 흉쇄유돌근
33 대흉근
34 전거근
35 외복사근
38 복직근
39 승모근
42 광배근
47 삼각근
50 상완이두근
78 대둔근
79 중둔근
86 대퇴근막장근
87 장경인대
90 봉공근
91a 대퇴직근
91b 외측광근
91d 중간광근
99 비복근
100 가자미근
102 전경골근
103 장지신근

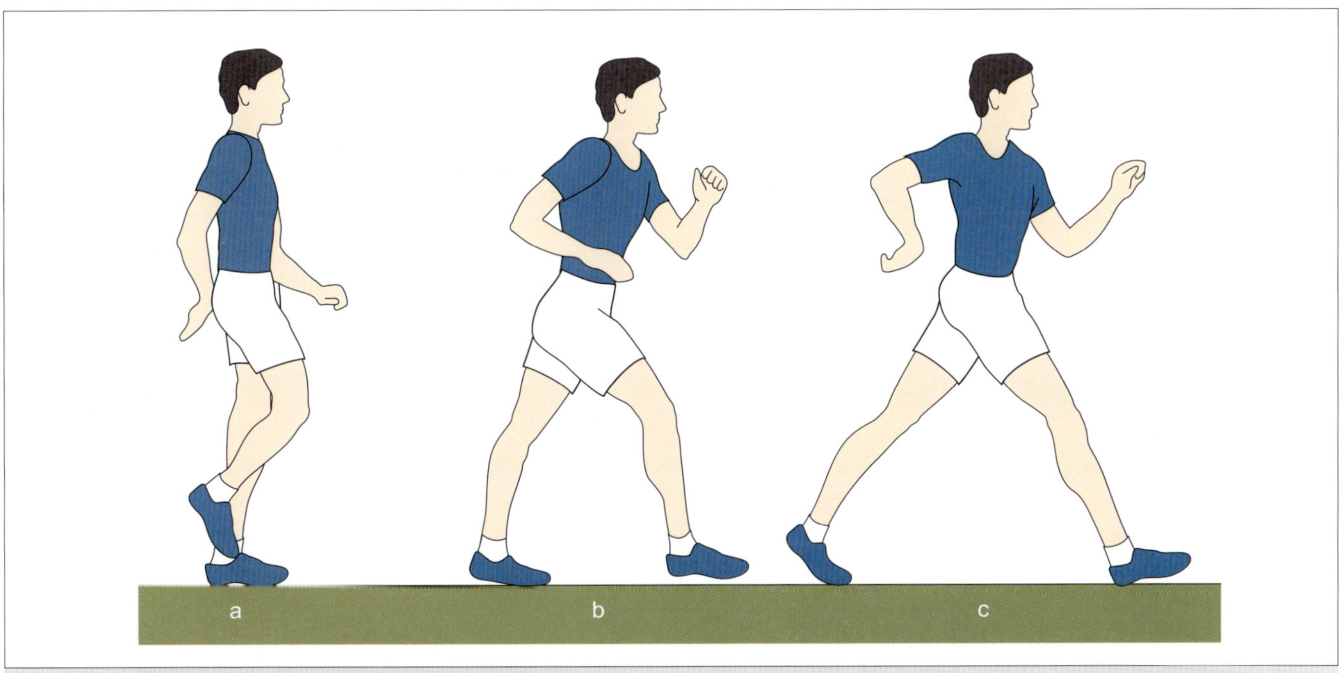

그림. 115 경보에서는 최소 한 쪽 발이 지면과 접촉해야 한다.
a) 다리를 딛는 구간, b) 뒤쪽 근육이 과하게 스트레치 되는 구간
c) 양 발이 지면에 닫는 구간. 뒤에 놓인 다리가 지면에서 떨어지기 전에 앞에 놓인 다리가 지면과 접촉해야 한다.

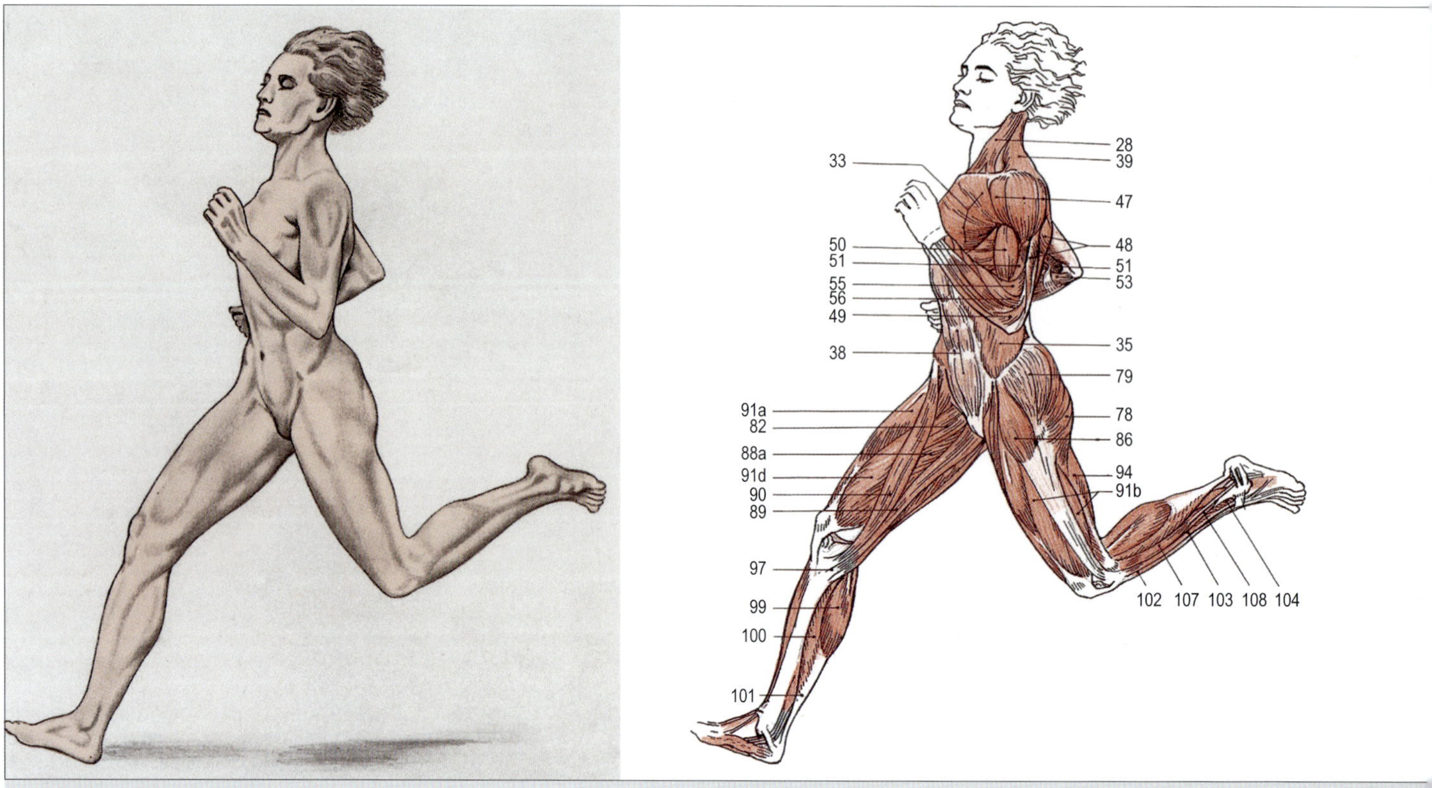

그림. 116 단거리 달리기 선수의 근육 슬링 조합을 볼 수 있다.

단거리 경주

마지막으로 분석해 볼 움직임은 **그림 116**에서 볼 수 있는 단거리 경주 선수이다. 앞서 설명했던 여러 슬링이 경주 시 나타나는 신전 및 회전에 관여한다. 경보 선수의 예에서 이야기했듯이 골반의 회전을 통해 다리를 더 앞으로 많이 뻗을 수 있고 추가적인 가속이 가능해진다. 스프린팅은 근력, 파워, 스피드, 근지구력 등 스포츠 퍼포먼스에서 결정적인 역할을 하는 모든 능력치들이 극대화된 움직임의 결정체라고 할 수 있다.

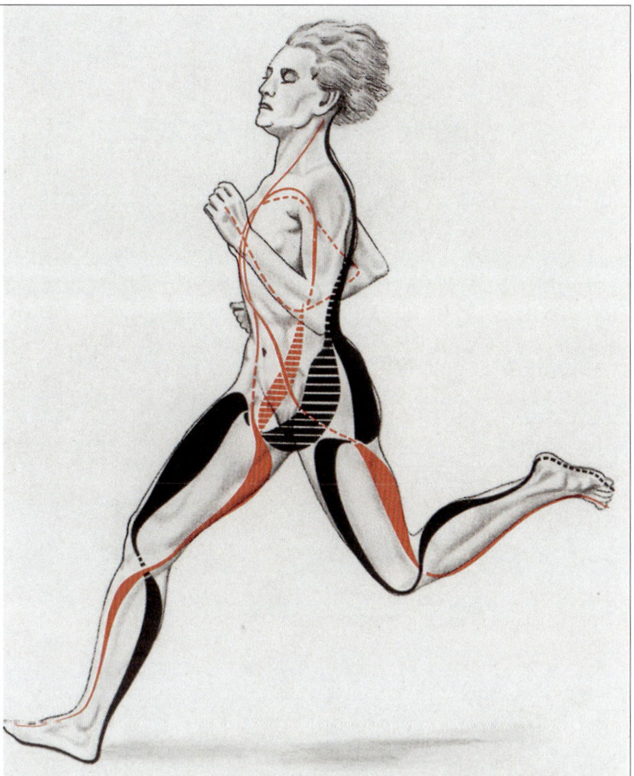

근육 그림. 116

28 흉쇄유돌근
33 대흉근
35 외복사근
38 복직근
39 승모근
47 삼각근
48 상완삼두근
49 주근
50 상완이두근
51 상완근
53 원회내근
55 상완요골근
56 장요측수근신근
78 대둔근
79 중둔근
82 치골근
86 대퇴근막장근
88a 장내전근
89 박근
90 봉공근
91a 대퇴직근
91b 외측광근
91d 중간광근
94 대퇴이두근
97 거위발
99 비복근
100 가자미근
101 아킬레스건
102 전경골근
103 장지신근
104 단지신근
107 장비골근
108 단비골근

마지막 논평(Final remarks)

마무리하는 논평을 통해 근육 슬링 내의 주동근과 길항근 사이의 협력의 중요성을 강조하고 싶다.

운동 선수들의 초기 통합적인 움직임의 발달을 위해서는

- 퍼포먼스의 역동성, 효율성 및 수준에 대한 한계 설정,
- 에너지 대사에서 어떤 시스템을 활용할 것인가에 대한
- 변화하는 환경과 조건에 대해 자세 조절을 통한 빠르고 적절한 반응,
- 부드럽고 우아한 움직임,
- 잘못된 움직임 및 연골, 뼈, 근육에 가해지는 과부하로 인한 부상 예방 등을 신경써야 한다.

상급자 레벨의 운동 선수의 움직임 스킬을 성공적으로 얻기 위해서는 최적의 협응력이 밑바탕이 되어야 한다. 이와 같은 협응력은 육상, 수영, 레슬링, 펜싱, 복싱, 구기종목과 같은 스포츠만이 아닌 체조, 다이빙, 피겨 스케이팅과 같은 아크로바틱한 종목에서도 매우 중요한 요소이다.

스포츠 의학적인 관점에서 봤을 때 움직임의 협응은 움직임 시스템의 최적의 조절이다. 이런 **협응**은 다시 말해, 하나의 근육에서만 나타나는 것이 아니라 **여러 근육**이 다양한 피드백을 통해 최적화될 수 있다.

협응력의 토대는 신경계의 감각 운동 시스템에 달려 있다. 대퇴 피질에서 추체로를 통해 신경 신호를 전달하고 관련된 근육들을 활성화시키는 모터 프로그램이 개발된다. 근육은 여러 흥분 작용과 억제 작용을 통해 목적한 움직임을 만들어낸다. **협응력**은 여러 외부 환경을 변화에 적응하는 과정을 통해 어릴 때부터 **강화**될 수 있다.

- 로잉이나 카누 선수들의 경우, 노, 보트의 크기, 폭을 바꾸거나,
- 체조 선수들의 경우, 여러 기구들에 변화를 주거나,
- 창 던지기, 원반 던지기, 해머 던지기 선수들과 같은 투척 종목의 경우, 투척하는 무게에 변화를 주거나,
- 구기 종목의 경우, 공의 크기 및 무게에 변화를 줄 수 있다.

3

부록

Appendix

후기 (Afterwork)

이 책의 말미쯤 독자들은 저자가 향후에 있을 스포츠 전문가, 물리치료사, 스포츠 재활 종사자들을 위한 강의를 위해 선택한 여러 그림과 설명 자료들에 대한 독자적인 판단을 해볼 수 있다. 이 과정을 통해 개개인이 더 진취적으로 책의 기능 해부학적인 관점을 이해할 수 있게 될 것이다.

우리 몸의 다양한 근육들의 상호작용은 맥락을 이해하지 않고 또는 닫힌 사슬과 열린 사슬에서의 차이를 이해하지 않고 개별 근육의 기시와 정지만을 분석해서는 그 통합된 움직임을 이해할 수 없다. 이 책만이 아닌 **전문가들을 위한 기능해부학 강의**에서는 이 점을 매우 고려한다.

"살아 움직이는 인체의 내면에서
어떤 작용이 일어나지 알지 못하고
표면에서 일어나는 현상에만 매몰되는 해부학은
움직임을 이해할 수 없는 죽은 지식이 될 것이다.
살아 움직이는 움직임을
꿰뚫을 수 있는 보는 눈을 기른다면
훨씬 더 많은 것이 보일 것이다."
(Braus, 1960)

독자들이 책에 삽입된 삽화들을 통해 **근육들이 슬링 속에서** 어떻게 협응하는지에 대한 통찰력을 얻고 모터 시스템이 서로 어떻게 얽히는지 그 관계를 이해한다면 사람의 움직임에서 나오는 여러 의문점들에 대한 답을 얻을 수 있을 것이다. **해부학을 기능적 관점에서 보게 된다면** 특정 목표를 달성하기 위해 우리 몸의 어떤 요소들이 협응하는지 알 수 있게 된다.

이와 같은 현상을 실제적인 예와 과학적으로 증명하는 것이 이 책의 목적이다. 육상, 체조, 리듬 체조, 복싱 레슬링과 같은 격투기, 로잉, 역도, 축구, 핸드볼과 같은 스포츠에서의 상황을 통해 이와 같은 예를 많이 보여줬다.

과학적인 진단 장비(electromyography, kinematography, video) 및 실험을 통해 스포츠의 움직임에서의 근육 기능을 더 정확하게 분석하고, 이를 토대로 트레이닝을 디자인 할 수 있게 될 것이다.

그림, 표 출처

Figures (also in modified form) and tables, which do not orginate from the author, are taken from the following sources:

3: Kummer, B.: Bauprinzipien des Säugerskeletts. Thieme, Stuttgart 1959
5: Braune, W. u. Fischer, 0.: Der Gang des Menschen, Hirzel, Leipzig 1895
6: Hollmann, W. u. Tittel, K.: Geschichte der deutschen Sportmedizin, 1. Aufl. Druckhaus Gera GmbH 2008
13: Janda, V.: Manuelle Muskelfunktionsdiagnostik. 3. Aufl. Ullstein u. Mosby, Berlin 1994
14: Mollier, G.: Plastische Anatomie, 2. Aufl., Bergmann, München 1938
14, 15, 19: Benninghoff, A.: Lehrbuch der Anatomie des Menschen, Bd. I, 5. Aufl. Urban & Schwarzenberg, Berlin – München 1954; Benninghoff, A. u. Drenckhahn, D.: Anatomie Bd. I, 16. Aufl. Urban & Fischer, München-Jena 2003
20: Waldeyer, A.: Anatomie des Menschen. 6. Aufl. de Gruyter, Berlin 1969
29: Hoepke, H. u. Kantner, M.: Das Muskelspiel des Menschen. 6. Aufl. Fischer, Stuttgart 1971; 7. Auflage 1979
55: Sport Museum (Leipzig, 1968)
Tables 1–11: Lanz, T. u. Wachsmuth, W.: Praktische Anatomie, Bd. 1. Springer, Berlin – Heidelberg – New York 1972
Tables 12–16: eigene Untersuchungen

참고문헌(References)

Amtmann, E.: Mechanical stress, functional adaptation and the variation structure of the human femur diaphysis. Ergebn. Anat. Entwick. Gesch. 44/3, 1–89 (1971)

Badtke. G., Ackermann, K. J.: Der Einfluss des Iliosakralgelenks auf die Muskelfunktion und Belastbarkeit des Achsenorgans. Med. Sport 30, 43–44 (1990)

Badtke, G., Bittmann, E., Lazik, D.: Veränderungen der Wirbelsäulenlänge im Tagesverlauf. In: Tittel, K., Arndt, K.-H., Hollmann, W.: Sportmedizin – gestern – heute – morgen. Barth, Leipzig 1993

Baeyer, H.: Die Wirkung der Muskeln auf die menschliche Gliederkette in Theorie und Praxis. Z. Orthop. Chir. 46, 1–19 (1925)

Barrata, R. et al.: Muscular coactivation: The role of the antagonist musculature in maintaining knee stability. Amer. J. Sports Med. 16, 113–122 (1988)

Basmajian, J. V.: Muscles alive. Their functions revealed by electromyography. 5th ed., Williams & Wilkins, Baltimore 1985

Benninghoff, A.: Die Anatomie funktioneller Systeme. Morph. Jb. 65, 1–44 (1931)

Benninghoff, A., Goerttler, K.: Lehrbuch der Anatomie des Menschen, 1. Band: Allgemeine Anatomie, Cytologie und Bewegungsapparat. 11. Auflage, hrsg. und neubearb. von J. Staubesand. Urban & Schwarzenberg, München – Berlin – Wien 1975

Benninghoff, A., Drenckhahn, D.: Anatomie, Bd. 1, 16. Aufl. Urban & Fischer, München – Jena 2003

Berthold, F., Jelinek, W., Albrecht, R.: Die Bedeutung des Muskelfunktionstestes nach Janda für die sportärztliche Praxis. Med. Sport 21, 171–174 (1981)

Beyer, L., Seidel, E. J.: Muskulatur – Funktion und Dysfunktion. Manuelle Medizin 4, 333 (2006)

Braus, A.: Anatomie des Menschen. 1. Band: Bewegungsapparat. 3. Aufl. Springer, Berlin –Göttingen – Heidelberg – New York 1956

Commandre, F.: Appareil locomoteur, sport et société. Med. du Sport 56, 14–16 (1982)

Corvo, R. H.: Morfologia funcional deportiva. Editorial Cientifico-Técnica, Habana 1987

Cotta, H., Krahl, H., Steinbrück, K.: Die Belastungstoleranz des Bewegungsapparates. Thieme, Stuttgart 1980

Daireaux, A., Pottier, M.: Étude électro-myographique de muscles représentatifs du mouvement de l'aviron. Med. du Sport 57, 21–27 (1983)

Dargatz, T.: Fußball-Konditionstraining: Kraft, Schnelligkeit, Ausdauer und Beweglichkeit. Copress Sport, München 2008

Deigentesch, N., Zink, W. und F. Bernett: Die Belastung des Lumbo-Sakralsegments beim Gewichtheben. In: Heck, H. (Hrsg.): Sport: Leistung und Gesundheit. Dtsch. Ärzte-Verlag, Köln 1983

Di Prampero, P. E.: La cout énergétique de la locomotion humaine sur terre et dans l'eau. Schweiz. Zschr. Sportmed. 31, 87–94 (1983)

Engelhardt, M. and A. Dorr (Eds): Sports Orthopedics. Urban & Fischer, München 2012

Faude, 0. et al.: Art und Häufigkeit von Verletzungen im Spitzenfußball der Frauen. Dtsch. Z. Sportmed. 56, 263 (2005)

Fredenhagen, H.: Statik und Dynamik der Wirbelsäule. Schweiz. Zschr. Sportmed. 31, 109–113 (1984)

Fröhner, G.: Haltung und Beweglichkeit des Rumpfes – Merkmale zur Beurteilung der Belastbarkeit. In: Tittel, K., Arndt, K.-H., Hollmann, W.: Sportmedizin – gestern – heute –morgen. Barth, Leipzig 1993

Gregoire, L., Veeger, H.E., Hjuijing, P.A., Van Schenau, G. J.: Role of mono- and biarticular muscles in explosive movements. Int. J. Sports Med. 5, 301–305 (1984)

Groh, H., Baumann, W., Thös, F. R.: Zur Analyse von Bewegungsabläufen im Sport. Sportarzt 17, 392–401 (1966)

Güssbacher, A., Rompe, G.: Die dynamische und statische Beanspruchung der Wirbelsäule und ihre möglichen Auswirkungen bei verschiedenen Sportarten. Schweiz. Zschr. Sportmed. 31, 119–124 (1983)

Gutberlett, I.: Einfluss des sportartspezifischen Trainings auf die arthromuskulären Bezie- hungen und die Belastbarkeit des Stütz- und Bewegungssystems. In: Tittel, K., Arndt, K.-H., Hollmamnn, W. (Hrsg.): Sportmedizin – gestern – heute – morgen. Barth, Leipzig 1993

Hebestreit, H.: Die Mechanik des menschlichen Körpers beim beidarmigen Gewichtdrücken und beidarmigen Gewichtreißen. Pflüg. Arch. 234, 437 (1934)

Heitkamp. H.-C., Mayer, F., Böhm, S.: Effekte eines Klettertrainings im Vergleich zum isometrischen Krafttraining auf die wirbelsäulenstabilisierende Muskulatur. Säule 10,1,26–31 (2000)

Hochschild, J.: Strukturen und Funktionen begreifen – Funktionelle Anatomie – Therapierelevante Details. Thieme, Stuttgart – New York 2002

Hoepke, H. u. Kantner, M.: Das Muskelspiel des Menschen. 6. Aufl. Fischer, Stuttgart 1971; 7. Auflage 1979

Hoppeler, H.: Exercise-induced ultrastructural changes in skeletal muscle. Int. J. Sports Med. 7, 187–204 (1986)

Janda, V.: Manuelle Muskelfunktionsdiagnostik, 3. Aufl. Ullstein Mosby, Berlin 1994

Junge, A. et al.: Verletzungen beim Handball, Fußball und Basketball während der Olympischen Spiele 2004 in Athen. Dtsch. Z. Sportmed. 56, 263 (2005)

Kapandji. I. A.: Funktionelle Anatomie der Gelenke. 3. Aufl. Hippokrates-Verlag, Stuttgart 1999

Kjaer, M.: Anpassung der Sehnen an körperliche Belastung. Dtsch. Z. Sportmed. 55, 6, 148–151 (2004)

Klein, P., Sommerfeld, P.: Biomechanik der menschlichen Gelenke. Urban & Fischer, München – Jena 2004

Klein, P., Sommerfeld, P.: Biomechanik der Wirbelsäule. Urban & Fischer, München – Jena 2007

Komi, P. V, Häkkinen, K.: Strength and power. In: Dirix, A., Knuttgen, H. G., Tittel. K. (Eds.): Olympic Book of Sports Medicine, pp. 181–193. Blackwell, Oxford 1989

Krämer, J.: Praktische Konsequenzen zur Belastbarkeit der Wirbelsäule beim Sport. Prakt. Orthop. Bd. 7, 41–44 (1977)

Kummer, B.: Die Biomechanik der aufrechten Haltung. Mitt. d. Naturf. Ges. Bern, Bd. 22 (1965)

Lanz, T., Wachsmuth, W.: Praktische Anatomie. Bd. 1. Springer, Berlin – Heidelberg – New York, 1972

Larsson, L.: Morphological muscle characteristics in rowers. Can. J. Appl. Sport Sci. 5, 239–244 (1980)

Lèbe-Néron, R. M., Perron, G.: La représentation du mouvement humain par ordinateur. Science and Sports 3, 303–313 (1988)

Lephart, S. et al.: Gender differences in strength and lower extremity kinematics during landing. Clin. Orthop. Rel. Res. 401, 162–169 (2002)

Lippert, H.: Lehrbuch Anatomie. 5. Aufl. Urban & Fischer, München – Jena 2000

MacConaill, M. A., Basmajian, J. V.: Muscles and Movements – a Basis for Human Kinesiology. Williams & Wilkins, Baltimore 1969

Miller, D. J.: Ground reaction forces in distance running. Champaign 203–224 (1990)

Mollier, S.: Plastische Anatomie. 2. Aufl. Bergmann, München 1938

Moore, M. A., Hutton, R. S.: Electromyographic investigation of muscle stretching technique. Med. Sci. Sports Exerc. 12, 322–329 (1980)

Münchinger, R.: Die auf die Wirbelsäule wirkenden mechanischen Kräfte. Formen und Haltungen der Wirbelsäule. Huber, Bern 1964

Neumann, G., Buhl, H.: Biologische Leistungsvoraussetzungen und trainings-physiologische Aspekte bei trainierenden Frauen. Med. Sport 21, 154–160 (1981)

Neumann, G., Berbalk, A.: Sport- und Wettkampftauglichkeit bei Langzeitausdauerbelastungen. Med. Sport 28, 161–167 (1988)

Neumann, G., Schüler, K.-P.: Sportmedizinische Funktionsdiagnostik. 2. Aufl. Barth, Leipzig 1994

Pauwels, F.: Gesammelte Abhandlungen zur funktionellen Anatomie des Bewegungsapparates. Springer, Berlin – Heidelberg – New York 1965

Riepenhausen, U., Lachmann, D.: Zum Einsatz des Janda-Testes für die Objektivierung muskulärer Dysbalancen und deren Beseitigung durch Bewegungstherapie in der Sportmedizin. Z. Physiother. 36, 53–57 (1984)

Scherb, R.: Kinematisch-diagnostische Analyse von Gangstörungen, Technik und Resultate der Myokinesigraphie. Enke, Stuttgart 1952

Schmidt, H. et al.: Der Muskelfunktionstest nach Janda für die sportmedizinische Praxis. Med. Sport 23, 271–278 (1983)

Schnabel, G., Harre, D., Krug, J., Borde, A.: Trainingswissenschaft. 3. Aufl. Sportverlag, Berlin 2002

Silvers, H. K., Mandelbaum, B. R.: Prevention of anterior cruciate ligament injury in the female athlete. Br. J. Sports Med. 41, 52–59 (2007)

Solomonow, M. et al.: The synergistic action of the anterior cruciate ligament and thigh muscles in maintaining joint stability. Amer. J. Sports Med. 15 (1987), 207–213

Solomonow, M., Krogsgaard, M.: Sensorimotor control of knee stability. Scand J. Med. Sci. Sports 11, 64–80 (2001)

Stehle, P.: Biomechanische Belastungsuntersuchungen an mehrbelasteten Röhrenknochen. In: Tittel, K., Arndt, K.-H., Hollmann, W.: Sportmedizin – gestern – heute – morgen. Barth, Leipzig 1993

Steinacker, J. M.: Physiological aspects of training in rowing. Int. J. Sports Med. 14 (1993), 3–10

Thom, H.: Elektromyographische Funktions-Analyse der Schulter- und Armmuskulatur. Verh. dtsch. Orthop. Ges. 1964

Thorstensson, A.: Speed and acceleration. In: Dirix, A., Knuttgen, H.G., Tittel, K.: Olympic Book of Sports Medicine, pp. 218–229. Blackwell, Oxford 1989

Tittel, K.: Zur Entwicklung der funktionellen Betrachtungsweise in der Anatomie. Festvortrag anlässlich Literaturpreis-Verleihung 1963. Theor. u. Prax. Körperkult. 9 (1963)

Tittel, K.: Zur Biotypologie und funktionellen Anatomie des Leistungssportlers. Barth, Leipzig –Berlin – Heidelberg 1965

Tittel, K., Wutscherk, H.: Sportanthropometrie. Barth, Leipzig-Berlin-Heidelberg 1972

Tittel, K.: The influence of work load of different duration and intensity on hypertrophy, pulling stability and extension capacity of dense collagen connective tissue. Brit. J. Sportsmed. 78–84 (1973)

Tittel, K.: Funktionelle Anatomie und Biomechanik des Kniegelenks. Med. u. Sport 17, 65–72 (1977)

Tittel, K.: Die Belastbarkeit der Wirbelsäule unter Berücksichtigung funktionell-anatomischer und biomechanischer Gesichtspunkte. Med. u Sport 21, 3–10 (1981)

Tittel, K.: Functional anatomy of the spine. Medisport 3, 8, 248–256 (1981)

Tittel, K.: Morphologische Grundlagen für die Funktionsdiagnostik des Bewegungsapparates. Z. Physiother. 36, 11 (1984)

Tittel, K.: Bewegungsabläufe in der Leichtathletik unter dem Gesichtspunkt der Muskelschlingen. In: Kurz, D., Schütte, U.: Leichtathletik. Hofmann, Schorndorf 1986

Tittel, K.: Funktionell-anatomische und biomechanische Grundlagen für die Sicherung des arthromuskulären Gleichgewichts im Sport –ein Beitrag zur Erhöhung der Belastbarkeit bindegewebiger Strukturen. Med. Sport 26, 2–4 (1986)

Tittel, K.: Functional-anatomical and biomechanical fundamentals for safeguarding the arthro-muscular balance in sports. In: Mácek, M., Kucera, M. : Sports in health and disease. Avicenum Med. Press, Prague 1987

Tittel, K.: Coordination and Balance. In: Dirix, A., Knuttgen, H. G., Tittel, K.: Olympic Book of Sports Medicine, pp. 194–211. Blackwell, Oxford 1989

Tittel, K.: Età evolutiva ed adattamenti della forza del muscolo scheletrico. L'esempio del sollevamento pesi. Rivista di cultura sportiva 19, 22–30 (1990)

Tittel, K., Wutscherk, H.: Anatomical and anthropometric fundamentals of endurance. Vol. II. Olympic Book of Sports Medicine, pp. 35–45. Blackwell, Oxford 1992

Tittel, K., Wutscherk, H.: Biological basis for strength and power – anthropometric factors. Vol. III. Olympic Book of Sports Medicine, pp. 180–196. Blackwell, Oxford 1992

Tittel, K.: Funktionelle Anatomie und Biomechanik der Sprunggelenke. TW Sport + Medizin 9, 4,172–178 (1997)

Tittel, K.: Funktionell-anatomische und biomechanische Aspekte der Lenden-Hüftregion und ihrer Belastung. Die Säule 8, 4, 14–19 (1998)

Tittel, K.: Funktionelle Anatomie im Sport –Historisch-systematische Facetten. Akademie-Verlag, Sankt Austin 2002

Tittel, K.: Anatomia descritiva e funcional do corpo humano. Livraria Santos Editora 2006

Tittel, K.: Kreuzband-Verletzungen im Frauen-Fußball – Ursachen und Mechanismen aus funktionell-anatomischer Sicht. Ref. FIFA-Fußball-WM der Frauen. Dresden 2011

Tittel, K., Seidel, E. J.: Beschreibende und funktionelle Anatomie. 15. Aufl., Kiener, München 2012

Vandervael, F.: Analyse des mouvements du corps humain. Librairie Maloine et Editions Desoer, Paris – Liège (1951)

Viel, E.: Bioméchanique de l'épaule et incidences sur la rééducation. Med. du Sport 54, 49–55 (1980)

Williams, K. R., Cavanagh, P. R.: Relationship between distance running mechanics, running economy and performance. J. Appl. Physiol. 63, 1236–1245 (1987)

Wirhed, R.: Sport-Anatomie und Bewegungslehre. Schattauer, Stuttgart – New York 1984

Wittekopf, G., Rühl, H.: Beispiele oberflächen-elektromyographischer Untersuchungen zur Beurteilung der muskulären Koordination sportlicher Bewegungsabläufe. Med. Sport 24, 229–232 (1984)

Zatsiorski, V. M.: Krafttraining – Praxis und Wissenschaft. Meyer & Meyer, Aachen 1996

인덱스(Index)

ㄹ

ㅁ

ㅂ

ㅅ

ㅇ

ㅈ

ㅊ

ㅋ

ㅌ

ㅍ

ㅎ

기타